Surface Anatomy

Second Edition

SURFACE ANATOMY

Hansol

The original English language work:
Pocket Tutor Surface Anatomy isbn: 9781909836822
By: ***Richard Tunstall & Ali Mirjalili***
has been published by:
Jaypee Brothers Medical Publishers(P) Ltd.,
New Delhi, India

한 손에 잡히는 표면 해부학

발 행　2022년 11월 30일
저 자　Richard Tunstall & Ali Mirjalili
역 자　이수연
발행처　한솔의학
주 소　서울시 마포구 월드컵북로 64-1, 1층
전 화　02-3144-6788
정 가　20,000원

ISBN　979-11-89657-22-2

mdbook.co.kr

Surface Anatomy

Second Edition

한 손에 잡히는 표면해부학

Richard Tunstall & Ali Mirjalili

이수연 역

수의원 부평점 대표원장
분당제생병원 가정의학과 전공의
고려대학교구로병원 수련의
고려대학교의과대학 의학전문대학원 졸
한국과학기술원 화학과 졸

Hansol

추천사

이 책의 초판은 2013년에 BMA Student 올해의 텍스트북으로 선정되었다. 이러한 초기의 성공은 19세기 후반 수필가인 랄프 왈도 에머슨(Ralph Waldo Emerson)이 남겼던 "이웃보다 더 좋은 책을 쓸 수 있는 또는 더 성능 좋은 쥐덫을 만들 수 있는 사람이 있다면 그의 집으로 향하는 길은 사람들로 넘쳐날 것이다."라는 글을 떠올리게 한다.

그 글 이후로 수십 년간 변하지 않는 또 하나의 정서를 휘트널(Whitnall)은 의학도들을 위한 입문서에서 다음과 같이 적고 있다. "많은 학생들은 표면 해부학의 중요성을 병실의 환자 침상에 가서야 또는 수술대 앞에 서서야 알게 된다. 우리는 그렇게, 자신이 전혀 생각지도 못했던 것이 가장 중요한 것이라고 느낄 때 깨달음을 얻는다."(Whitnall, 1933)[1] 표면의 구조물을 하부의 해부학 구조와 연결시키는 능력은 아직까지도 의대생들이 습득해야 하는 중요한 기술의 하나이며, 그러한 능력을 갖추지 못한다면 임상이나 침상에서 환자를 올바르게 진찰하지 못할 것이며 영상을 정확하게 진단하지도 못할 것이고 정맥 천자, 근육 주사, 카테터 및 배출관 배치와 같은 기본적인 중재 시술들을 안전하게 수행하지도 못할 것이다. 지난 10년간 많은 문헌들이 증거 기반 표면 해부학을(즉, 사체 연구나 초기 방사선 연구보다는 CT 영상을 바탕으로 하는 측정치를 표면 구조물과 연관시키는 연구를) 적극적으로 지지해 왔으며, 현대에 와서는 학부 커리큘럼에서 다소 경시되어 왔던 해부학 분야를 부활시켰다. 이러한 새로운 연구 분야들은 기존의 해부학 교과서들에서 중요한 표면 마킹과 관련된 중요한 오류들을 발견했으며, '신빙성 있는' 표면 마킹들조차도 연령, 자세, 성별, 호흡 단계와 같은 요인들의 영향을 받는다는 점을 강조했다.

(Whitnall, SE. 의학도들을 위한 해부학 연구, 1933: p 48)

메시지는 분명했다.

모든 상황에 적용되는 불변의 원칙은 없다는 것이다.

나는 이 훌륭한 포켓북의 개정판 서문을 부탁받고 기쁜 마음을 숨길 수 없었다. 초판과 마찬가지로 여기에는 모든 단계의 의학도들이 앞으로 진료실에서 응급실에서 그리고 수술실에서 환자를 접할 때 이용해야 할 국소 해부학의 학습을 도울 수 있는 임상적으로 중요한 자료들로 알차게 채워져 있다. 많은 내용들이 임상적 안목에서 다듬어졌고 더 많은 부위들이 포함되도록 영상에 관한 정보들이 업데이트 되었다. 이 새로운 자료들은 신생아 표면 해부학 그리고 초음파 프로브의 위치를 다룬다. 현재는 바야흐로 증거 기반 의학의 시대라는 점을 감안할 대, 증거 기반 표면 해부학이야말로 가장 적절한 해부학일 것이다.

Susan Standring MBE PhD DSc
FKC Hon FAS Hon FRCS
Emeritus Professor of Anatomy
King's College, London
April 2019

서문

국소 해부학에 의존하는 다양한 분야에서의 안전하고도 능숙한 진료를 위해서는 표면 해부학에 관한 해박한 지식이 필수적이다. 표면 해부학이라는 용어에는 신체 표면을 통해 위치를 파악하고 접근하고 검사하고 육안으로 확인할 수 있는 모든 해부학이 포함된다. 이 책에서는 위치, 외형, 촉지 가능한 특징, 참조 랜드마크, 영역, 위치 관계에 관한 명확한 설명들이 하부 구조의 위치를 보여주는 고화질의 사진들과 함께 제시된다. 임상적 적용이 강조되며 이때 검진, 임상 조건, 안전한 접근 경로, 통증 연관 패턴, 국소 마취, 의학 영상(X-선, CT, MRI, 초음파)들이 참조된다.

초판의 성공적인 구성 및 내용을 바탕으로 이 개정판에는 다음과 같은 내용들이 포함되어 있다. 다른 책에서는 거의 찾아볼 수 없는 신생아 표면 해부학에 관한 새로운 챕터; 표면 해부학과 직접 연결되는 임상적으로 중요한 초음파; 성인의 많은 주요 구조물들의 증거 기반 가변성 및 범위에 관한 정보들. 제 1장은 핵심 원리, 용어, 촉진법, 운동, 피부 신경 분포를 고찰한다. 제 2장부터 8장은 각각 성인 신체 각 부위의 표면 해부학을 기술하고 제 9장은 신생아 표면 해부학을 고찰한다.

한 손에 잡히는 표면 해부학은 여러 분야의 의과생 및 현업 종사자 모두에게 도움이 될 것이다. 이 책은 강의나 임상에서 신속하게 관련 내용을 참고하는 데에 이용될 수 있지만 더욱 심층 학습에서도 마찬가지로 유용하게 활용될 수 있다. 이 책은 전통적인 그리고 현대적인 훈련 및 현업 모두를 지원할 수 있도록 구성되었으며 독립된 하나의 교과서로서의 가치도 가지고 있다.

표면 해부학을 학습하는 가장 좋은 방법은 자기 자신, 동료, 환자를 대상으로 직접 확인해 보는 것이다. 이 개정판이 유용하면서도 동기를 부여하는 역할을 할 수 있을 것으로 기대한다.

Richard Tunstall
S. Ali Mirjalili

역자서문

'한 손에 잡히는 표면해부학'은 일반적인 해부학 교과서 각 장의 끄트머리에 한두 쪽씩 있는 표면해부학 부분을 한권의 책으로 정리, 구체화한 양서라고 할 수 있다. 해부학을 복습하고자하는 의학도들에게는 물론이고 일반 진료 중인 선생님들에게 가장 도움이 될 책이며, 통증, 마취 관련 시술을 하는 선생님들과 외과계열 선생님들에게도 유용한 내용들이 많이 담겨있다.

해부학 명칭은 최대한 한자어보다 한글로 이루어진 신(新)용어를 사용하였으며 원문에 충실 하되 매끄럽게 읽히도록 고심하여 의역한 부분이 많다.

끝으로 믿고 번역을 맡겨준 한솔의학과 한국어 번역본 출간을 허락해준 원저자와 출판사, 존경하는 김갑성 박사님께 감사의 인사를 전하고 싶다.

수의원 부평점 대표원장 이 수 연

표면 해부학을 학습하는 방법

표면 해부학을 학습하는 가장 좋은 방법은 생체에 대한 검진과 촉진이며 그 횟수가 많을수록 학습 효과가 높아진다. 또한 이 책의 정보를 절개된 사체 조직, 외과적 또는 임상적 관찰, 단면도 및 의학 영상과 교차체크해야 한다는 점을 잊지 않아야 한다. 이러한 활동은 자세, 가변성, 관계에 대한 이해를 향상시킬 것이다. 표면 구조물의 위치 결정에서는 다음과 같은 점들의 기억이 도움이 될 것이다.

- 기준점으로 뼈의 특징, 인대, 힘줄, 근육과 같은 특징적이고 일관된 랜드마크를 이용한다.
- 식별 및 배치의 보조 도구로, 관찰, 촉진, 타진, 청진을 이용한다.
- 구조물 식별의 보조 도구로 조직 가동, 관절 운동, 근육 수축, 얕은정맥 폐색을 이용한다.
- 피험자 피부에 주요 랜드마크, 구조물, 기준선, 기준면, 영역 또는 영역의 위치를 피험자의 피부에 표시하거나 그리는 것이 도움이 되며 때로는 필수적이다.
- 촉지되는 동맥은 신경 구조의 표면 위치에 대한 유용한 안내자 역할을 한다는 점을 기억한다.
- 이와 유사하게, 중요 얕은정맥은 피부 신경의 표면 위치에 대한 유용한 안내자다.
- 비정상을 더욱 쉽게 식별하기 위해서는 먼저 정상적인 외형 및 위치 범위에 익숙해져야 한다.

주요 참고 자료

The following provide insight into evidence-based surface anatomy and variance.

Botham SJ, Fillmore EP, Grant TS, et al Age-related changes in inguinal region anatomy from 0-19 years of age. Clin Anat 2019; 32:794-802.

Cetik O, Uslu M, Acar HI, et al. Is there a safe area for the axillary nerve in the deltoid muscle? A cadaveric study. J Bone Joint Surg Am 2006; 88:2395–2399.

Fischer NJ, Morreau J, Sugunesegran R, et al. A reappraisal of pediatric thoracic surface anatomy. Clin Anat 2017; 30:788–794.

Hale SJ, Mirjalili SA, Stringer MD. Inconsistencies in surface anatomy: the need for an evidence-based reappraisal. Clin Anat 2010; 23:922–993.

Hermanová Z, Ctvrtlík F, Herman M. Surface anatomy of the pulmonary fissures determined by high-resolution computed tomography. Clin Anat 2012; 25:835–843.

Mirjalili SA, McFadden SL, Buckenham T, et al. Anatomical planes: are we teaching accurate surface anatomy? Clin Anat 2012; 25:819–826.

Mirjalili SA, McFadden SL, Buckenham T, et al. A reappraisal of adult abdominal surface anatomy. Clin Anat 2012; 25:844–850.

Mirjalili SA, Hale S, Buckenham T, et al. A reappraisal of adult thoracic surface anatomy. Clin Anat 2012; 25:827–834.

Mirjalili SA, McFadden SL, Buckenham T, et al. Vertebral levels of key landmarks in the neck. Clin Anat 2012; 25:851–857.

Openshaw P, Edward S, Helms P. Changes in rib cage geometry during childhood. Thorax 1984; 39:624–627.

Tarr GP, Pak N, Taghavi K, et al. Defining the surface anatomy of the central venous system in children. Clin Anat 2016; 29:157–164.

Wallis KA, Hills T, Mirjalili SA. Minimising iatrogenic nerve injury in primary care. Br J Gen Pract 2018; 68:392–393.

Contents

Introduction

chapter 1

인체 표면을 관찰하고, 만져봄으로써 해부학적 구조물의 위치를 파악하고 중요 기준점을 찾아내는 것은 임상의학에서 꼭 필요한 능력이다. 표면해부학에 대한 충분한 지식은 임상의가 신체 진찰뿐만 아니라 삽관, 조직검사, 수술적 절제, 국소 마취, 관절 내 주사와 같은 의학적 처치를 하기 위한 기반이 되어준다. 또한, 표면해부학은 진단의 근거가 되어주고 영상 검사의 해석에 도움을 준다. 예를 들어 흉부 혹은 복부 X-선 검사에서 보이는 해부학적 구조물들의 상당 부분은 표면해부학에서 설명될 수 있다.

측정과 가변성(Measurements and variability)

이 책에 기술된 내용은 통상적으로 알려진 관찰, 이론, 실무뿐만 아니라 저자의 본인이 경험에도 기반을 두고 있다. 많은 해부학적 구조물들의 표면상 위치가 사람마다 비교적 엇비슷한 것은 사실이나, 가 개인의 특성, 체형, 체격, 건강 상태, 연령, 자세에 따라 다양할 수 있다. 최근의 영상 기반 연구들이 표면해부학에 대한 기존 내용뿐 아니라 위치적 가변성의 정상범위들을 재정비해 주고 있다. 사용된 근거 중심 논문들의 목록은 참고자료에 정리되어 있다.

여기서 다뤄지는 측정법이 절대적인 기준이 되어서는 안 된다. 좋은 임상의는 가변성에 대해 이해하고 시진, 촉진, 타진, 청진, 신경 자극, 초음파를 이용하여 위치를 파악하여야 한다. 몇몇 분야에서는 간편하고 유용한 방법인 손가락 넓이 측정법이 쓰이는데, 검지의 끝쪽 넓이가 기준이 된다

초음파와 표면해부학(Ultrasound and surface anatomy)

초음파는 진단할 때나 침습적인 술기를 할 때 좋은 보조 역할을 해주며 특정 위치의 해부학적 구조물들을 직관적으로 보여준다는 면에서 표면해부학 공부할 때 유용한 도구이다. 하지만 초음파가 표면해부학 공부를 소홀히 해도 되는 이유일 수는 없으며 오히려 표면해부학에 대한 충분한 이해가 있어야만 초

조직/부위별	촉진 방법
뼈의 위치와 윤곽	엄지 혹은 검지를 이용하여 가볍게 만지거나/원형으로 문질러 만지거나 직접적이지만 은근한 압력을 가해 만진다.
근육의 긴장도, 부드러운 정도, 압통	엄지의 압력을 이용해 긴장도를 파악하고 근육섬유에 90° 방향으로 움직여 질감과 압통 여부를 파악한다. 정상적인 근육은 그 두께 깊이까지 누르기 전에 누르는 지점 옆으로 빗겨 움직인다.
얕은 힘줄 (Superficial tendons)	엄지와 검지로 살짝 꼬집듯이 잡는다. 정상 힘줄은 단단하고 밧줄처럼 느껴진다. 힘줄을 방향을 따라 만져보면 식별에 도움이 된다.
깊은 힘줄 (Deep tendons)	엄지로 작은 원을 그리며 똑바로 압력을 가해 눌러 뼈의 부착부위를 찾은 다음, 엄지를 좌우로 움직이며 힘줄방향을 따라 만질 수 있다.
힘줄집 (Tendons sheaths)	2~4번째 손가락 끝을 힘줄 위에 둔 다음 힘줘서 누르지는 말고 환자에게 힘줄을 반복해서 움직여 보라고 한다. 눈 뭉친 것이 부서지는 듯한 마찰을 느낄 수 있다.
인대 (Ligaments)	엄지 혹은 두세 번째 손가락에 가벼운 압력을 줘서 인대섬유에 평행한 방향으로 만진다. 넓고 얇은 인대는 잘 만져지지 않는다.
관절면 (Joint lines)	엄지나 다른 손가락으로 두 뼈의 사이 공간이나 틈을 누르고 관절을 따라 움직이다. 손가락을 관절면을 따라 움직이며 근육, 관절 사이를 가로지르는 힘줄, 인대를 만져보면 관절의 병적 상태를 파악할 수 있다.
척추와 돌기사이관절(Vertebral column facet joints)	환자를 엎드리게 한 후 한 손의 콩알뼈를 가시돌기에 위에 두고, 반대쪽 손을 이용해, 앞쪽으로 강하게 눌렀다가 바로 손을 떼서 척추가 '튕겨나가도록(springs)'한다. 정상관절은 만져도 통증이 없다. 목 부위의 관절들은 손가락 힘만으로도 움직인다.

표 1.1 촉진법

음파 탐촉자를 올바른 위치에 대고 검사 결과를 제대로 해석할 수 있다.

> **임상에서의 활용**
>
> 손상이나 병적인 상태로 인해 조직이 만져지는 느낌이 달라질 수 있다. 예를들면, 근육은 염증, 통증으로 인한 연축, 과다근육긴장, 부종으로 인해 정상보다 단단하게 만져질 수 있다.

촉진법(Palpation techniques)

임상에서 효과적인 촉진법은 필수이다. 촉진법으로 해부학적 구조물들의 위치와 기준점을 파악하고 섬유 조직과 병적인 변화를 구분할 수 있다. 일반적으로, 특히 질병이 의심되는 상황이라면 양쪽을 비교해서 만져야 한다. 부드러운 정도는 일반적인 촉진을 통해 판단되어서는 안 된다. 만져지는 특정 구조물, 부위 조직에 따라 사용되는 촉진 방법은 달라야 하며(표 1.1), 많은 조직들은 고유의 특성을 지닌다.

- 뼈(Bone)는 단단하게 만져지며 손가락으로 눌렀을 때 변형이 없다.
- 근육(Muscle)은 뼈와는 반대로 손가락으로 눌렀을 때 들어가며 수축에 의해 움직이고 모양이 변한다.
- 힘줄(Tendons)은 단단하고 끈 모양이다: 힘줄에 붙어 있는 근육이 이완하면 힘줄은 당겨지는 방향에 수직으로 움직이며 근육이 수축하면 힘줄이 움직이는 게 느껴지며 그 자리에 더 고정된 것처럼 느껴진다.
- 인대(Ligaments)는 단단하고 끈 모양이며 겉에서 만져지지 않는 인대도 있다.
- 신경(Nerves)은 일반적으로 만져지지 않지만 몇 개의 큰 신경들(예: 자신경)은 부드러운 끈 형태로 만져질 수 있고 주행하는 방향에 수직으로 움직여질 수 있다.

1.1 해부학적 자세와 단면들(The anatomical position and planes)

해부학적 자세(The anatomical position)

이 책에서 언급되는 모든 자세, 위치 관계, 인체 구조의 움직임들은 해부학적 자세를 기반으로 기술되어 있다. 해부학적 자세란 인체를 기술할 때 일반적으로 기준이 되는 자세로(그림 1.1), 대상이 똑바로 선 상태에서:

- 얼굴, 눈, 손바닥, 발가락이 앞쪽을 바라보고(전면을 향하고)

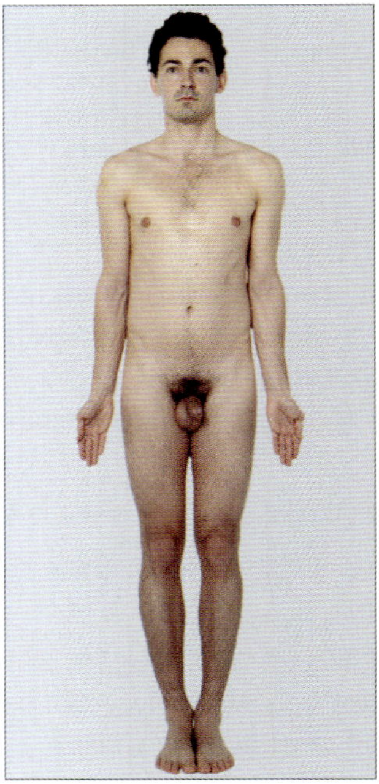

그림 1.1 해부학적 자세

- 팔은 몸통의 옆에 위치 시키고 손가락은 붙인다.
- 다리, 발, 발가락은 모은다.
- 엄지손가락은 다른 손가락과 90°를 이루도록 손바닥 가쪽으로 벌린다.

상대적 위치에 대한 용어(Relative positional terms)

구조물들의 상대적인 위치는 해부학 자세를 기준으로 하여 표준화된 용어를 통해 기술한다(그림 1.2와 표 1.2).

해부학적 단면들(Anatomical planes)

인체는 해부학적 자세에서 세 개의 서로 수직한 가상의 평면으로 나눌 수 있다(그림 1.3, 표 1.3).

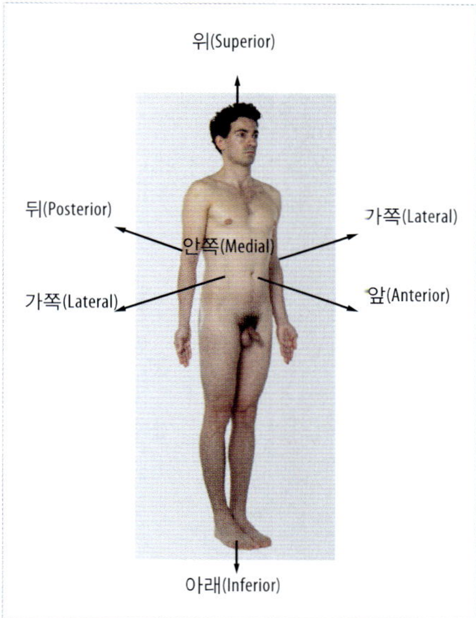

그림 1.2 상대적 위치에 대한 명칭들

명칭	상대적 위치
Anterior(앞)	몸의 앞쪽
Posterior(뒤)	몸의 등쪽
Medial(안쪽)	몸의 중심선쪽(정중면)
Lateral(가쪽)	중심선으로부터 왼쪽 혹은 오른쪽
Superior(위)	머리 꼭대기 쪽
Inferior(아래)	발바닥 쪽
Cranial(머리)	머리 방향(머리뼈)
Caudal(꼬리)	꼬리 방향(꼬리뼈)
Distal(먼쪽)	구조물의 기시부 혹은 몸통으로부터 먼 쪽
Proximal(몸쪽)	구조물의 기시부 혹은 몸통으로부터 가까운쪽

표 1.2 상대적 위치에 대한 명칭들

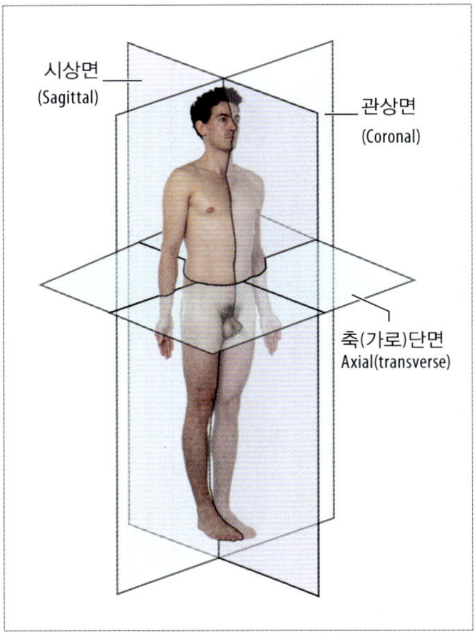

그림 1-3 해부학적 단면들

단면	위치
시상면(Sagittal)	수직으로 앞에서 뒤로 절단한 면으로 몸을 좌우로 나눈다.
관상면(이마) Coronal(frontal)	수직으로 좌우로 절단한 면으로, 몸을 앞쪽 부분과 뒤쪽부분으로 나눈다.
축(가로)단면 Axial(transverse)	수평으로 절단한 면으로 몸을 위쪽 부분과 아래쪽 부분으로 나눈다.
비스듬절단면(Oblique)	위의 단면을 제외한 모든 단면

표 1-3 해부학적 단면들

1.2 해부학적 움직임(Anatomical movements)

관절 혹은 신체의 움직임은 해부학적 자세를 기준으로 기술되어야 한다. 관절의 움직임에 대한 지식은 표면해부학을 공부할 때 필요한 데, 구조물을 파악하고 임상진찰과 술기를 할 때 상황에 맞는 움직임이 필요하기 때문이다.

굽힘과 폄(Flexion and extension)

옆에서 바라본 굽힘과 폄(그림 1.4~1.14).

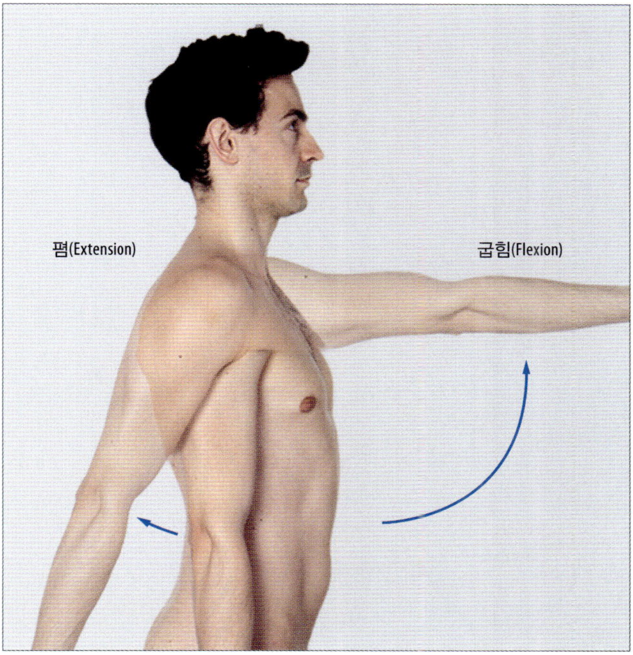

그림 1.4 어깨의 폄과 굽힘

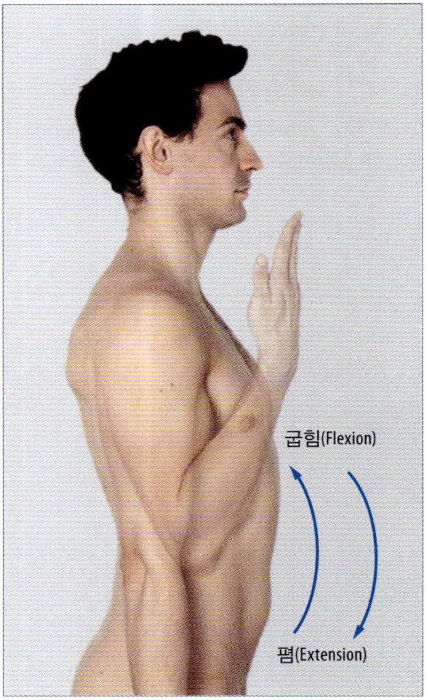

그림 1.5 팔꿈치의 폄과 굽힘

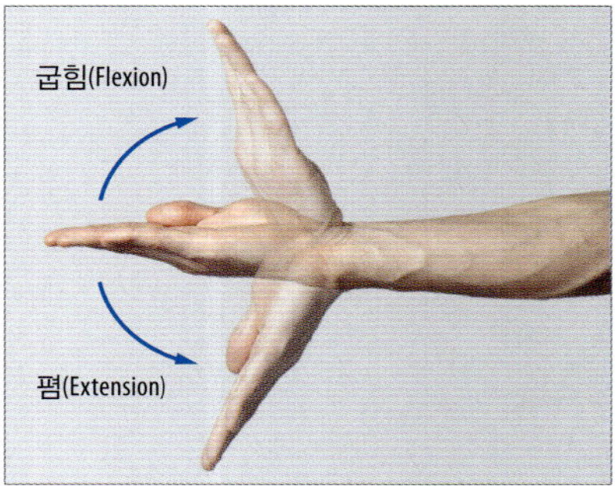

그림 1.6 손목의 폄과 굽힘

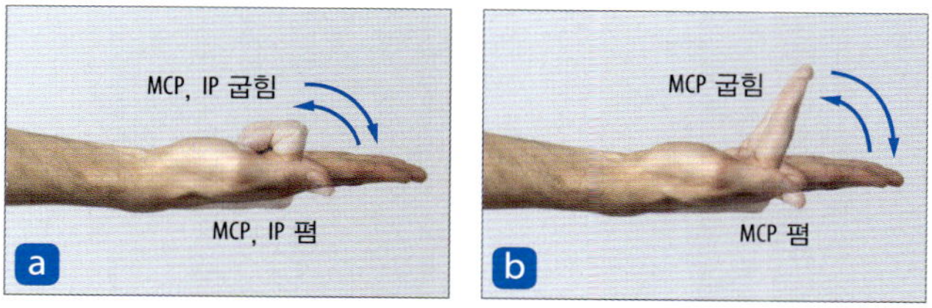

그림 1.7 손가락의 굽힘과 폄:(a) 손허리손가락(metacarpophalangeal; MCP)과 손가락뼈사이(interphalangeal; IP) 관절;(b) 손허리손가락관절

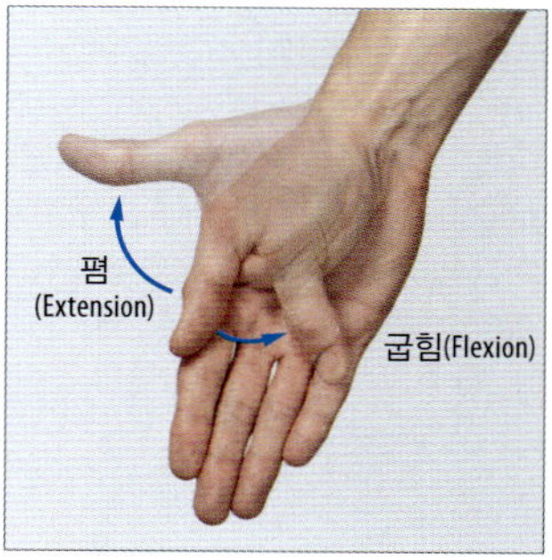

그림 1.8 엄지의 폄과 구부림

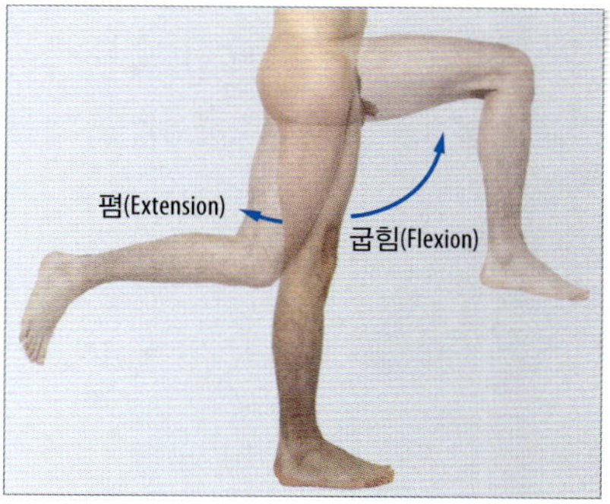

그림 1.9 엉덩이의 폄과 굽힘

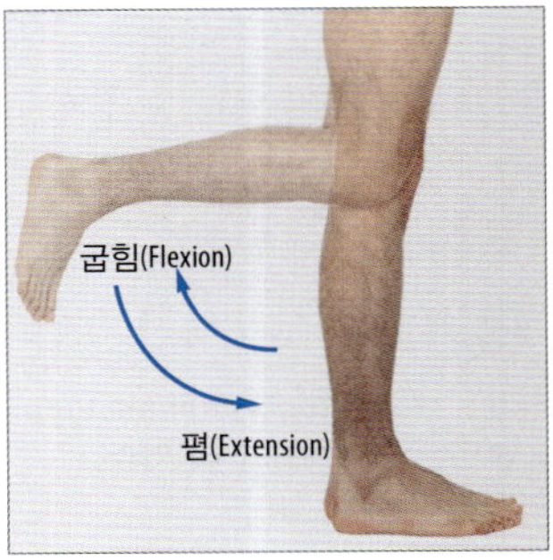

그림 1.10 무릎의 폄과 굽힘

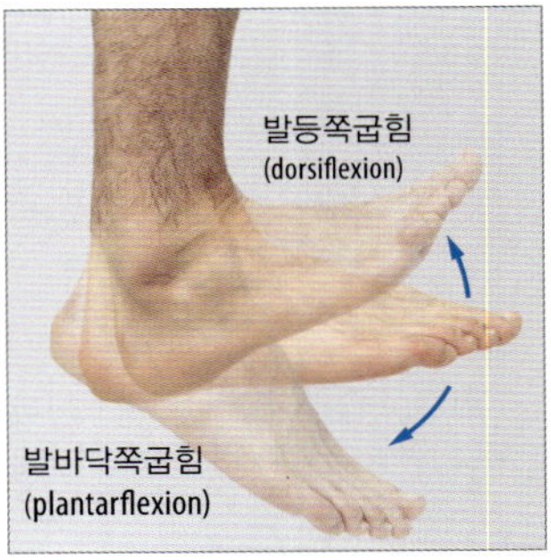

그림 1.11 발목의 발바닥쪽굽힘(굽힘)과 발등쪽굽힘(폄)

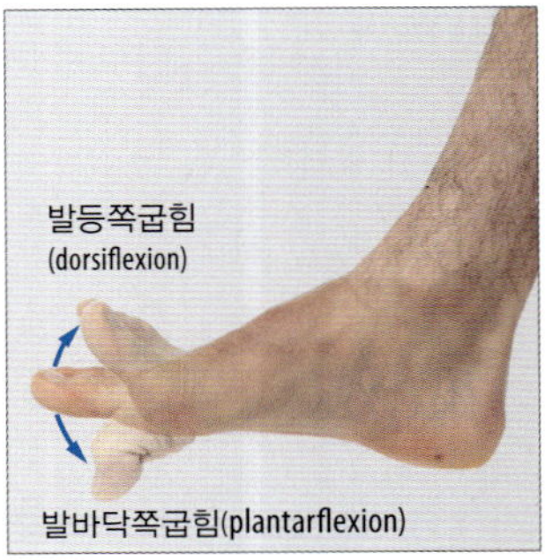

그림 1.12 발가락의 발허리발가락관절(metatarsophalangeal)과 발가락뼈사이관절(interphalangeal)의 발바닥쪽굽힘(굽힘)과 발등쪽굽힘(폄).

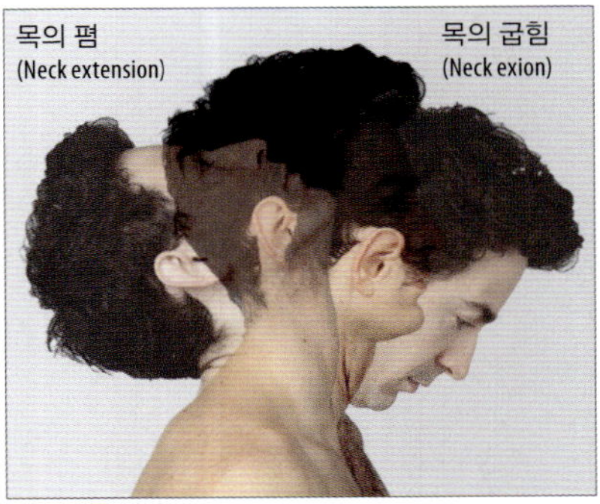

그림 1.13 목의 굽힘과 폄

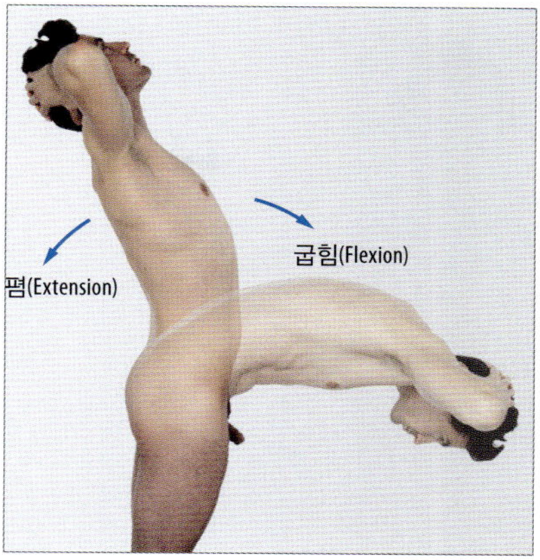

그림 1.14 척추의 폄과 굽힘.

- 굽힘(Flexion)은 배아(embryo)의 배쪽(ventral)에서 기원한 두 개의 면이 가까워지는 움직임이다.
- 폄(Extension)은 배아의 배쪽에서 기원한 두 개의 면이 멀어지는 움직임이다.

구부리는 움직임은 주로 구조물을 앞쪽으로 움직이는 반면 폄은 대부분의 구조물을 뒤쪽으로 움직인다. 이 대략적 원칙의 제일 중요한 예외는 무릎, 발목, 발가락, 엄지이다. 예를 들어, 발이나 발가락의 발바닥쪽굽힘(plantarflexion)은 발이나 발가락을 구부리는 것이고 발등쪽굽힘(dorsiflexion)은 펴는 움직임이다. 엄지의 구부림은 관상면 위에서 손바닥쪽으로 움직이는 것이고 펴는 것은 그 반대쪽이다.

벌림과 모음(Abduction and adduction)

벌림과 모음은 관상면 위에서 이루어 진다.(그림 1.15~20).

- 벌림(Abduction)은 정중면으로부터 구조물을 멀어지게 한다.
- 모음(Adduction)은 정중면으로부터 구조물을 가까워지게 한다. 손발가락들의 경우 그 기준이 좀 다른데 같은 손의 세 번째 손가락과 같은 발의 두 번째 발가락이 그 기준이다. 손가락을 벌리면 시상면 위에서 엄지가 손바닥에서 멀어지는 것이고, 모으면 해부학적 자세로 돌아오는 것이다.

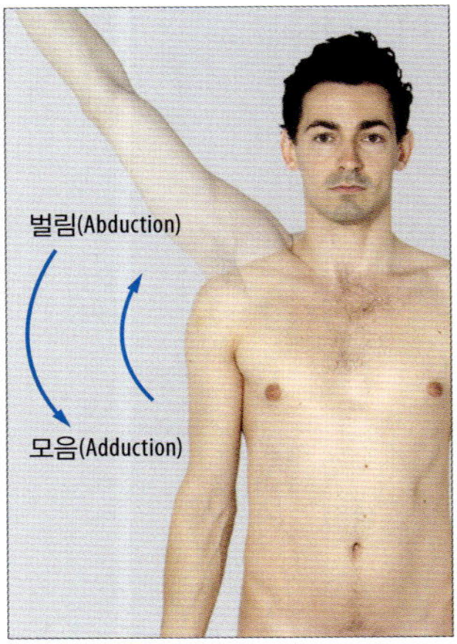

그림 1.15 어깨의 벌림과 모음.

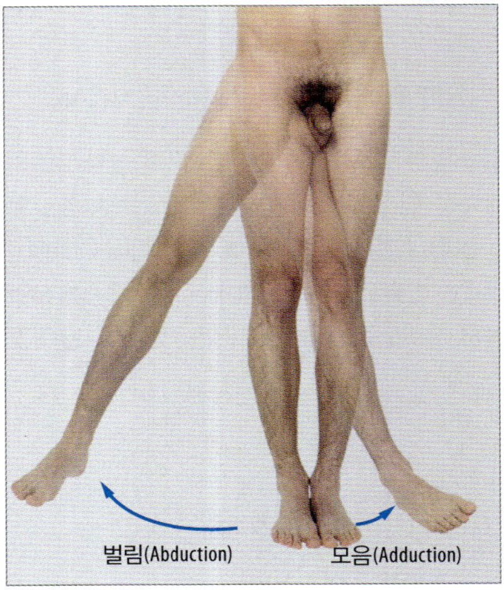

그림 1.16 엉덩이의 벌림과 모음. 엉덩이 모음은 반대쪽 다리만 피하면 중심선을 넘어서까지 가능하다.

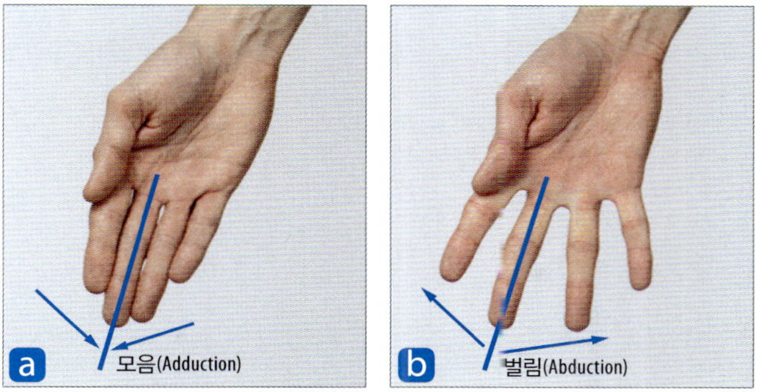

그림 1.17 세 번째 손가락(파란선)을 기준으로 한 모음(a)과 벌림(b)

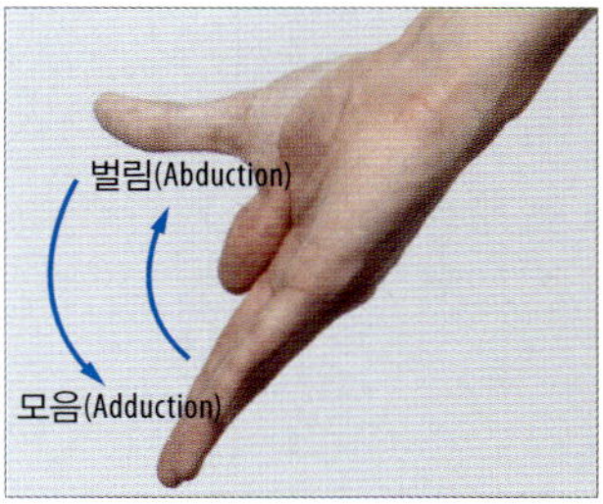

그림 1.18 엄지의 벌림과 모음.

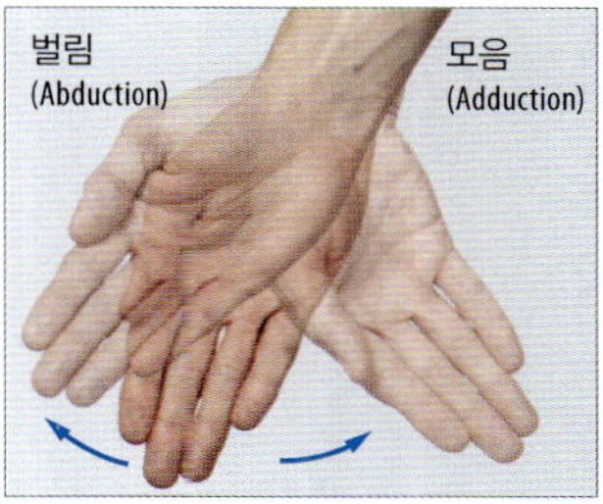

그림 1.19 손목의 벌림과 모음.

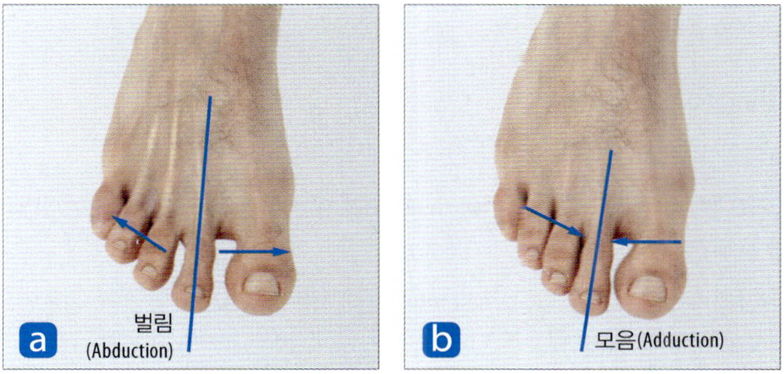

그림 1.20 두 번째 발가락을 기준으로 한 발가락의 벌림(a)과 모음(b). 파란선(두 번째 발가락) 이 벌림과 모음의 기준 축이 된다.

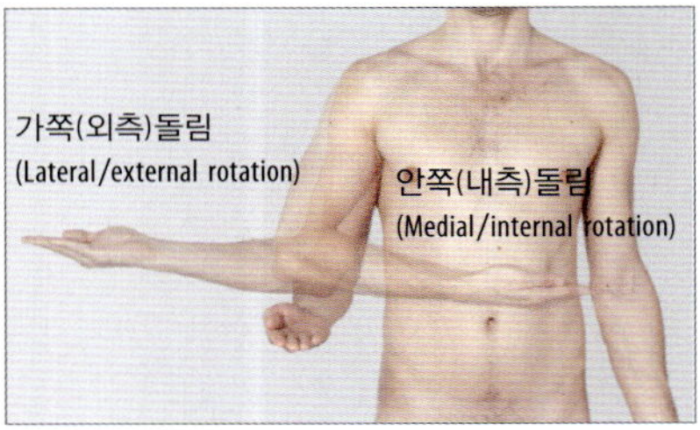

그림 1.21
어깨의 회전: 가쪽(외측)과 안쪽 (내측) 돌림.

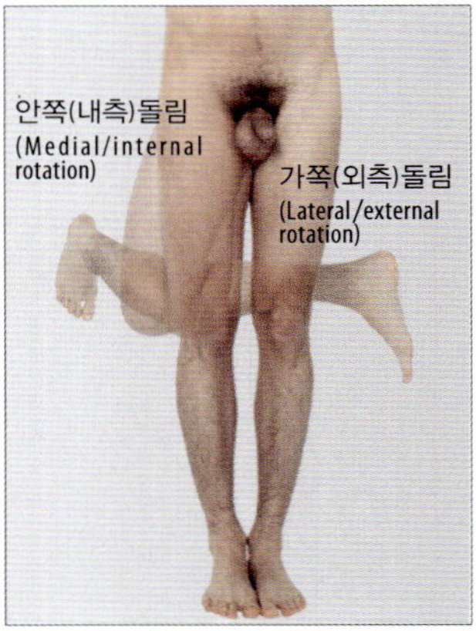

그림 1.22 엉덩이 회전: 안쪽(내측) 돌림과 가쪽(외측) 돌림

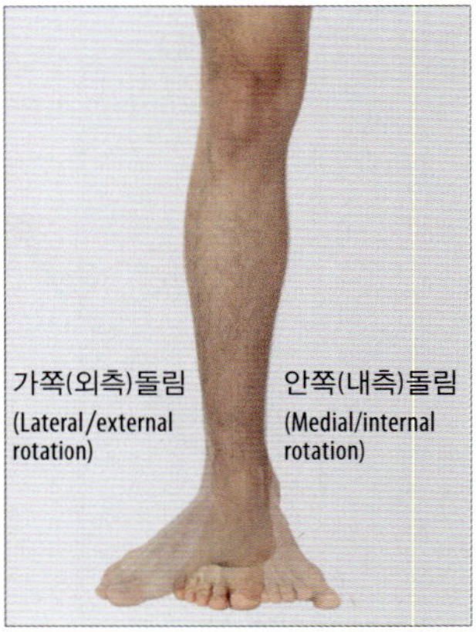

그림 1.23 무릎의 회전: 가쪽(외측) 돌림과 안쪽(내측) 돌림

돌림(Rotation)

돌림은 가로면을 따라 이루어진다(그림 1.21~1.24).

- 안쪽(내측)돌림[Medial(internal) rotation]에서는 팔다리의 앞면이 정중면을 향해 움직인다.
- 가쪽(외측)돌림[Lateral(external) rotation]에서는 팔다리의 앞면이 정중면의 반대쪽을 향해 움직인다.
- 척추와 고리뒤통수(atlanto–occipital joints)이 축돌림(Axial rotation)을 함으로써 목과 몸통을 좌우로 돌릴 수 있다.

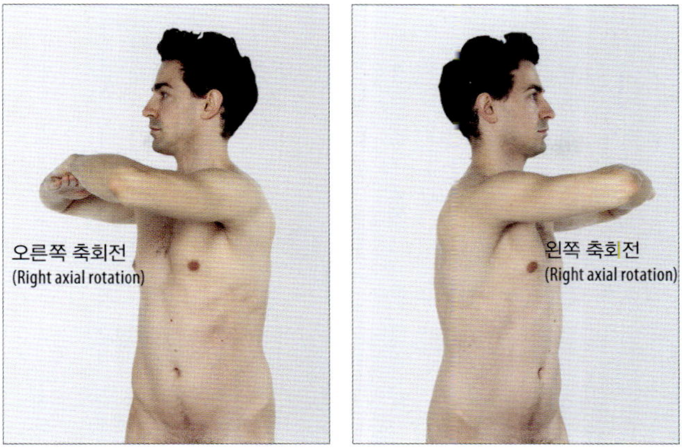

그림 1.24 척추의 축회전.

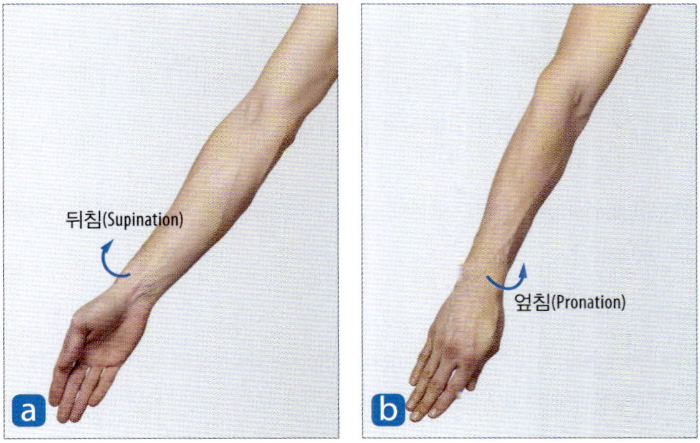

그림 1.25 아래팔의 뒤침과 엎침.(a) 뒤침은 바로 누운 자세를 만든다.(b) 엎침은 엎드린 자세를 만든다.

엎침(Pronation)과 뒤침(supination)

아래팔에서는:

- 엎침(Pronation)은 노뼈(radius)를 자뼈(ulna)를 중심으로 안쪽으로 회전시켜 손바닥이 뒤를 바라보게(그림 1.25) 한다.

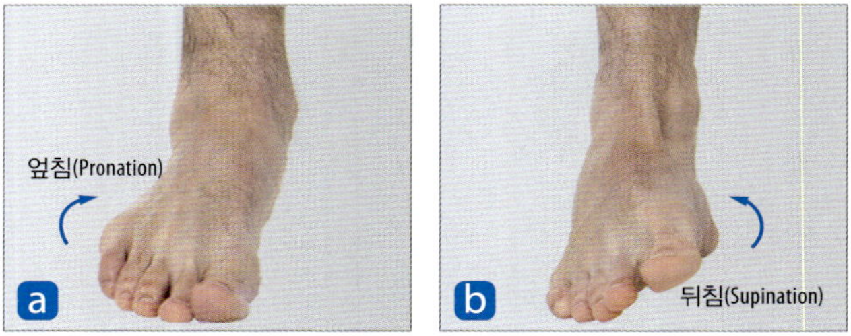

그림 1.26 발의 엎침(a)과 뒤침(b).

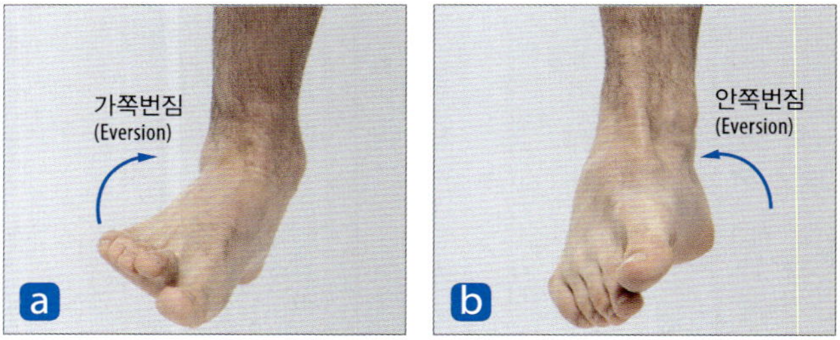

그림 1.27 발의 바깥쪽 뒤집음(a)과 안쪽 뒤집음(b).

- 뒤침(Supination)은 그 반대의 움직임이다: 손바닥의 위치가 다시 해부학적 자세로 돌아온다.

발에서는:

- 엎침(Pronation)은 발의 가쪽날(lateral edge)을 들어 올려 발바닥이 정중시상면의 반대쪽을 바라보게 만든다.
- 뒤침(Supination)은 발의 안쪽날(medial edge)을 들어 올려 정중시상면쪽을 바라보게 만든다(그림 1.26)

  발의 엎침과 뒤침은 주로 각각 벌림, 모음이 동반된다.

발의 안쪽번짐(Inversion), 가쪽번짐(Eversion)

- 안쪽번짐(Inversion)은 모음, 뒤침, 발바닥쪽굽힘(plantarflexion)의 결합이다.
- 가쪽번짐(Eversion)은 벌림, 엎침, 발등쪽굽힘(dorsiflexion)의 결합이다(그림 1.27)

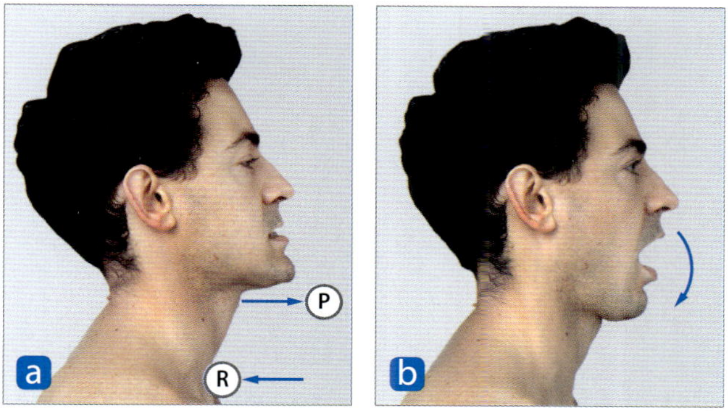

그림 1.28 아래턱뼈 움직임: 돌출운동(a) Ⓟ 후퇴운동 Ⓡ. 턱 벌리기(b).

두 움직임은 각각 발바닥을 안쪽, 가쪽으로 향하게 하며 발을 바닥에서 들어올리면 자연스럽게 이루어진다.

아래턱뼈 움직임(Mandibular movements)

- 돌출운동(Protrusion)은 아래턱뼈(와 더불어 턱끝)를 수평하게 앞쪽으로 움직인다.
- 후퇴운동(Retrusion)은 아래턱뼈를 뒤로 당겨 다시 해부학적 자세로 돌아오는 움직임이다.(그림 1.28)

턱을 벌리기는 돌출과 회전운동의 결합이다.

어깨 움직임(Scapular movements)

- 내밈(protraction)은 어깨뼈를 앞으로 뻗듯이 가슴벽을 따라 앞가쪽으로 움직이는 것이다; 뒤당김(retraction)은 반대로 척추를 향해 뒤안쪽으로 당기는 것이다(그림 1.29).
- 올림(elevation)은 어깨를 으쓱할 때처럼 어깨뼈를 가슴벽 위쪽 방향으로 움직이는 것이고, 내림(depression)은 반대로 아래쪽으로 움직임이다(그림 1.30)
- 외측/가쪽돌림(external/lateral rotation)은 관절오목(glenoid fossa)이 위가쪽을 향하게 하며; 내측/안쪽돌림(internal/medial rotation)은 그 반대의 움직임이다(그림 1.31)

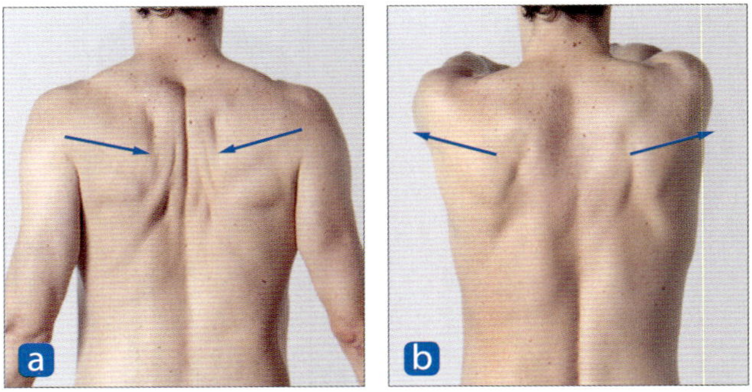

그림 1.29 어깨 움직임: 뒤당김(retraction)(a)과 내밈(protraction)(b).

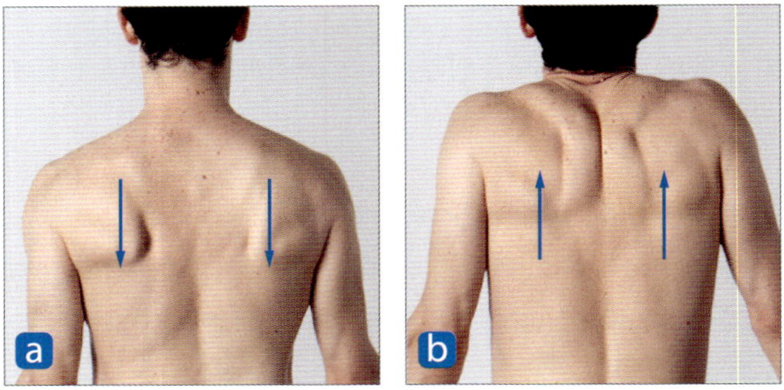

그림 1.30 어깨 움직임: 내림(depression)(a)과 올림(elevation)(b).

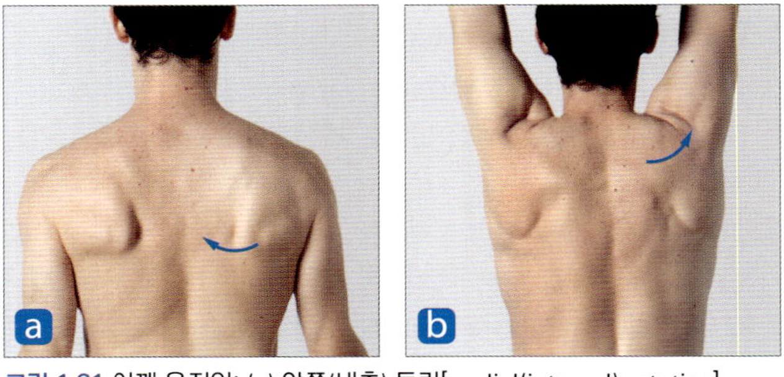

그림 1.31 어깨 움직임: (a) 안쪽(내측) 돌림[medial(internal) rotation], (b) 가쪽(외측)돌림[lateral(external) rotation]

손가락의 대립(Opposition)과 정복(Reposition) 운동

- 대립(opposition)은 엄지손가락과 다른 손가락의 지문 부위를 서로 붙이는 것이다; 이를 위해서는 엄지만의 고유 움직임이 필요하며(그림 1.32) 글쓰기나 단추 잠그기와 같은 섬세한 손가락 조작을 하는 데 필수적이다.
- 정복(reposition)은 엄지를 원래의 해부학적 위치로 돌려놓는 것이다.

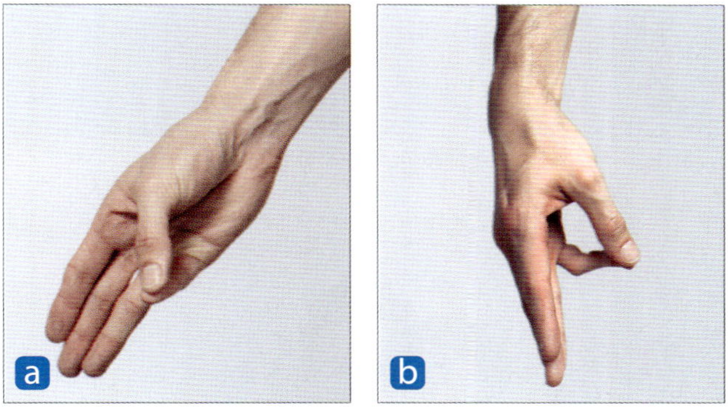

그림 1.32 엄지 대립운동: (a) 앞에서 본 모습, (b) 옆에서 본 모습.

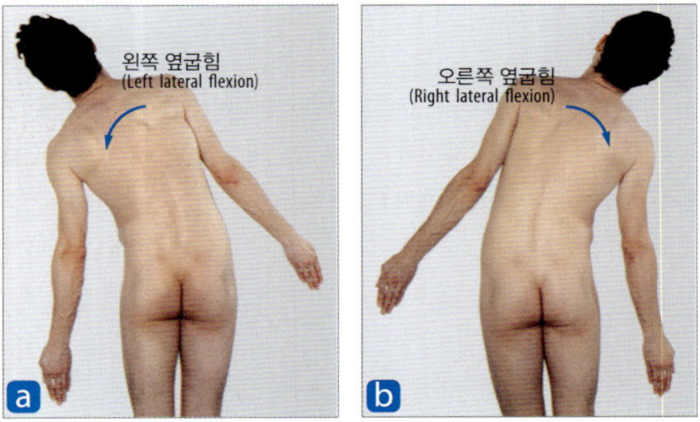

그림 1.33 척주의 옆굽힘: 왼쪽(a), 오른쪽(b).

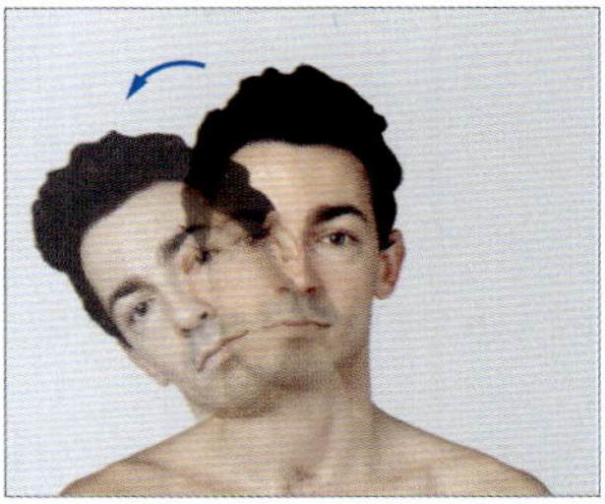

그림 1.34 목의 오른쪽으로의 옆굽힘

옆굽힘(Lateral flexion)

옆굽힘은 척주(vertebral column)를 관상면을 따라 가쪽으로 움직여 머리가 중간선(정중면)으로부터 멀어지게 한다(그림 1.33, 1.34).

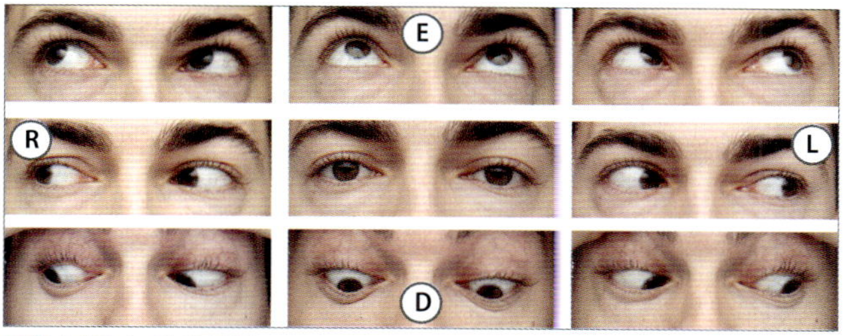

그림 1.35 눈의 움직임.
Ⓔ 올림(Elevation), Ⓓ 내림(depression), Ⓛ 왼쪽 눈 벌림(abduction)과 오른쪽눈 모음(adduction), Ⓡ 오른쪽 눈 벌림과 왼쪽눈 모음.

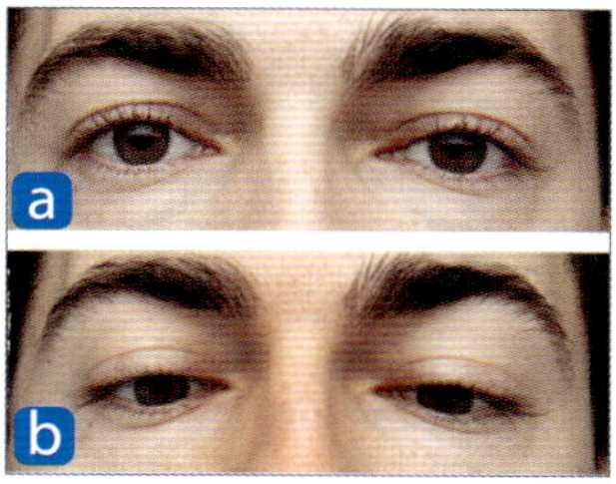

그림 1.36 눈 움직임: 눈모음.
(a) 중립적인 해부학적 자세,
(b) 눈모음(convergence)(살짝 내려봤다)

눈 움직임(Eye)

눈은 서로 수직하는 가상의 세 개의 축을 따라 움직인다. 모음-벌림, 올림-내림 그리고 이 움직임들이 조합된 움직임들을 쉽기 관찰할 수 있다(그림 1.35). 대부분의 눈동자 움직임은 켤레운동(두 눈이 같은 방향을 같은 정도로 동시에 움직임)이지만, 가까운 물체를 보기 위한 눈 모음의 경우는 예외이다(그림 1.36).

1.3 감각신경분포(Sensory innervation)

피부 신경 분포에 대한 지식이 있으면 감각 저하가 왔을 때 손상된 부위를 예측할 수 있다. 감각신경분포는 다음과 같이 정의된다:

- 피부 분절(dermatomes)(그림 1.37, 1.38): 하나의 척추 신경에 의해 지배 받는 피부의 영역
- 피부(말초) 신경영역[cutaneous(peripheral) nerve areas](그림 1.39, 1.40): 하나의 말초 피부신경에 의해 재배 받는 피부 영역(예: 노신경). 말초신경 영역은 여러 피부 분절에 걸쳐서 나타날 수 있다.

일반적으로는

- 피부 분절의 감각 저하는 그에 대응하는 척추 신경 혹은 척추 신경의 앞가지 혹은 척수의 손상에 의해 나타난다.
- 피부신경영역의 감각저하는 말초신경의 외과적 절개, 찢김, 부분 압박에 의해 나타난다.
- 팔다리의 얕은피부신경(superficial cutaneous nerves)은 주로 얕은정맥(super ficial veins)과 가까이 주행하기 때문에 정맥 삽관 중에 쉽게 손상될 수 있다; 비슷하게 큰 말초 신경들은(예: 넓다리신경) 동맥과 가까이 주행하기 때문에 동맥을 통한 시술 시 손상되기 쉽다.

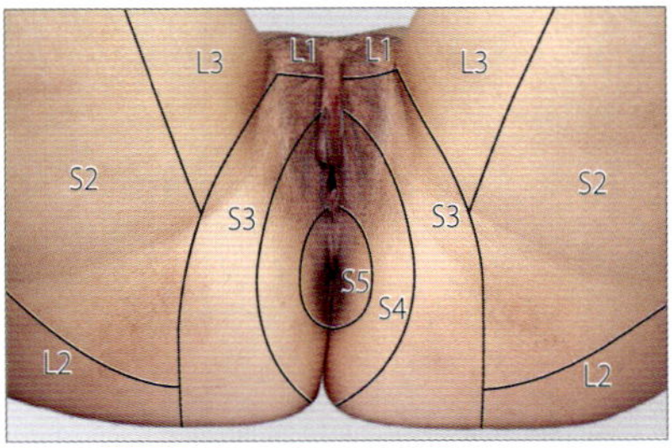

그림 1.37 근거 중심의 피부 분절 지도.

참고자료: Lee MWL, McPhee RW, Stringer MD. An evidence-based approach to human dermatomes. Clin Anat 2008; 21:363-373.

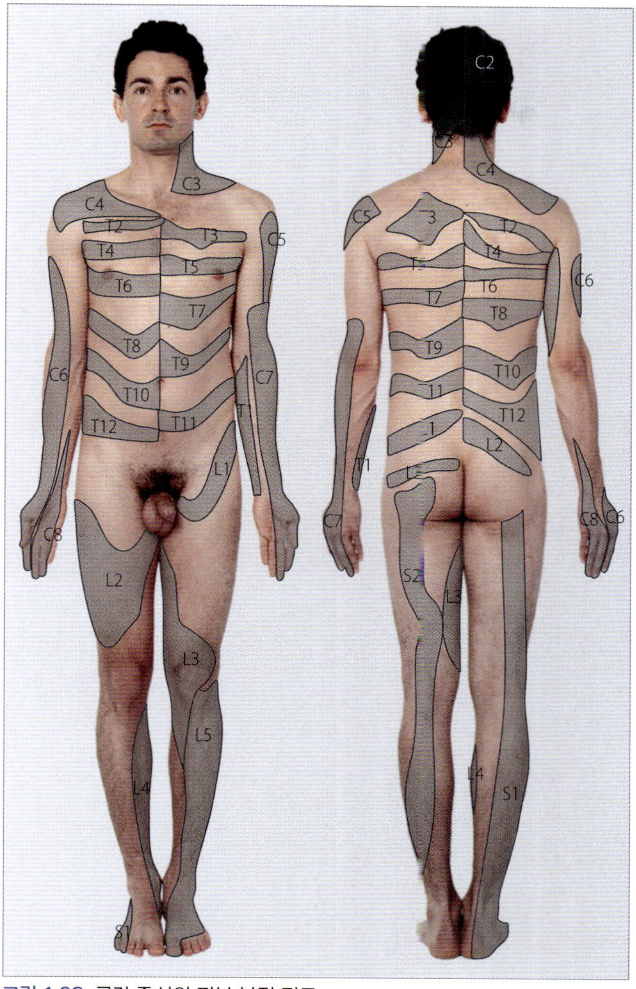

그림 1.38 근거 중심의 피부 분절 지도.

참고자료: Lee MWL, McPhee RW, Stringer MD. An evidence-based approach to human dermatomes. Clin Anat 2008; 21:363-373.

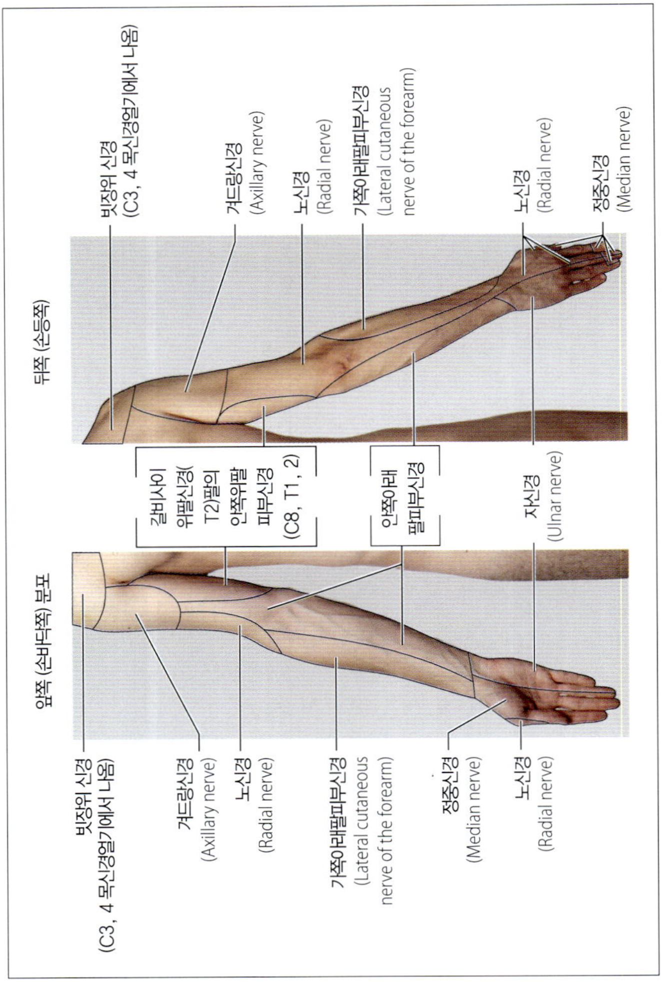

그림 1.39 팔의 피부신경 분포.

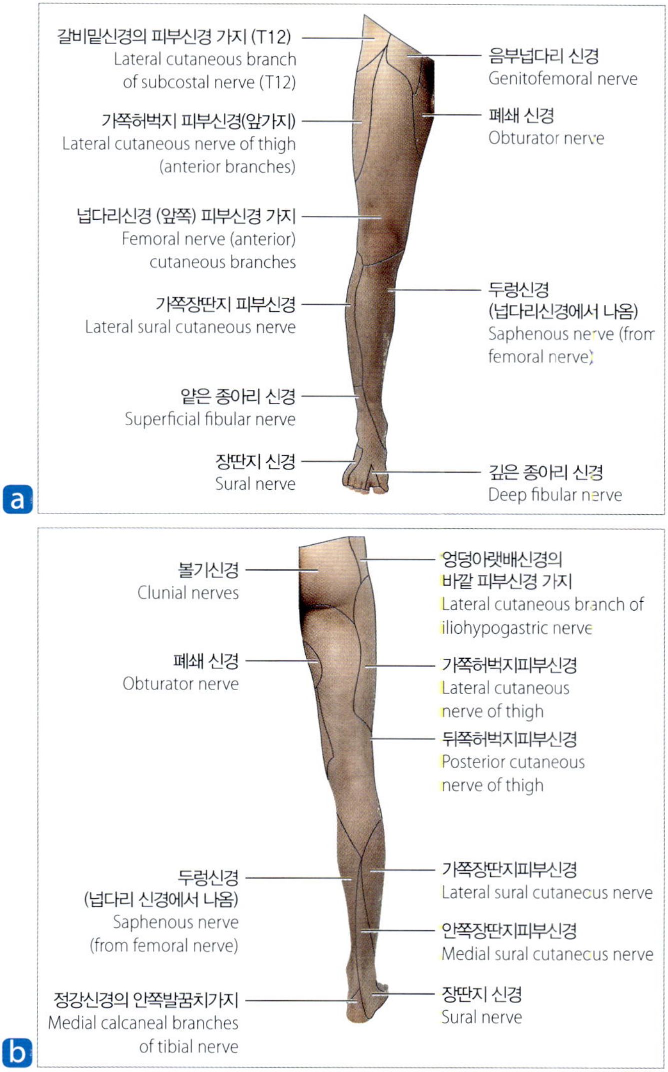

그림 1.40 다리의 피부신경분포:(a) 앞에서 본 모습(b) 뒤에서 본 모습

chapter 2

머리와 목

머리(Head)

머리는 머리뼈(cranium)와 그에 붙어 있는 조직들로 구성된다. 머리는 뇌(brain), 뇌줄기(brainstem), 소뇌(cerebellum)와 특수감각, 말하기, 먹기, 숨쉬기 위한 기관들로 이루어져 있다. 머리뼈는 주로 섬유 봉합으로 연결된 몇 개의 불규칙한 모양의 뼈로 구성된다. 머리뼈는 크게 두 개의 부분으로 이루어져 있다(그림 2.1):

- 신경뇌머리뼈(neurocranium) [머리덮개뼈(calvaria)와 머리바닥뼈(skull base)], 뇌와 그와 연관된 조직들을 감싸고 있다.
- 얼굴머리뼈(viscerocranium), 얼굴뼈(facial skeleton), 코안, 눈확, 입안, 입천장뼈, 치아, 아래턱뼈를 포함한다.

머리뼈의 얼굴 가쪽면, 구조물, 관절들은 대부분은 얼굴과 머리덮개의 피부와 피하 조직 밑으로 만져진다. 뼈 구조물들은 그 밑의 구조물, 구멍, 근육 부착 부위의 표면상 위치에 대한 기준점이 될 수 있다.

목(Neck)

목은 머리와 몸통의 장기(가슴과 척추뼈)와 팔을 연결하고 있다. 편의상 목의 범위를 그림과 같이 구분짓고 있다(그림 2.2):

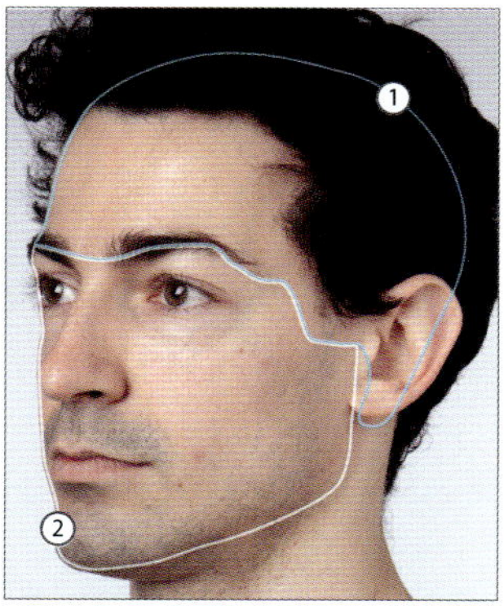

그림 2.1 머리뼈.

① 신경뇌머리뼈(neurocranium)(파란선)

② 얼굴머리뼈(viscerocranium)(흰선)

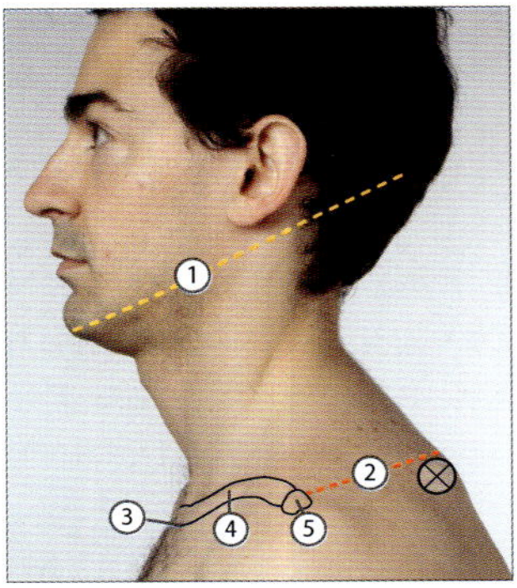

그림 2.2 목의 해부학적 경계선.

① 머리목 경계선(Pericraniocervical line)
② 어깨뼈봉우리(acromion)에서 C7 척추뼈 몸통을 잇는 선
③ 복장뼈자루의 목정맥(복장뼈위) 패임(jugular(suprasternal) notch of manubrium)
④ 빗장뼈(clavicle)
⑤ 어깨뼈봉우리(acromion)
⊗ C7 가시돌기(C7 spinous process)

- **위쪽**(Superiorly)으로는 턱 끝부터 아래턱뼈의 아래쪽 경계를 따라 이어지는 머리목 경계선과 바깥 뒷통수뼈 돌기 위쪽 목덜미 선(pericranio cervical line)
- **아래쪽**(Inferiorly)으로는 복장뼈자루(manubrium)의 위쪽 경계, 빗장뼈, 어깨뼈봉우리, 어깨뼈돌기와 C7 척추뼈 몸통을 잇는 선

목은 가슴부위의 위가슴문(thoracic inlet; superior thoracic aperture) 면에서 가슴부위의 위세로칸(superior mediastinum)을 통해 이어지며, 복장뼈자루의 위쪽 경계, 1번 갈비뼈의 안쪽 경계, 등뼈 1번의 척추몸통으로 구분된다.

척추 높이에 있는 구조물(Vertebral levels)

머리와 목의 몇몇 구조물들은 그 위치에 있는 척추의 층을 가늠할 수 있는 기준이 되어주며 이는 영상검사에서 확인할 수 있다(그림 2.3).

- **C1**: 단단입천장(hard palate)
- **C2**: 턱뼈각(mandibular)
- **C3**(C1∼C5 범위): 목동맥갈림(carotid bifurcation)
- **C4**(C3∼C5/C6 사이의 추간판): 목뿔뼈(hyoid body)
- **C4**(여성)/**C5**(남성)(C3∼C5/C6 사이의 추간판): 방패연골(thyroid cartilage)의 위쪽 경계
- **C6**(여성)/**C7**(남성)(C5∼T1): 반지연골(cricoid cartilage) 아래쪽 경계, 기관의 시작

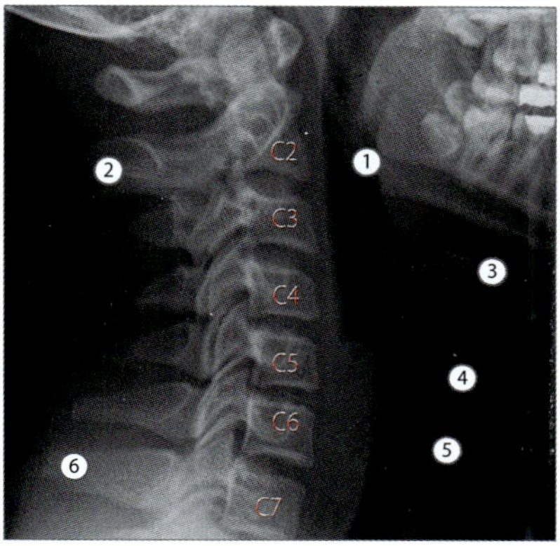

그림 2.3 목뼈의 측면 X-선(여성).
① 턱뼈각(Angle of mandible)
② C2 가시돌기(C2 spinous process)
③ 목뿔뼈(hyoid bone),
④ 후두 융기(laryngeal prominence)
⑤ 반지연골(cricoid cartilage)
⑥ C7 가시돌기(C7 spinous process)
빨간글씨 C2~C7는 각각의 척추뼈 몸통

2.1 뼈와 뼈기준점(Bones and bony landmarks)

이마뼈(Frontal bone)

이마뼈는 이마와 눈확위모서리(supraorbital margin), 눈확(orbit)의 천정을 이룬다(그림 2.4). 이마뼈는 마루뼈와 관상 봉합에서 만나며 이 봉합선은 광대활의 중앙까지 이어진다(그림 2.5, 2.6). 이마뼈의 미간 부위는 코 위쪽의 중앙돌출부위에서 둥그런 모양을 이루고 있다. 눈확 위안쪽의 튀어나온 부분이 눈썹활(superciliary arches)이다. 눈확의 위안쪽 경계를 따라 만지다 보면 찍힌 자국이나 패임 처럼 느껴지는 눈확위구멍을 만질 수 있다. 눈확위구멍 혹은 패임은 얼굴의 중심선으로부터 평균 2.7cm(1.8~4.3cm 범위)정도 거리에 있다. 이 위치는 성별, 지역적 기후적 차이에 따라 다르다.

코뼈(Nasal bones)

한 쌍의 코뼈는 콧대와 이마 중심선의 아랫부분을 이룬다. 코뼈는 미간아래 중심선 상에 쏙 들어간 부위인 코뿌리점에서 이마뼈와 만난다.

임상에서의 활용
미간을 반복적으로 두드리면 깜박임 반사를 유발할 수 있다. 일반적으로 깜박임은 금방 사라지지만 파킨슨병의 경우 깜박임이 지속 된다.(마이어슨 사인)

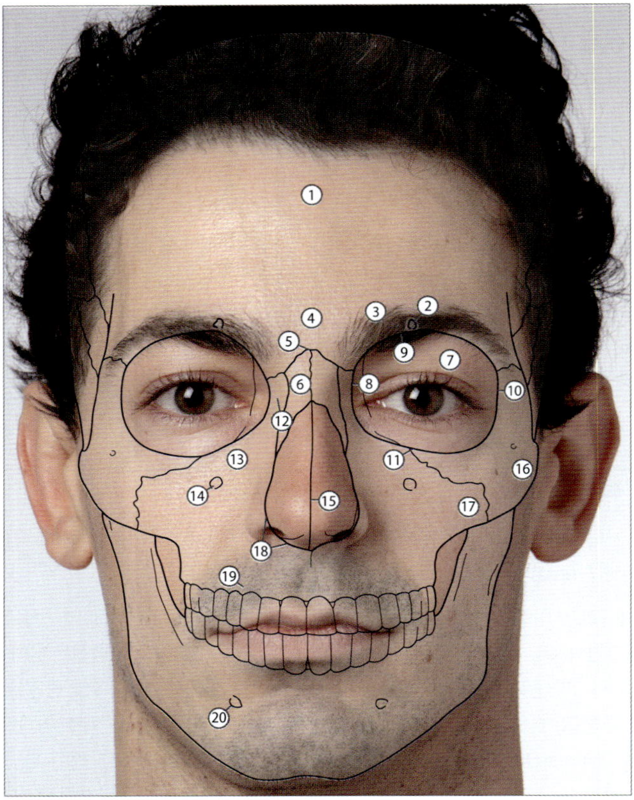

그림 2.4 앞에서 본 머리뼈(Anterior skull)

① 이마뼈(frontal bone) ② 눈확위구멍(supraorbital foramen) ③ 눈썹활(superciliary arch) ④ 미간(glabella) ⑤ 코뿌리(nasion) ⑥ 코뼈(nasal bone) ⑦ 눈확(orbit) ⑧ 눈구멍의 안쪽 경계(medial orbital margin) ⑨ 눈구멍의 위쪽 경계(superior orbital margin) ⑩ 눈구멍의 가쪽 경계(lateral orbital margin) ⑪ 눈구멍의 아래쪽 경계(inferior orbital margin) ⑫ 위턱뼈의 이마쪽 돌기(frontal process of maxilla) ⑬ 위턱뼈(maxilla)(몸통) ⑭ 눈확아래구멍(infraorbital foramen) ⑮ 코사이막(nasal septum)(연골부분), ⑯ 광대뼈(zygoma) ⑰ 위턱뼈의 광대쪽 돌기(zygomatic process of maxilla) ⑱ 위턱뼈의 코오목(nasal notch of maxilla) ⑲ 위턱뼈의 이틀돌기(alveolar process of maxilla) ⑳ 턱끝구멍(mental foramen)

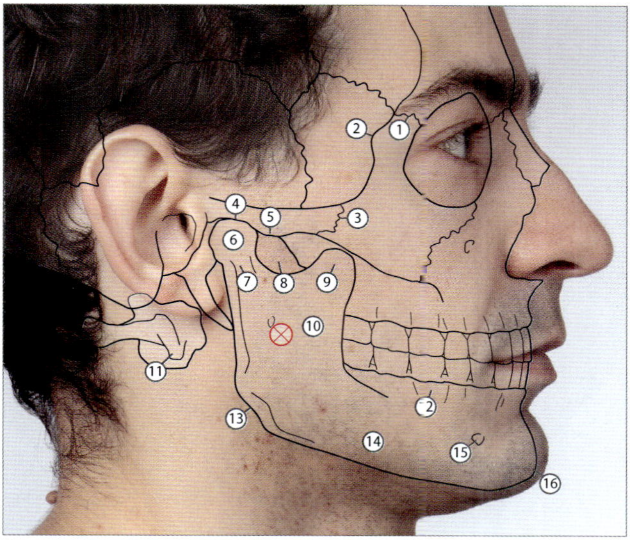

그림 2.5 아래턱뼈(Mandible)와 턱관절(temporomandibular joint)

① 이마광대 봉합(frontozygomatic suture) ② 광대뼈(zygomatic bone)의 경모서리 결절(marginal tubercle) ③ 관자광대 봉합(temporozygomatic suture) ④ 턱관절(temporomandibular joint) ⑤ 관자뼈(temporal bone)의 관절 결절(articular tubercle), ⑥ 턱뼈머리(head of mandible) ⑦ 턱뼈목(neck of mandible) ⑧ 턱뼈패임(mandibular notch) ⑨ 갈고리 돌기(coronoid process) ⑩ 아래턱 가지(mandibular ramus) ⑪ C1(고리뼈)의 가로돌기(transverse process of C1) ⑫ 이틀돌기(alveolar process), ⑬ 턱뼈각(angle of mandible) ⑭ 턱뼈몸통(body of mandible) ⑮ 턱끝구멍(mental foramen) ⑯ 턱끝융기(mental protuberance) ⊗ 턱뼈구멍(mandibular foramen)의 표면상의 위치(아래턱 가지의 안쪽 면)

코뿌리선은 뇌의 중심고랑(그림 2.9, 2.10)과 중심에서 0.6~1.0cm 정도 오른쪽이나 왼쪽(주로 오른쪽)으로 치우쳐 있는 위시상정맥굴(superior sagittal sinus)의 위치를 알려준다.

위턱뼈(Maxilla)

위턱뼈는 중안부의 가운데 부분을 구성한다(그림 2.4).

위턱뼈는 아래와 같이 몇 가지 부위로 나뉜다:

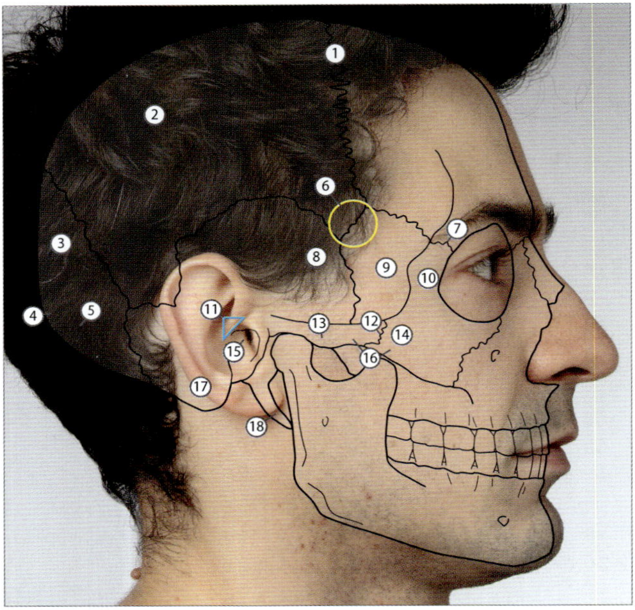

그림 2.6 측면에서 본 머리뼈(Lateral view of the skull)

① 관상봉합(Coronal suture) ② 마루뼈(parietal bone) ③ 뒤통수뼈(occipital bone) ④ 외뒤통수융기(external occipital protuberance(inion)) ⑤ 위목덜미선(superior nuchal line)의 위치 ⑥ 관자놀이점(pterion)(노란색 동그라미)은 주로 지름 1cm정도이며 이마광대 봉합의 2.6cm 뒤, 1.3cm 위에 위치 ⑦ 이마광대봉합(frontozygomatic suture) ⑧ 관자뼈(temporal bone)의 네모난 부위 ⑨ 나비뼈(sphenoid bone)의 큰 날개 ⑩ 광대뼈(zygoma)의 이마쪽 돌기 ⑪ 바깥귀길위삼각(파란 삼각형)(suprameatal triangle) ⑫ 관자광대 봉합(temporozygomatic suture) ⑬ 관자뼈의 광대 돌기(zygomatic process) ⑭ 광대뼈의 관자 돌기(temporal process) ⑮ 바깥귀길(external acoustic meatus) ⑯ 광대활(zygomatic arch) ⑰ 관자뼈의 꼭지돌기(mastoid process) ⑱ 붓돌기(styloid process)

- **몸통 부분**(body)은 코의 가쪽, 눈구멍 중간의 아래쪽에 위치한다.
- **이마 돌기**(frontal process)는 코와 눈구멍 사이를 가운데 위쪽으로 가로지른다. 이마돌기는 눈구멍의 안쪽 경계와 코의 위가장자리 부분을 이룬다.
- **입천장 돌기**(palatine processes)는 좌우 위턱뼈로부터 나와 가운데에서 만나 단단입천장의 앞쪽 2/3를 이룬다.(그림 2.26)

- **이틀돌기**(alveolar processes)는 아래쪽으로 뻗어 나와 구강을 향하고 있으며 윗니를 지지한다.

아래턱뼈(Mandible)

아래턱뼈는 턱의 움직이는 아랫부분을 구성하고 있다(그림 2.5). 아래턱뼈는 몇 부분으로 구상되며 대부분 만져지거나 육안으로 확인 가능 하다:

- **몸통**(body)은 턱의 중앙(턱끝융기)로부터 아래턱 가지까지이다.
- **가지**(ramus)는 아래턱뼈의 거의 수직에 가까운 부분이다. 뒤쪽 경계는 그 맨 위에 관절갈래(articular head)가 있는 아래턱뼈 목(mandibular neck)까지 다 만져진다. 윗턱뼈동맥(maxillary artery)은 아래턱뼈 위쪽 가지 부분과 아래턱뼈목(mandibular neck) 깊숙이 있다.
  - **턱뼈각**(angle)은 몸통 부분과 가지 부분 사이에 있다. 이 곳은 C2와 목뿔뼈 큰 뿔의 뒤쪽 경계에 위치한다.
- **이틀돌기**(alveolar)는 위쪽으로 뻗어 나와 아랫니를 지지한다.
- **턱뼈패임**(mandibular notch)은 갈고리 돌기와 아래턱뼈 목과 아래턱뼈 머리(mandibular head) 사이에 있으며 관자뼈 관절 돌출의 앞아래 쪽이다.
- **갈고리 돌기**(coronoid process)는 입안뜰(oral vestibule)을 통해 8번 윗니(세 번째 어금니)바로 바깥쪽에서 만져진다.

> **임상에서의 활용**
>
> 아래턱뼈오목에 앞쪽으로 꺾인 바늘을 사용하면 위턱뼈 신경(CN V_2 or CN V_b)을 뒤쪽으로 꺾인 바늘을 사용하면 아래턱뼈신경(CN V_3 or CN V_c)을 각각 국소 마취할 수 있다.

턱관절(Temporomandibular joint)

턱관절은 아래턱뼈 머리와 턱관절오목(mandibular fossa)과 관자뼈의 관절결절(articular tubercle) 사이에 있다.(그림 2.5). 관절결절과 관절면(joint line)은 귀구슬 바로 앞, 광대활 아래에서 만져진다. 아래턱뼈 머리에 손가락을 대고 입을 벌렸다 닫았다 하면 손가락을 지나 아래턱뼈 머리가 앞쪽으로 움직이는 게 느껴진다. 아래턱뼈가 탈구되면 아래턱뼈 머리가 관절 돌출의 앞, 위쪽으로 빠져서 입이 벌어진 채로 다물어지지 않는다. 이를 정복시키려면 관절 돌출 아래쪽으로 밀어 넣어야 한다.

1번 목뼈(C1)

목뼈의 가로돌기(transverse process)는 대략 꼭지돌기의 꼭지점에서 1cm 뒤 아래쪽에서 목빗근(sternocleidomastoid)의 밑으로 단단한 덩이 형태로 만져진다. 이곳은 척추동맥, 척수 더부신경(spinal accessory nerve), 뒷목의 뒷통수아래 삼각의 아래 바깥 꼭지점이기도 하다.

광대뼈(Zygomatic bone)

광대뼈는 볼의 튀어나온 앞가쪽을 이룬다.(그림 2.6). 광대뼈의 이마돌기는 위쪽으로 뻗어 나가 눈확의 가쪽 경계를 이룬다. 관자돌기(temporal process)는 뒤쪽으로 뻗어 나가 광대활(zygomatic arch)의 앞부분을 이룬다.

관자놀이점(Pterion)

관자놀이점은 마루뼈(parietal), 이마뼈(frontal), 관자놀이뼈(temporal), 나비뼈(sphenoid)가 모이는 지점이다(그림 2.6). 관자놀이점은 머리뼈의 가쪽에 있으며 광대활의 가운데 지점에서 4cm 위쪽에 위치한다. 혹은 이마광대봉합(frontozygomatic suture)의 뒤가쪽 경계에서 대략 2.6cm 뒤, 1.3cm 위를 중심으로 하는 지름 1cm의 원 안에 위치한다고 말하기도 한다. 여기에 골절을 입으면 그 아래를 지나가는 중간뇌막동맥(middle meningeal artery)(의 앞쪽 가지)에 찢김 손상을 일으켜 경막외혈종을 유발할 수 있다. 외상성 경막외출혈 환자는 뇌압 상승으로 인해서 첫 증상이 나타날 때까지 몇 시간 정도 의식이 또렷할 수 있으므로 주의해야 한다.

마루뼈(Parietal bone)

한 쌍의 마루뼈는 머리덮개뼈의 천장의 가장자리 쪽을 이루며, 이마뼈의 뒤쪽에서 둥근 형태로 잘 만져진다(그림 2.6). 좌우 마루뼈는 가운데에서 정중봉합을 이루며 서로 만나고(그림 2.9) 앞쪽으로는 이마뼈와 관상봉합에서, 뒤쪽에서는 뒤통수뼈와, 아래가쪽에서는 관자놀이뼈, 나비뼈와 만난다.

관자뼈(Temporal bone)

관자뼈는 머리뼈의 가쪽에 위치한다(그림 2.6, 2.7). 관자뼈는 귀와 안뜰의 기관(vestibular system)을 포함하고 머리뼈의 아래면(바닥)을 이룬다. 관자뼈에는 다양한 질환이 발생할 수 있는데 관자뼈 골절의 경우 귀에서 출혈이 일어나고 중간귀에 감염을 일으켜 꼭지돌기에 압통과 붓기를 유발할 수 있다(꼭지돌기염). 관자뼈는 몇 가지 부분으로 구분된다:

- **바깥귀길**(external acoustic meatus)은 바위고막뼈(petrous tympanic bone)쪽으로 열려있어 고막 검사를 가능하게 한다.(그림 2.8)
- **편평한(납작한) 부분**(squamous part)은 귀 부근에서 머리덮개의 아래가쪽을 이루고 있다.
- **꼭지돌기**(mastoid process)는 둥근 뼈로 귓볼의 아래에 위치하며 그 꼭지점이 만져진다. 꼭지돌기 안은 공기가 든 빈공간으로 중간귀와 통해 있다.
- **광대돌기**(zygomatic process)는 위쪽 귀구슬(upper tragus)에서부터 앞쪽으로 뻗어 나와 광대뼈의 관자돌기(temporal process)와 만나 광대활을 이루는데, 이는 중간머리뼈우묵(middle cranial fossa)의 바닥면과 같은 높이다.

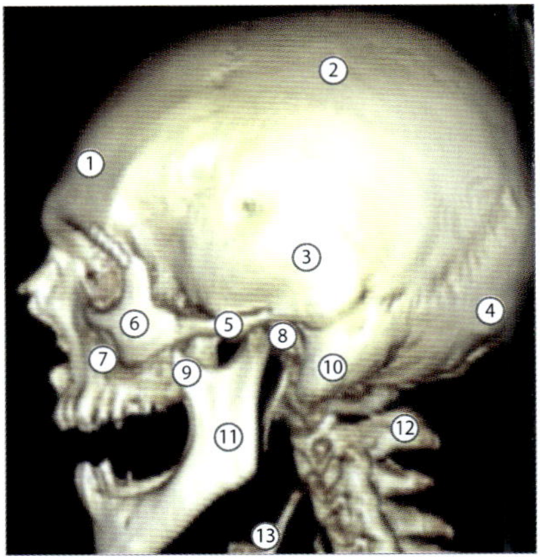

그림 2.7 머리뼈와 목의 3차원 CT 측면영상

① 이마뼈(Frontal bone)
② 마루뼈(parietal bone)
③ 관자뼈(편평한 부분)(temporal bone)
④ 뒤통수뼈(occipital bone)
⑤ 광대활(zygomatic arch)
⑥ 광대뼈(zygoma)
⑦ 위턱뼈(maxilla)
⑧ 바깥귀길(external acoustic meatus)
⑨ 아래턱뼈의 갈고리 돌기(coronoid process of mandible)
⑩ 꼭지돌기(mastoid process)
⑪ 아래턱뼈의 가지
⑫ C2의 가시돌기(C2 spinous process)
⑬ 목뿔뼈(hyoid bone)

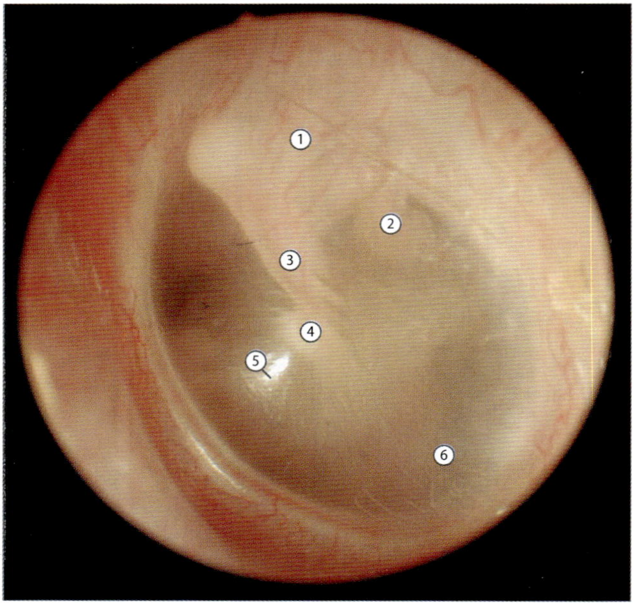

그림 2.8 귀보개(Otoscopic)로 본 왼쪽 고막의 모습.

① 고막의 탄력 없는 부분 ② 모루뼈(incus)의 긴돌기(long process) ③ 망치뼈(malleus)의 손잡이 ④ 고막의 배꼽 ⑤ 원뿔모양 빛반사(앞쪽아래를 가리키고 있음) ⑥ 고막의 탄력 있는 부위 바깥귀 삼각

임상에서의 활용

귀보개 검사를 통해 고막을 관찰하려면 성인의 경우 귓바퀴를 뒤 위쪽으로 잡아당겨야 한다. 소아의 경우에는 귓바퀴를 아래쪽 혹은 뒤아래쪽으로 잡아당겨 바깥귀길을 똑바로 만들어 줘야 고막이 잘 보인다.

위바깥귀 삼각(Suprameatal triangle)

위바깥귀 삼각은 중간귀의 꼭지돌기(mastoid)(고막)상의 표면상 위치에 해당하므로 외과적으로 중요한 기준이 된다(그림 2.6, 2.7). 삼각형의 경계는 다음과 같다:

- **위쪽**(superiorly)으로는 광대활의 위쪽 경계와 평행한 선
- **뒤쪽**(posteriorly)으로는 바깥귀길의 뒤쪽 경계선
- **앞아래쪽**(Anteroinferiorly)으로는 바깥귀길의 뒤 위쪽 경계

뒤통수뼈(Occipital bone)

뒤통수뼈는 머리덮개뼈(cranial vault)의 뒤쪽과 아래쪽을 이루고 있다(그림 2.6, 2.7). 가쪽으로 돌출된 뒤통수뼈융기(occipital protuberance)(뒤통수점)은 정중선에서 만져지는 튀어나온 부분이다;

융기의 주로 오른 가쪽에 치우쳐서 시상정맥굴(sagittal sinus), 곧은정맥굴(straight sinus), 가로경질막정맥굴(transverse sinus)이 위치한다(그림 2.9, 2.11).

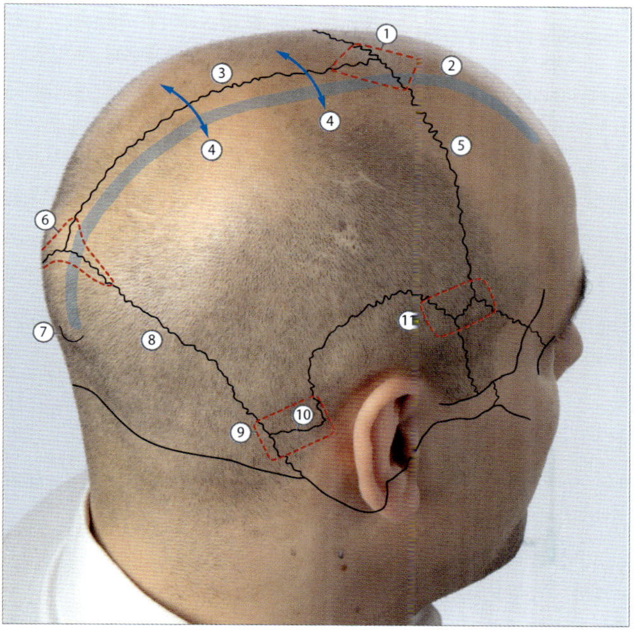

그림 2.9 머리뼈의 봉합선과 숫구멍.

① 앞숫구멍(anterior fontanelle)의 위치(유아) 정수리점(bregma)(성인) ② 위시상정맥굴(superior sagittal sinus) ③ 시상봉합(sagittal suture) ④ 위시상정맥굴이 위치하는 범위. 정중선에서 좌우로 최대 1.0cm 이내(파란 화살표); 주로 그림처럼 오른쪽으로 치우쳐있다. ⑤ 관상봉합(coronal suture) ⑥ 뒤숫구멍(posterior fontanelle)의 위치(유아) 시옷점(lambda)(성인) ⑦ 뒷통수점(inion)(뒤통수뼈융기) ⑧ 시옷봉합(lambdoid suture) ⑨ 뒤가쪽숫구멍(posterolateral mastoid fontanelle)(유아) 별모양점(성인) ⑩ 마루꼭지돌기 봉합(parietomastoid suture) ⑪ 앞가쪽 숫구멍(anterolateral sphenoidal fontanelle)(유아) 관자놀이점(pterion)(성인)

위목덜미선은 뒤통수뼈 융기에서부터 바깥쪽을 따라 만져지는 뒤통수뼈의 경계로서 근육과 인대의 부착부위의 역할을 한다.

유아의 머리뼈(Infant skull)와 숫구멍(fontanelles)

임상에서의 활용
앞숫구멍과 뒤숫구멍(성인에서의 정수리점과 시옷점)은 위시상경질막정맥굴(superior sagittal dural venous sinus)의 위에 위치한다. 그래서 탈수 상태에는 쑥 들어가고 뇌압이 상승되면 불룩하게 튀어나온다.

유아의 머리뼈는 상대적으로 얼굴머리뼈(viscerocranium)가 신경뇌머리뼈(neurocranium)보다 작다(그림 9.15, 9.16 참고). 유아의 머리뼈는 신경계가 발달함에 따라 재형성될 수 있도록 상대적으로 부드럽고 뼈끼리 막으로 연결되어 있어 움직인다. 몇 개의 큰 연결 부위들은 유아의 두개골에서 부드럽게 만져지며 숫구멍이라 하고(표 2.1), 성인이 되어서는 겉으로 만져지는 구조물들이 된다.(그림 2.9).

숫구멍 (Fontanelle)	위치	성인이 되었을 때의 위치와 구조물
앞쪽 (Anterior)	이마뼈와 마루뼈 사이의 앞쪽	정수리점(Bregma)(앞쪽 머리뼈의 관상봉합의 가장 높은 지점)
뒤쪽 (Posterior)	마루뼈와 뒤통수뼈 사이의 뒤쪽	시옷점(Lambda)(뒤통수점의 7~10cm 위)
꼭지돌기 (Mastoid)	귀 뒤의 관자놀이 부근의 아래쪽	별모양점(Asterion)(꼭지돌기의 뒤쪽 위)
나비뼈 (Sphenoid)	앞 관자놀이 부근	관자놀이점(Pterion)(광대활의 중앙에서 위쪽으로 4cm 이내; 이마광대봉합의 뒤가쪽 경계에서 대략 2.6cm 뒤, 1.3cm 위를 중심으로 하는 지름 1cm의 원 안)

표 2.1 유아에서의 숫구멍과 성인이 되었을 때 위치와 구조물.

2.2 머리뼈 안의 구조물들(Intracranial structures)

머리뼈의 기준이 되는 선들(Reference lines)

표준화된 기준선들은 머리뼈 안의 구조물들의 대략적인 위치를 파악하는 데 활용될 수 있다(표 2.2, 그림 2.10).

중요한 뇌고랑, 틈, 이랑(Key brain sulci, fissures, gyri)

머리뼈의 표준화된 기준선을 통해 뇌의 주요 틈, 고랑, 이랑의 대략적인 위치를 파악할 수 있다(그림 2.11):

- 세로 틈새(longitudinal fissure)는 미간점-뒤통수점 선을 따라서 있다.
- 바깥(실비우스) 고랑[lateral(Sylvian) sulcus]은 바깥눈구석에부터 미간점-뒤통수점 선의 75% 지점을 이은 선을 따라 꼭지돌기에서 수직 위로 그은 선까지 위치한다(그림 2.10)
- 중심고랑(central sulcus)은 대략 미간점-뒤통수점 선의 50% 지점에서 뒤쪽으로 2cm 이내 지점에서부터 바깥고랑과 관절돌기선의 교차점까지 위치한다. 그 위치는 사람마다 꽤 다르다.

선(Line)	주행(Course)	그 밑에 있는 구조물
미간점-뒤통수점	앞에서는 미간점부터 뒤로는 뒤통수점까지 머리덮개뼈를 따라 잇는 선	위시상정맥굴(최대 좌우 1cm 이내 ; 대뇌낫(falx cerebri); 뇌의 세로 틈새
레이드 바닥선 (프랑크푸르트 단면)	눈구멍의 아래쪽 경계와 바깥귀길의 위쪽 경계를 잇는 면	영상 검사에서 기준이 되는 머리뼈의 수평한 바닥선; 머리뼈 우묵의 중간 바닥
관절돌기	아래턱뼈 관절돌기를 관통하는 수직선, 레이드 바닥선과 수직	중심고랑이 위치할 수 있는 가장 앞쪽의 경계면
꼭지돌기 (뒤쪽귓바퀴)	꼭지돌기의 중앙을 관통하는 수직선, 레이드 바닥선과 수직하는 선	가쪽(실비우스) 고랑이 위치 할 수 있는 가장 뒤쪽의 경계면

표 2.2 머리뼈의 기준 선들과 그 밑에 있는 구조물들.

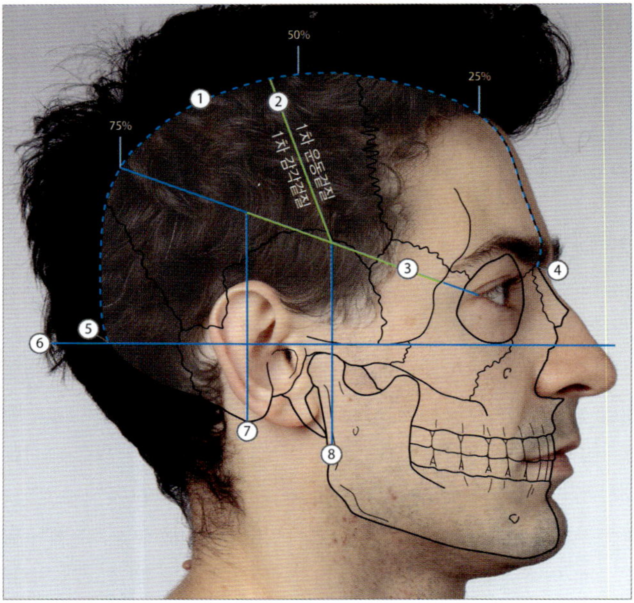

그림 2.10 머리뼈(cranium)의 기준선들과 뇌의 고랑(sulci)

① 4 등분으로 구분된 미간 점–뒤통수점 선(nasion–inion line) ② 중심고랑(central sulcus) ③ 바깥눈구석에부터 미간점–뒤통수점 선의 75% 지점을 이은 선, 초록선은 바깥(실비우스) 고랑의 위치 ④ 미간점(nasion) ⑤ 뒤통수점(inion) ⑥ 레이드(프라크푸르트) 바닥선 [Reid's (Frankfurt) baseline] ⑦ 꼭지돌기(mastoid) 혹은 뒤쪽 귓바퀴 선(posterior auricular line) ⑧ 관절돌기 선(condylar line)

- **1차운동/감각겉질**(primary motor/sensory cortices)은 각각 중심고랑의 바로 앞과 뒤에 위치한다.

뇌엽, 소뇌, 경질막정맥굴(Brain lobes, cerebellum, dural venous sinuses)

경질막정맥굴과 대뇌 겉질의 일부는 머리뼈 가까이에 있기 때문에 그 위치를 알아둬야 천두공을 통한 수술(경질막 밖이나 경질막 아래 혈종을 제거하기 위한 수술)이나 머리뼈 절개술을 할 때 손상을 예방하고 수술 위치를 한정할 수 있다. 뼈의 기준점과 기준선으로 구조물의 위치를 가늠할 수 있다(표 2.3, 그림 2.11).

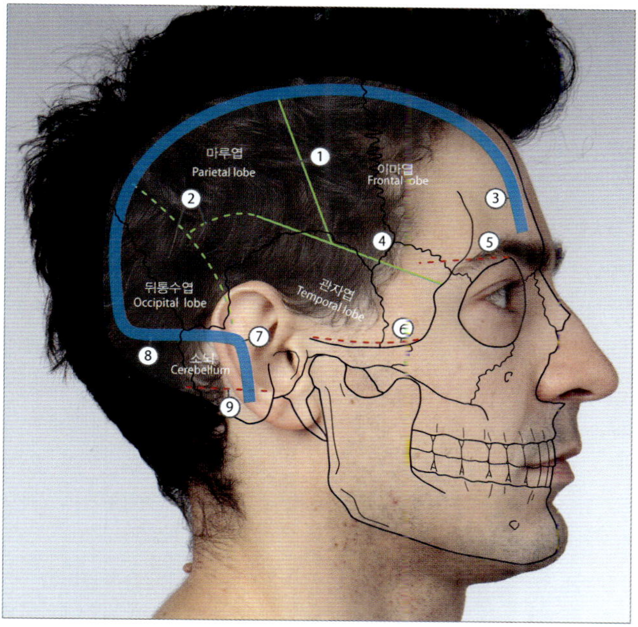

그림 2.11 경질막정맥굴(Dural venous sinuses), 머리뼈 우묵, 뇌엽

① 중심고랑(central sulcus) ② 뇌엽(lobes)간의 대략적인 경계(초록 점선) ③ 위시상정맥굴(superior sagittal sinus)과 뇌 낫(falx cerebri) ④ 가쪽(실비우스)고랑 ⑤ 앞머리뼈우묵바닥(anterior cranial fossa floor)의 높이(빨간 점선) ⑥ 중간머리뼈우묵바닥(middle cranial fossa floor) 높이(빨간 점선) ⑦ 구불정맥굴(sigmoid sinus) ⑧ 가로정맥굴(transverse sinus) ⑨ 뒤머리뼈우묵바닥 높이(빨간 굵은선)

머리뼈우묵(Cranial fossae)

신경머리뼈(neurocranium)의 아랫면(바닥)은 머리뼈우묵으로 나뉘며, 그 위치는 뇌엽과 소뇌의 아래쪽 경계가 된다(그림 2.11).

- **앞머리뼈우묵**(anterior cranial fossa)은 눈구멍의 위쪽 경계와 관자놀이점 높이에 있다.
- **중간머리뼈우묵**(middle cranial fossa)은 광대활의 위쪽 경계 높이에 있다.

뇌엽과 정맥굴	표면상 기준점
이마엽(Frontal lobe)	이마뼈와 마루뼈 밑, 중심고랑 앞의 앞머리뼈우묵 위에 위치한다.
관자엽 (Temporal lobe)	관자뼈 밑, 바깥정맥굴 뒤의 중간머리뼈우묵 위에 위치한다.
마루엽(Parietal lobe)	마루뼈 밑, 중심고랑 뒤에 위치한다.
뒤통수엽 (Occipital lobe)	마루뼈와 뒤통수뼈 밑, 가로정맥굴 위에 위치한다.
소뇌(Cerebellum)	뒤통수뼈 밑, 가로정맥굴 아래 뒤머리뼈우묵 위에 위치한다.
위시상정맥굴 (Superior sagittal sinus)	미간점–뒤통수점을 앞뒤로 가로지르며, 정중선으로부터 좌우 1cm 이내로 비껴 있을 수 있으며 대부분의 경우 오른쪽에 치우쳐 있다.
가로정맥굴 (Transverse sinuses)	뒤통수점으로부터 좌우 꼭지돌기의 뒤위쪽에서 만져지는 마루꼭지 봉합까지 앞쪽으로 뻗어 나간다.
구불정맥굴 (Sigmoid sinus)	귓바퀴(귓바퀴의 위 1/3과 아래 2/3의 경계 높이로, 쏙 들어간 부분이 만져지는 부위)의 1~2cm 위의 지점으로부터 뒤쪽으로 돌아 꼭지돌기 꼭지점을 향하다가 목정맥구멍(바깥귀길의 아래쪽 경계에서 2cm 깊이)을 통해 나간다.

표 2.3 뇌엽과 정맥굴들의 표면상 기준점들

- 뒤머리뼈우묵(posterior cranial fossa)은 꼭지돌기 꼭지점에서 위로 1cm 이내 높이의 평면상에 있다.

2.3 머리와 얼굴의 근육(Muscles of the head and face)

머리와 얼굴에는 아래턱의 움직임과 표정을 위한 근육들이 있다(그림 2.12). 대부분의 표정근은 겉에서 보이지 않지만, 몇 개의 중요한 근육들을 알아두면 신경 병변의 위치를 파악하고 뇌신경 검사를 하는 데 도움이 된다.

눈둘레근(Orbicularis oculi)은 눈꺼풀(눈꺼풀 부분)과 그 주변 조직들(눈확 부

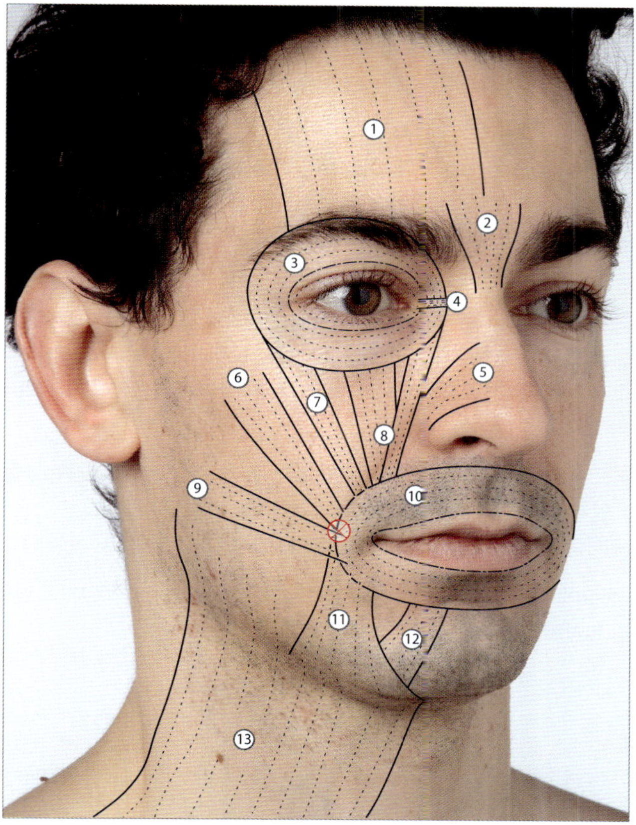

그림 2.12 얼굴 근육들(Facial muscles)

① 이마근(Frontalis) ② 눈살근(procerus) ③ 눈둘레근(orbicularis oculi) ④ 안쪽 눈꺼풀인대(medial palpebral ligament) ⑤ 코근(nasalis) ⑥ 큰광대근(zygomaticus major) ⑦ 작은광대근(minor levator labii) ⑧ 윗입술올림근(superioris risorius) ⑨ 입꼬리당김근(orbicularis oris) ⑩ 입둘레근(depressor anguli oris) ⑪ 입꼬리내림근(depressor abii inferioris) ⑫ 아래입술내림근(platysma) ⑬ 넓은목근(modiolus) ⊗ 볼굴대(modiolus)

분) 안에서 동심원을 이루고 있다. 눈을 감아보게 함으로써 검사할 수 있으며, 마비된다면 건성안이나 눈물흘림증이 유발된다.

입둘레근(Orbicularis oris)은 입술 주위로 동심원을 이루고 있다. 입둘레근은 말하거나 음식물이나 침이 밖으로 빠져나가는 것을 방지할 때 쓰인다. 입을 다문 상태에서 앞으로 쭉 내밀어보게 함으로서(입맞춤하는 것처럼) 검사할 수 있다. 마비된다면 침을 흘리고/흘리거나 음식물이 흘러나올 수 있다.

볼굴대(Modiolus)는 몇 개의 얼굴근육들이 만나는 지점으로 입꼬리에서 단단한 덩이형태로 만져진다(그림 2.12). 보조개가 생기기도 한다. 볼굴대에는 넓은목근(platysma), 볼근(buccinator), 표 2.4에 나와있는 근육들이 모이며 각각의 근육들이 사용될 때 볼굴대에서 그 움직임이 만져지기도 한다.

넓은목근(Platysma)은 넓고 얇은 피부밑 근육으로 볼굴대에, 아래얼굴근육, 아래턱의 아래쪽 경계에서부터 목을 가로질러 아래가쪽(inferolaterally)으로 뻗어나간다(그림 2.13). 아래쪽으로는 윗가슴와 어깨 부위의 피부밑 조직들에 섞여들어 간다.

볼근(Buccinator)은 뺨의 편평한 근육으로, 윗턱뼈, 아래턱뼈의 잇몸돌출, 볼굴대, 날개아래턱솔기(pterygomandibular raphe)에 부착되어있다(그림 2.14). 볼근은 휘파람을 불거나 입안뜰(oral vestibule)의 음식물을 정리할 때 사용된다.

뒤통수이마근(Occipitofrontalis)은 좌우 두 개의 근육으로 머리덮개의 한 층을 이루는 널힘줄과 연결된다.

근육	위치와 부착부위
큰광대근과 작은광대근 (Zygomaticus major/ minor)	광대뼈의 가쪽과 앞쪽에서부터 볼굴대와 윗입술까지 부착
입꼬리당김근(Risorius)	불굴대에서부터 아래턱뼈의 각을 향해 뒤쪽으로 뻗어감
입꼬리내림근 (Depressor anguli oris)	볼굴대에서부터 아래턱뼈를 향해 아래쪽으로 뻗어감
윗입술올림근 (Levator labii superioris)	코와 눈구멍의 아래중간경계에서부터 볼굴대 까지 이어짐

표 2.4 볼굴대(modiolus)에 부착되어 있는 얼굴근육들.

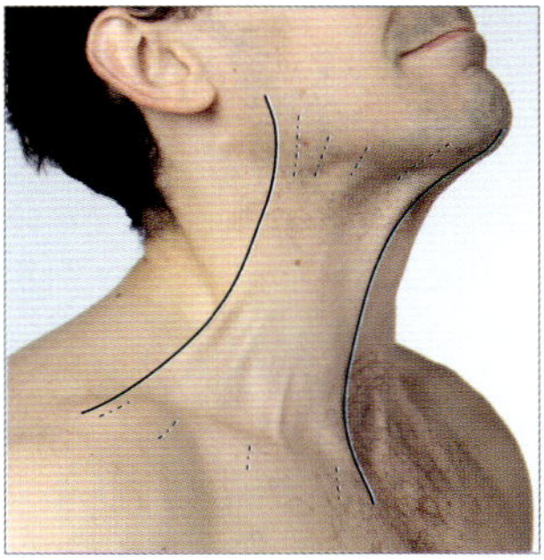

그림 2.13 앞가쪽 목: (우측) 넓은 목근

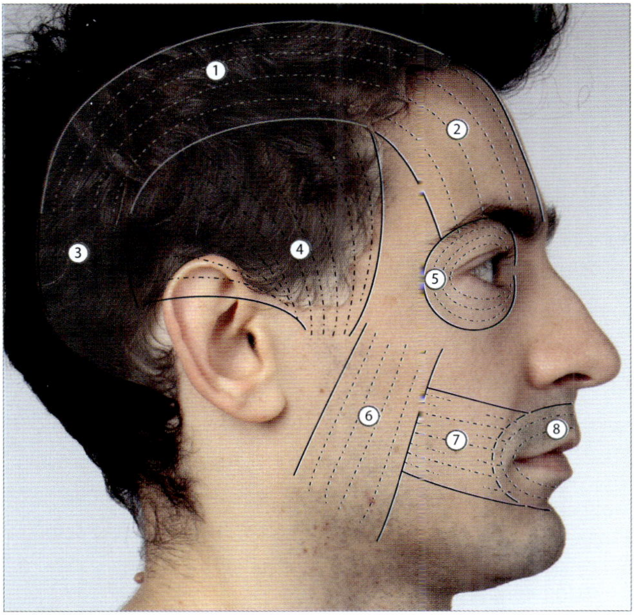

그림 2.4 볼굴대(modiolus)에 부착되어 있는 얼굴근육들

① 뒤통수이마근의 머리뼈 위널힘줄(Epicranial aponeurosis of occipitofrontalis) ② 이마근(frontalis) ③ 뒤통수근(occipitalis) ④ 관자근(temporalis) ⑤ 눈둘레근(orbicularis oculi) ⑥ 깨물근(masseter) ⑦ 볼근(buccinator) ⑧ 입둘레근(orbicularis oris)

이마근(Frontalis)은 앞쪽 이마를 덮고 있으며 이마주름을 만들고 눈썹을 들어 올리며 머리덮개를 보호한다. 뒤통수근은 뒤통수뼈 아래 부분부터 목덜미선 위까지 덮고 있으며 머리덮개를 뒤로 당기고 있다.

깨물근(Masseter)은 광대뼈(zygoma)와 광대활(zygomatic arch)의 앞쪽에서부터 뒤아래방향으로 아래턱 가지(mandibular ramus)의 아래 가장자리와 아래턱뼈 각에 부착되어 있다. 이를 꽉 물었을 때 잘 보이고 잘 만져진다.

임상에서의 활용
외상에 의한 출혈은 머리덮개의 널힘줄 밑으로 타고 들어가 눈 주위의 조직까지 스며들어 눈주위가 검은 일명 '판다 눈'을 만들수 있다.

관자근(Temporalis)은 관자오목(temporal fossa)에서 아래턱뼈 갈고리돌기(mandibular coronoid process)까지 이어진다. 이를 꽉 물었을 때 머리덮개뼈의 가장자리에서 손으로 만져진다.

2.4 코, 코안, 코곁굴(Nose, nasal cavity and paranasal)

코(Nose)와 코안(nasal cavity)

좌우 콧구멍은 코안뜰과 코안을 통해 뚫려있어 콧구멍을 통해 코안을 들여다 보면 몇 개의 구조물들이 보인다(그림 2.15)

- 코사이막(nasal septa)은 코안을 좌우로 나눈다. 유연한 코사이막의 연골을 앞쪽으로 뻗어 나와 코안의 뒤쪽에 있는 코사이막의 단단한 뼈 부분과 연결되어 있다.

임상에서의 활용
심한 앞쪽 코출혈(코피)는 주로 앞아래 사이막에 있는 다섯개의 동맥이 합류하는 곳(키셀바흐 얼기 혹은 리틀 부위)에서 발생한다. 뒤쪽 코피는 뒤사이막(우드러프) 얼기에서 발생한다.

- 코선반(nasal conchae)은 코안바깥벽에서부터 아래가운데 쪽으로 휘어있다. 아래 코선반은 크고 콧구멍 가까이에 있고 중간 코선반은 이보다 작고 멀리 보이며 위 코선반은 잘 보이지 않는다.
- 콧길(nasal meatae)은 각각의 선반 아래의 열린 공간이다.

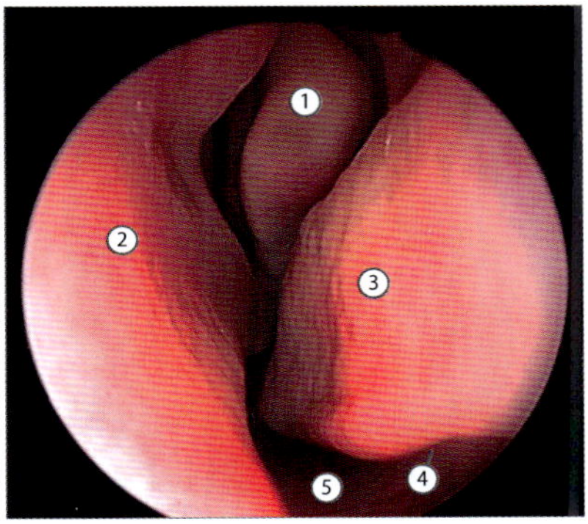

그림 2.15 코사이막과 코선반(왼쪽 코를 내시경으로 들여다본 모습).

① 중간코선반(Middle nasal concha)
② 코사이막(nasal septum)
③ 아래코선반(inferior nasal concha)
④ 아래콧길(inferior nasal meatus)의 입구(아래코선반으로 덮혀있음)
⑤ 코안의 바닥(floor of nasal cavity)

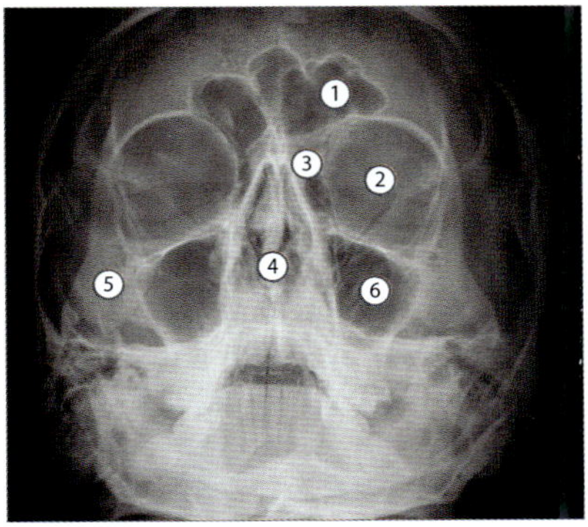

그림 2.16 얼굴의 x-선 촬영, 코곁굴과 눈구멍.

① 이마굴(Frontal sinus)
② 눈구멍(orbit)
③ 벌집굴(벌집뼈방)(ethmoidal sinus(cells))
④ 코사이막(nasal septum)
⑤ 광대뼈(zygoma)
⑥ 윗턱굴(maxillary sinus)

코곁굴(Paranasal sinuses)

이마굴(frontal), 윗턱굴(maxillary), 벌집굴(ethmoidal)은 공기로 차있는 공간으로 각각의 뼈로 둘러싸여 있으며 주로 안쪽콧길로 통해있다(그림 2.15~2.17).

이마굴과 윗턱굴은 각각 위가운데 눈구멍 경계와 단단입천장 혹은 볼을 통해 눈투과조명법으로 검사할 수 있다. 상기도감염은 코곁굴로 퍼질 수 있고, 국소 통증이나 5번 뇌신경(CN V_5) 연관통을 유발할 수 있다(표 2.5).

임상에서의 활용

벌집굴염(Ethmoidal sinusitis)은 직접, 혹은 혈전정맥염을 통해 쉽게 눈쪽으로 퍼져 눈확연조직염, 점액낭종, 고름낭종, 신경염, 시각장애를 유발할수 있다.

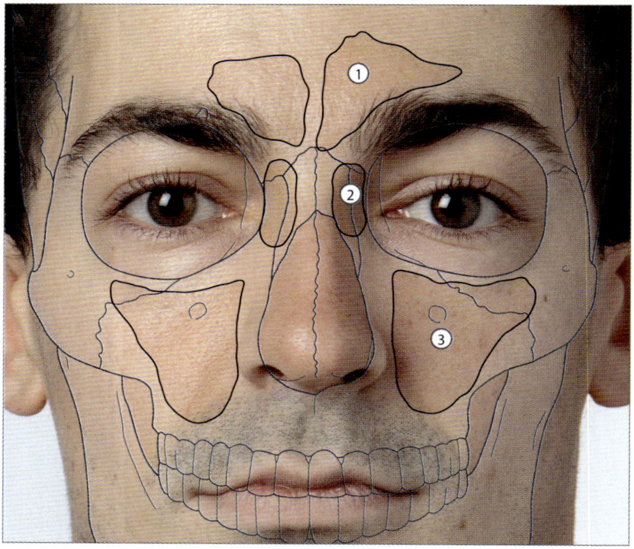

그림 2.17 코곁굴(Paranasal sinuses)

① 이마굴(Frontal sinus) ② 벌집굴(ethmoidal sinus)(벌집뼈방) ③ 윗턱굴(maxillary sinus)

코곁굴	표면상 위치	신경지배와 연관통
이마굴 (Frontal)	이마뼈 속, 눈썹활과 눈썹활사이의 아래	뇌신경 V_1/V_a: 이마쪽의 두통; 눈 혹은 눈 주변의 통증
벌집굴 (Ethmoidal)	코안과 안쪽눈구멍 사이, 코뼈 아래	
윗턱굴 (Maxillary)	윗턱뼈의 몸통부터 아래쪽으로는 이틀돌기, 위쪽으로는 눈구멍바닥, 가쪽으로는 광대뼈까지	뇌신경 V_2/V_b: 윗니, 얼굴 앞면, 볼

표 2.5 코곁굴의 위치와 신경지배.

2.5 얼굴의 신경(Nerves of the face)

얼굴 신경의 위치와 주행에 대한 지식은 마취, 구밀생과 얼굴 수술, 신경 손상부위를 예측할 때 유용하다.

목 척수신경(Cervical spinal nerves)

목 척수신경은 등쪽 가지(dorsal rami)와 배쪽 가지(ventral rami)로 나뉜다(그림 2.18). 등쪽 가지는 뒤통수 부위의 감각신경, 경질막, 뒷목을 지배한다. C2~C4의 배쪽 가지는 머리덮개의 뒤가쪽과 귓바퀴, 목의 앞쪽과 가쪽을 지배한다. C2과 C3 등쪽 가지의 압박은 뒷통수의 두통을 유발할 수 있다. C1척수 신경은 지배하는 피부 분절이 없다.

삼차신경(뇌신경 V)

삼차신경은 크게 세 갈래로 나뉘어 얼굴 피부와 그 밑 조직들의 감각을 지배한다(그림 2.18):

- 눈(뇌신경 V_1 혹은 V_a)
- 윗턱(뇌신경 V_2 혹은 V_b)
- 아래턱(뇌신경 V_3 혹은 V_c)

일반적으로, 이 세 삼차신경 가지는 지배부위의 피부뿐 아니라 표 2.6에 나와 있는 더 깊은 구조물도 함께 지배한다.

연관통은 같은 삼차신경 가지에 의해 지배받는 다른 구조물에도 나타날 수 있다. 예를 들어, 윗턱굴염(maxillary sinus infection)은 윗니의 통증을, 아랫니의 염증은 턱관절의 통증을 유발할 수 있다.

눈확위, 눈확아래, 턱신경(Supraorbital, infraorbital and mental nerves)

삼차신경의 말단 가지들은 얼굴 중앙에서 가쪽으로 2.5cm 이내에 있는 신경구멍을 통해 얼굴로 빠져나온다(그림 2.19, 2.20). 각각의 신경은 신경통, 얼굴의 통증, 대상포진 통증, 간단한 수술(예; 상처 봉합 시)을 할 때 그 신경이 나오는 지점(신경구멍)을 통해 신경차단술(마취)을 할 수 있다.

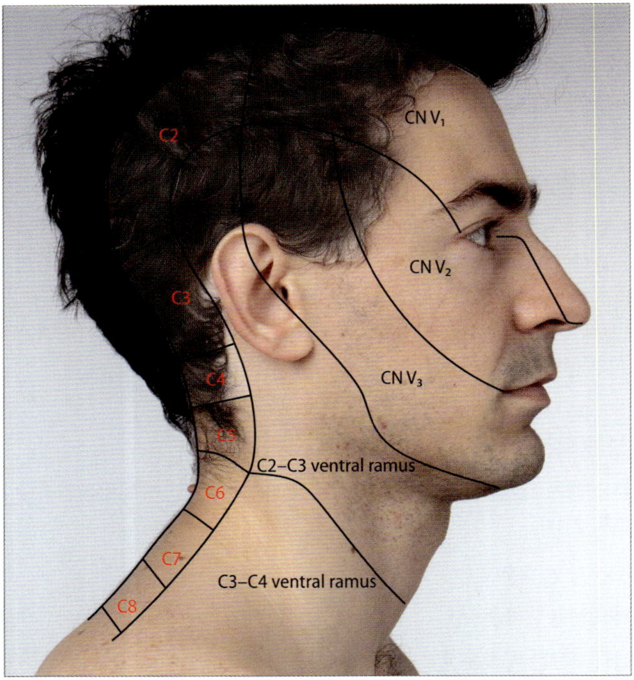

그림 2.18 머리와 얼굴의 피부신경지배. 빨간 글씨는 등쪽 가지.

주요가지	신경 지배하는 부위와 구조물
눈(CN V_1/V_a)	코안의 앞위, 이마굴, 벌집굴, 나비굴의 점막; 이마뼈와 벌집뼈; 결막; 각막; 경질막
윗턱(CN V_2/V_b)	윗턱굴, 코안의 뒤아래, 위 입안뜰, 단단입천장과 물렁입천장, 코인두의 점막; 윗턱, 치아, 잇몸; 경질막
아래턱(CN V_3/V_c)	아래턱, 치아, 잇몸; 아래 입뜰, 혀의 앞 2/3, 입 바닥, 코인두의 점막; 관자아래턱 관절; 경질막; 바깥귀길

표 2.6 삼차 신경(5번 뇌신경)이 지배하는 구조물들.

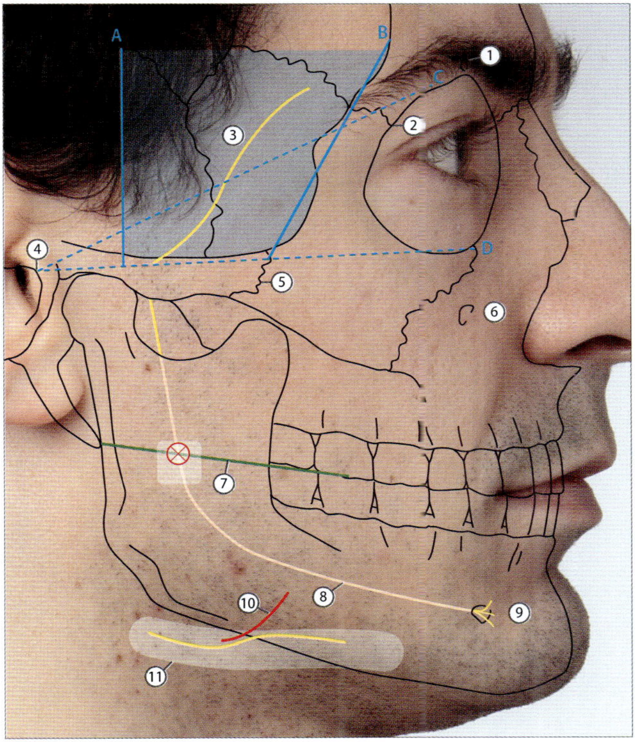

그림 2.19 얼굴의 신경구멍, 아래턱의 아래이틀신경(inferior alveolar nerve)과 7번 뇌신경의 관자(temporal)가지와 가장자리 아래턱(mandibular)가지의 위치와 지배 부분

① 눈확위 구멍(Supraorbital foramen) ② 이마 광대 봉합(frontozygomatic suture) ③ 7번 뇌신경(CN VII)의 관자가지의 위치와 지배하는 부분(A–D선 안의 파란색으로 칠한 부분) ④ 포리온(바깥귀길의 위쪽에 있는 점)(porion) ⑤ 관자광대 봉합(temporozygomatic suture) ⑥ 눈확아래 구멍(infraorbital foramen) ⑦ 아래어금니의 맞물림면(아래턱 신경구멍의 위치) ⑧ 아래턱뼈 관에 있는 아래이틀신경(inferior alveolar nerve) ⑨ 턱끝 신경구멍에서 나오는 턱끝신경(mental nerve) ⑩ 얼굴동맥(facial artery) ⑪ 7번 뇌신경의 가장자리 아래턱 가지의 위치와 지배부분 Ⓐ 포리온 선(표 2.7 참고) Ⓑ 광대봉합선(zygomatic sutural line)(관자광대봉합과 이마광대봉합을 이은 선 Ⓒ 눈확위바깥귀길 선(supraorbitomeatal line) Ⓓ 눈확아래바깥귀길 선(infraorbitomeatal line) ⊗ 아래턱 구멍(아래턱 가지의 안쪽 표면에 위치)의 표면상의 위치(흰색으로 칠한 부분)과 지배부분. 주로 맞물림면의 바로 아래에 위치.

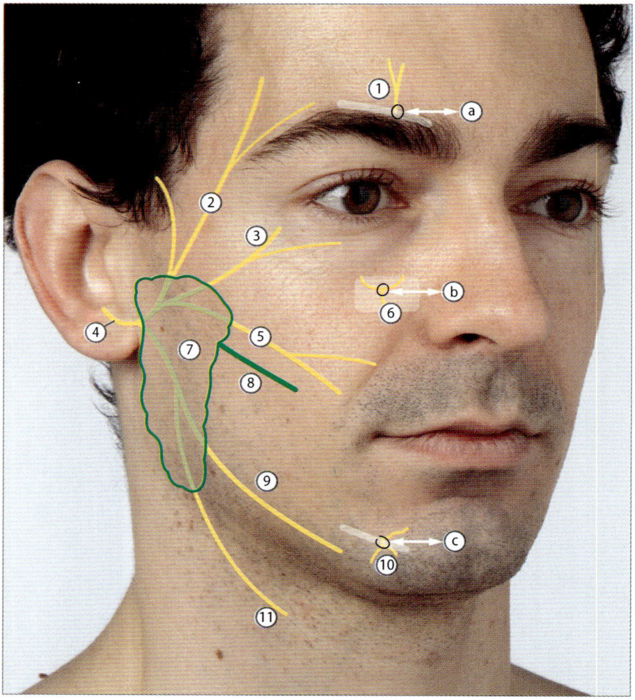

그림 2.20 얼굴신경(Facial), 삼차신경(trigeminal), 귀밑샘(parotid gland)

① 눈확위 신경구멍(supraorbital foramen)과 거기서 나오는 눈확위 신경(CN V_1/V_a)(하얗게 칠한 부분은 신경구멍이 위치할 수 있는 범위) ② 얼굴 신경의 관자가지(facial nerve: temporal branches) ③ 얼굴신경의 광대가지(facial nerve: zygomatic branches) ④ 얼굴 신경(facial nerve) ⑤ 얼굴 신경의 볼가지(facial nerve: buccal branches) ⑥ 눈확아래 신경구멍과 거기서 나오는 눈확아래 신경(CN V_2/V_b). 5번 윗니(두 번째 어금니)에서 수직으로 위로 그은 선 위에 위치(하얗게 친한 부분은 신경구멍이 위치할 수 있는 범위) ⑦ 귀밑샘(parotid gland)(초록선으로 구분된 영역) ⑧ 귀밑샘관(parotid duct) ⑨ 얼굴 신경의 가장자리 아래턱 가지(facial nerve: marginal mandibular branches) ⑩ 턱끝신경구멍(mental foramen)에서 나오른 턱끝신경(mental nerve)(CN V_3/V_c). 4번 혹은 5번 아랫니(첫 번째 혹은 두 번째 작은어금니의 꼭지점에서 수직으로 아래로 그은 선 위에 위치(하얗게 친한 부분은 신경구멍이 위치할 수 있는 범위) ⑪ 얼굴 신경의 목 가지. 하얀색 화살표는 신경구멍들이 얼굴의 중심선에서 가쪽으로 치우쳐 있는 평균적인 거리: ⓐ 2.7cm 이내 ⓑ 2.5cm 이내 ⓒ 2.5cm 이내

- 눈확위신경(Supraorbital nerve)(CN V_1/V_a)은 눈확위 경계에서 얼굴 중심선에서부터 대략 2.7cm(1.8~4.3cm 범위) 바깥쪽에서 만져지는 패인 부위인 눈확위구멍(supraorbital foramen)에서 나와, 머리덮개를 따라 아래에서 위로 수직으로 주행하다. 눈확위구멍에 직접적인 압력을 가하면 통증이 느껴지므로 뇌줄기 기능(brainstem function)을 평가하기 위해 글래스고혼수척도 검사를 할 때 사용될 수 있다.
- 눈확아래신경(Infraorbital nerve)(CN V_2/V_b)은 얼굴 중심선에서부터 대략 2.5cm(1.8~3.3cm 범위) 바깥쪽, 눈확아래 경계에서부터 7mm(3~12mm범위) 아래에 있는 눈확아래구멍에서 나온다. 눈확위구멍은 주로 5번 윗니(두번째 작은어금니) 선상에 위치한다. 신경가지들은 아래 눈꺼풀, 코의 가장자리, 윗입술로 향한다.
- 턱끝신경(Mental nerve)(CN V_3/V_c)은 얼굴 중심선에서부터 2.5cm 이내로 바깥쪽, 4~5번(3~6까지 다양) 아랫니(첫 번째 혹은 두 번째 작은 어금니)의 치아꼭대기 위치에 있는 턱끝 구멍(mental foramen)에서 나온다. 신경가지들은 아랫입술과 턱끝으로 향한다.

아래이틀신경(Inferior alveolar nerve)

아래이틀신경(CN V_3/V_c에서 나옴)은 아래턱 가지의 안쪽면에 있는 아래턱뼈구멍에서 나와 아래턱뼈관을 따라간다. 아래턱뼈 구멍은 주로 맞물림면의 바로 아래, 8번 치아(3번째 어금니)의 뒤쪽으로 1.9cm 이내에 위치한다. 혹은 아래턱뼈의 아래쪽 경계와 아래턱뼈 패임의 중간에 있다고도 할 수 있다(그림 2.19). 입안쪽을 통해 마취할 때의 신경구멍의 위치는, 대략 아래 어금니의 맞물림면과 평행, 혹은 약간 위라고 보면된다.

얼굴 신경(Facial nerve, CN VII)

얼굴신경은 꼭지돌기 안쪽의 붓꼭지구멍(stylomastoid foramen)에서 나와 앞아래쪽으로 향해 꼭지돌기(mastoid), 아래턱뼈각(mandibular angle), 턱뼈관절(temporomandibular joint)이 이루는 삼각형의 중심을 통해 귀밑샘으로 들어가고 여기서 얼굴 표정근을 지배하는 다섯 개의 가지로 나뉜다(그림 2.20, 표 2.7).

얼굴 신경은 꼭지돌기의 꼭지점에서 앞쪽 1cm 이내, 1번 경추의 가로돌기에서 앞쪽으로 1.5cm 이내를 지난다(그림 2.21 참고). 얼굴신경의 관자가지와 가장

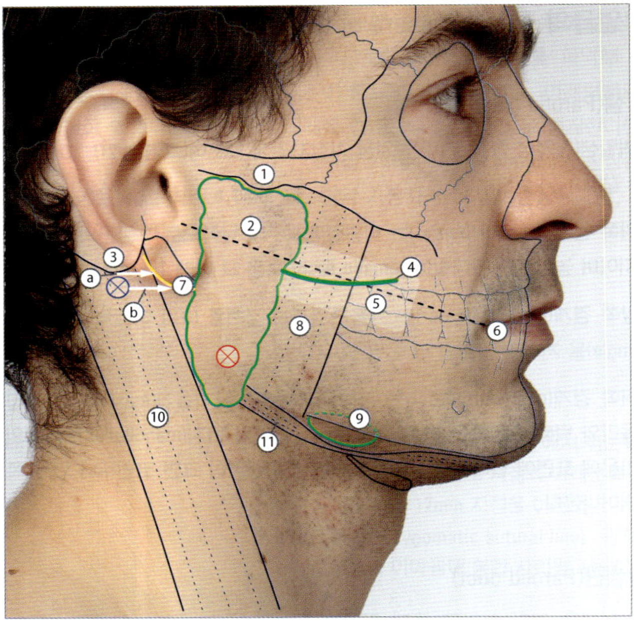

그림 2.21 귀밑샘(Parotid), 턱밑샘(submandibular glands), 얼굴신경(CN VII)

① 광대활(Zygomatic arch) ② 귀밑샘(parotid gland)(초록색 경계선) ③ 꼭지돌기(mastoid process) ④ 귀밑샘관(parotid duct) ⑤ 귀밑샘관이 있을 수 있는 구역 귀구슬과 입꼬리를 잇는 선의 중간지점에서 1.5cm 이내 ⑥ 아래 귀구슬–입꼬리(구각) 선(lower tragus–chelion line) ⑦ 꼭지돌기의 꼭지점에서 앞쪽 1cm 이내 ⓐ 1번 경추 가로돌기 앞쪽 1.5cm 이내 ⓑ를 지나는 얼굴신경(하얀색 화살표) ⑧ 깨물근(masseter) ⑨ 턱밑샘(submandibular gland) ⑩ 목빗근(sternocleidomastoid), ⑪ 두힘살근(digastric)(의 뒤힘살)(posterior belly) ⊗ 1번 경추의 가로돌기(transverse process)의 위치

⊗ 턱뼈각의 위치

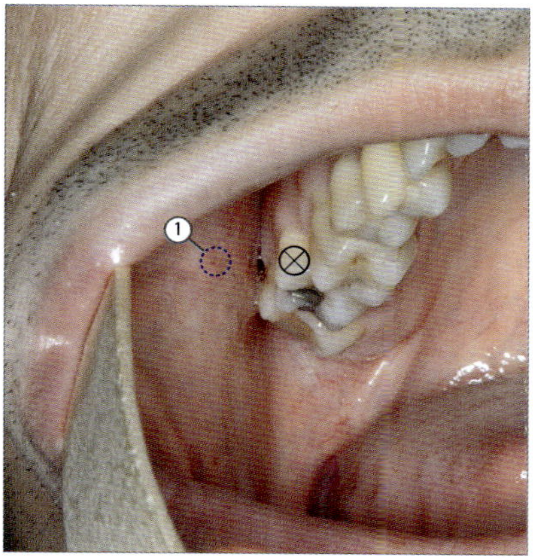

그림 2.22 귀밑샘관(Parotid duct)
① 귀밑샘관이 입안을 통해 열려 있는 구멍 ⊗ 7번 윗니(2번째 어금니).

턱밑샘(Submandibular gland)

턱밑샘은 아래턱삼각(submandibular triangle)의 뒤쪽 부분에 있으며 아래턱뼈각 근처, 아래턱뼈의 몸통(mandibular body) 내면에서 단단한 덩이 형태로 만져진다(그림 2.21). 턱밑샘의 턱밑의 림프절과 헷갈릴 수 있으므로 주의해야 한다(그림 2.38 참고).

눈과 눈주변(Eye region)

눈꺼풀(Eyelid)

눈꺼풀은 결합조직판(connective tissue plates) [눈꺼풀판((tarsi)]으로 이루어져 있으며 가쪽으로는 피부, 안쪽으로는 결막(conjunctiva)으로 덮여있다(그림 2.23). 눈꺼풀판의 안쪽/가쪽눈꺼풀인대(medial/lateral palpebral ligaments)는 눈꺼풀판을 눈확모서리에 연결시켜준다. 눈을 꽉 감으면 뼈 결절 방향으로 안쪽으로 향하는 안쪽인대(medial ligament)가 단단한 수평 띠처럼 만져진다. 이 인대로 그 밑 있는 눈물주머니의 위치를 알 수 있다(그림 2.25).

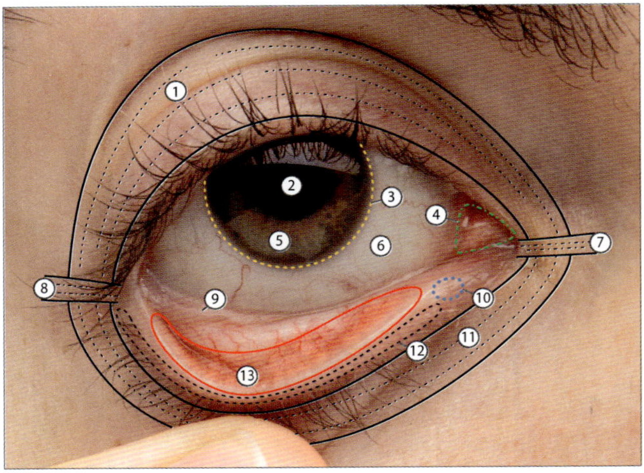

그림 2.23 눈과 눈꺼풀

① 위눈꺼풀의 위눈꺼풀판 ② 각막(cornea)(동공과 홍채 표면) ③ 각막의 경계(margin of cornea) ④ 눈물 언덕(lacrimal caruncle)을 덮고 있는 눈물못(lacrimal lake)의 영역 ⑤ 홍채(iris) ⑥ 흰자위막(sclera) ⑦ 안쪽눈꺼풀인대(medial palpebral ligament) ⑧ 가쪽눈꺼풀인대(lateral palpebral ligament) ⑨ 아래결막구석(inferior conjunctival fornix) ⑩ 눈물 유두 위의 눈물점(lacrimal punctum on the lacrimal papilla) ⑪ 아래눈꺼풀판(inferior tarsus) ⑫ 속눈썹샘(ciliary glands)의 구멍들이 위치하고 다래끼가 나는 부위(까만 점선) ⑬ 눈꺼풀샘의 위치하고 콩다래끼가 나는 부위(빨간선)

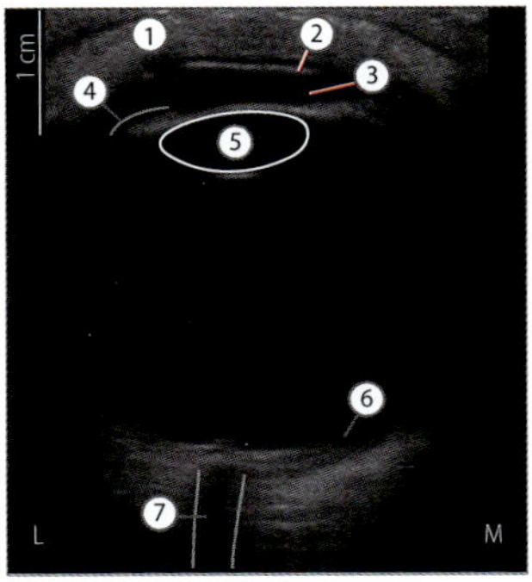

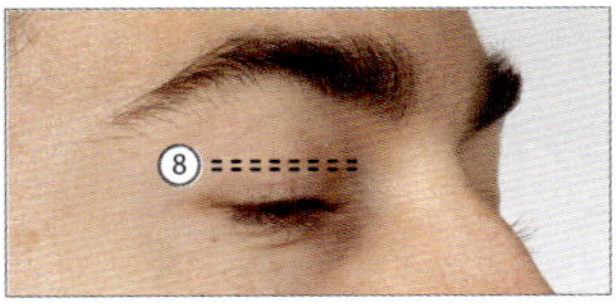

그림 2.24 눈의 초음파 사진

① 눈꺼풀(눈꺼풀판, 눈둘레근, 피하지방) ② 동공 위의 각막 ③ 앞방(anterior chamber) ④ 홍채(iris) ⑤ 수정체(lens) ⑥ 망막(retina) ⑦ 시각신경(optic nerve) ⑧ 눈을 감은 상태에서 초음파 탐색자를 두는 위치. 위눈꺼풀에 뒤쪽을 향해 똑바로(까만 점선).

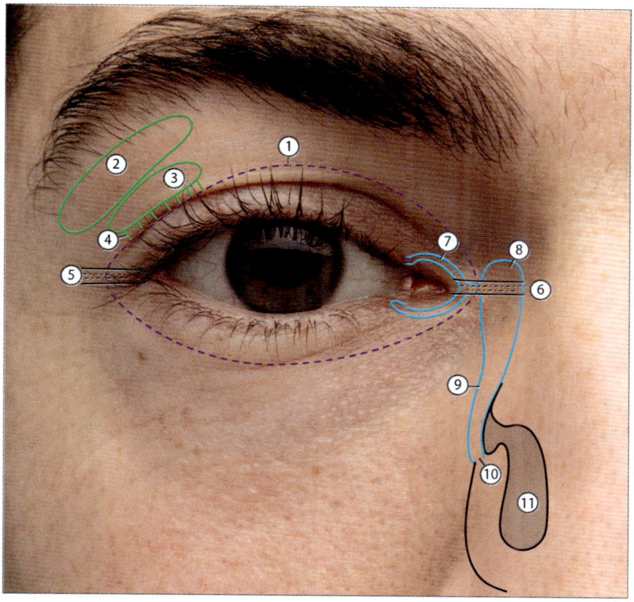

그림 2.25 눈물샘(Lacrimal gland)과 눈물관(lacrimal duct)

① 결막구석(conjunctival fornix) 위치의 투시도(보라색선) ② 눈물샘의 눈확 부위(lacrimal gland: orbital part) ③ 눈물샘의 눈꺼풀 부(lacrimal gland: palpebral part) ④ 눈물관(lacrimal gland ducts) ⑤ 가쪽눈꺼풀인대(lateral palpebral ligament) ⑥ 눈물 주머니(lacrimal sac) 겉의 안쪽눈꺼풀인대(medial palpebral ligament) ⑦ 눈물소관(lacrimal canaliculi) ⑧ 눈물주머니(lacrimal sac) ⑨ 코눈물관(nasolacrimal duct) ⑩ 코눈물관이 아래 코길로 열리는 구멍 ⑪ 코 안의 아래코선반(inferior nasal concha).

눈물샘, 눈꺼풀판샘, 속눈썹샘(Lacrimal, tarsal and ciliary glands)

눈에는 몇 개의 외분비샘이 있다(그림 2.23, 2.25):

- 눈물샘(lacrimal gland)(눈물을 분비)은 눈확, 눈꺼풀 부위로 나뉘고 위바깥 눈확(superolateral orbit)의 눈꺼풀 아래에 있다.
- 눈꺼풀샘(tarsal glands)(지질 분비) 위아래눈꺼풀의 안쪽면에 위치하며 평행한 노란색 직사각형 모양으로 보인다. 여기에 감염이 생기면 눈꺼풀 뒤로 통증이 느껴지는 덩이인 콩다래끼가 생겨 눈알을 자극하게 된다.

- 손눈썹샘(ciliary glands)(피지 분비)은 속눈썹의 뿌리 주변에 있다. 여기에 감염이 생겨 다래끼가 되면 빨갛게 붓고 통증이 유발될 수 있다.

결막주머니와 결막구석(Conjunctival sac and fornix)

결막주머니는 눈꺼풀결막과 눈알의 바깥 표면 사이에 위치한다(그림 2.23). 결막구석은 눈알에서 눈꺼풀로 이행하는 지점이다. 결막구석은 눈꺼풀의 경계의 안쪽 1cm 이내에 위치해 이물질이나 콘택트 렌즈가 눈알 뒤로 넘어가는 것을 방지한다. 눈꺼풀을 잡아당기면 결막 구석을 확인할 수 있다.

각막과 흰자위막(Cornea and sclera)

각막은 투명한 무혈성의 볼록한 형태로 눈의 앞쪽을 덮고 있다(그림 2.23). 홍채와 동공은 각막을 통해 관찰할 수 있다. 흰자위는 눈알의 흰색부분으로 결막으로 감싸져 있다. 염증이 있을 때 결막의 혈관이 확장되고 두드러져 보일 수 있다(예. 결막염).

> **임상에서의 활용**
>
> 눈동자에 직접적인 외상을 입으면 앞방 출혈(hyphema)이 발생할 수 있고 이 때는 각막과 홍채 사이에 혈액이 고여있는 것이다.

눈(Eye)

수정체는 홍채의 바로 뒤에 있으며, 망막의 눈알 뒤에 위치한다.

각막과 수정체는 투명하므로, 홍채와 망막을 눈보개로 관찰할 수 있다. 응급시에는 초음파를 통해 수정체 파열(lens disruption), 망막박리(retinal detachment), 눈뒤출혈(retrobulbar haemorrhage)을 진단할수 있다(그림 2.23, 2.24).

눈물관(Lacrimal duct system)

눈물은 눈물못(lacrimal lake)에서 눈물관을 통해 코안으로 배액 되는데(그림 2.25), 감염, 외상, 코안의 용종이나 종양에 의해 막히면 눈물흘림증(epiphora)이 유발된다.

- 눈물점(lacrimal puncta)은 위아래눈꺼풀의 안쪽에 있는 눈물유두(lacrimal papillae) 위에 있는 작은 구멍이다. 눈물점은 눈물소관(lacrimal canaliculi) 쪽으로 뚫려 있어 눈물이 눈물 주머니에 모인다.

- 눈물주머니(lacrimal sac)는 안쪽눈꺼풀판 밑에 위치하며 눈물주머니가 막히면 이곳을 아래쪽으로 마사지해준다.
- 코눈물관(nasolacrimal duct)은 눈물주머니로부터 안쪽눈꺼풀인대를 따라 아래가쪽으로 나와 작은 어금니쪽을 향하며 콧구멍 2~3cm 아래 이내 위치에서 아래 코길로 배액 된다. 코눈물관혹(nasolacrimal duct cyst)(눈물주머니탈출(dacryocystocele))이 있는 소아에서 코눈물관을 덮고 있는 피부가 푸르스름하게 부어 있는 것을 볼 수 있다.

2.7 입안과 입안뜰(Oral cavity and oral vestibule)

입은 단단입천장(hard palate), 이틀돌기(alveolar processes), 치아, 입천장(목구멍) 활[palatal(faucial) arches]로 경계 지어진다. 입안은 혀가 주로 위치하고 있는 곳이며 입안뜰(oral vestibule)은 볼, 입술, 치아, 이틀돌기 사이의 좁은 공간이다.

치아(Teeth)

윗니와 아랫니는 각각 윗턱뼈와 아래턱뼈의 이틀돌기에 붙어 있다(그림 2.26). 성인은 좌우/위아래 8개씩 최대 32개의 치아가 있으며 앞니부터 어금니까지 치아 1~8번으로 번호를 매긴다. 정상 성인의 치아는 앞에서부터 뒤쪽으로 앞니 2개, 송곳니 1개, 작은 어금니 2개, 어금니 3개가 있다(치아 종류별로 앞에서부터 뒤쪽으로 번호를 매기기도 한다. 예. 첫 번째 작은어금니, 두 번째 작은어금니) 8번 치아 혹은 세 번째 어금니는 사랑니라고도 불리며 주로 성인이 될 때쯤 나지만 아예 없는 사람도 있다.

입천장(Palate)

단단입천장(Hard palate)

단단입천장은 앞쪽으로는 좌우윗턱뼈의 입천장돌기(palatine processes), 뒤쪽으로는 입천장뼈(의 수평한 부분)으로 이루어져 있고(그림 2.26), 경추 1번의 높이에 위치한다. 전체 입천장은 단단하고 울퉁두툴한 점막으로 덮여있다. 좌우 위턱뼈의 입천장돌기는 중앙 솔기(midline clefting)에서 만나는 데, 태아 때 이들이 제대로 붙지 않으면 입천장갈림증 또는 입술갈림증이 된다.

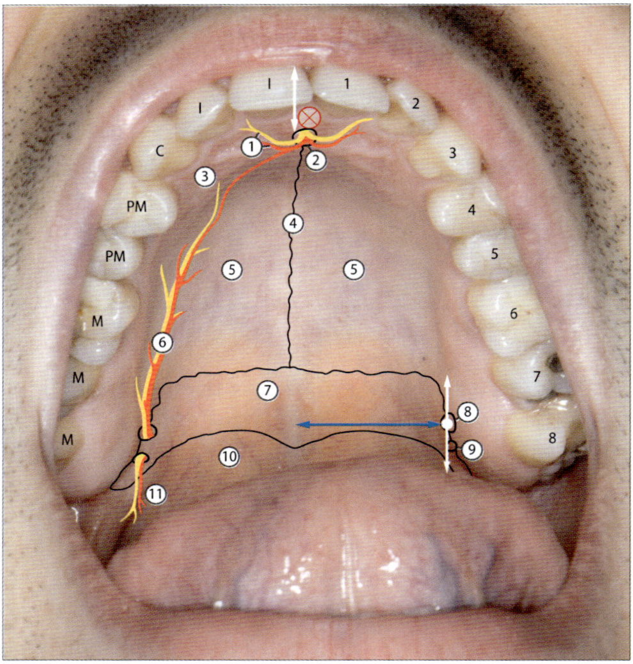

그림 2.26 치아, 단단입천장(hard palate), 물렁입천장(soft palate)

① 코입천장신경과 나비입천장동맥(nasopalatine nerve and sphenopalatine artery) ② 앞니오목(incisive fossa)(관) 이틀능선(alveolar ridge)의 입술면에서 0.8cm에 위치(하얀색 화살표) ③ 윗니이틀돌기(maxillary alveolar process) ④ 위턱사이봉합 위의 입천정솔기(palatine raphe overlying intermaxillary suture) ⑤ 위턱의 입천장돌기(단단입천장) ⑥ 큰입천장동맥과 신경(greater palatine a. and n.) ⑦ 입천장뼈(단단입천장)의 수평판(horizontal plate of palatine bone) ⑧ 큰입천장구멍(greater palatine foramen) 정중선으로부터 8번 윗니(3번째 어금니 7번 치아에서 8번 치아의 뒤쪽까지 다양; 하얀 화살표) 쪽으로 1.6cm(파란 화살표) 거리 ⑨ 작은입천장구멍(lesser palatine foramen) ⑩ 물렁입천장(soft palate) ⑪ 작은입천장동맥과 신경(lesser palatine a. and n.) ⊗ 앞니유두(incisive papilla). 왼쪽 윗니(사진 오른쪽)는 앞에서 뒤쪽으로 1~8번으로 번호가 붙여져 있고 오른쪽윗니는 치아 이름의 약자로 표시했다: I; 앞니, C; 송곳니, PM;작은어금니, M;어금니.

입천장 구멍과 신경혈관(Palatine foramina and neurovasculature)

입천장 구멍에서 입천장, 이틀, 치아를 지배하는 감각신경이 나온다(그림 2.26).

구강이나 치과 시술 시에 신경이 들어가는 지점들에 국소마취를 할 수 있다.

- 큰입천장구멍과 작은입천장구멍(greater and lesser palatine foramina)은 입천장뼈의 8번 윗니(3번째 어금니, 7번 치아에서 8번 치아의 뒤쪽까지 다양하다; 하얀 화살표)의 안쪽, 정중선으로부터 1.6cm 이내 거리에 있다. 큰입천장구멍은 작은입천장구멍의 앞쪽에 있으며 각각 큰입천장신경과 혈관, 작은입천장신경과 혈관을 통과시키고 있다.
- 앞니오목과 앞니관(incisive fossa and canal)은 정중선 위, 이틀융기(alveolar ridge)의 앞쪽(입술쪽)의 8mm 이내, 앞니와 앞니유두(중앙선의 점막이 돌출된 곳) 바로 뒤에 있다. 앞니오목은 앞니관이 끝나는 곳에 있으며, 앞니관을 통해 코입천장신경(nasopalatine nerve), 나비입천장동맥(sphenopalatine artery)이나 큰입천장동맥과 만난다.

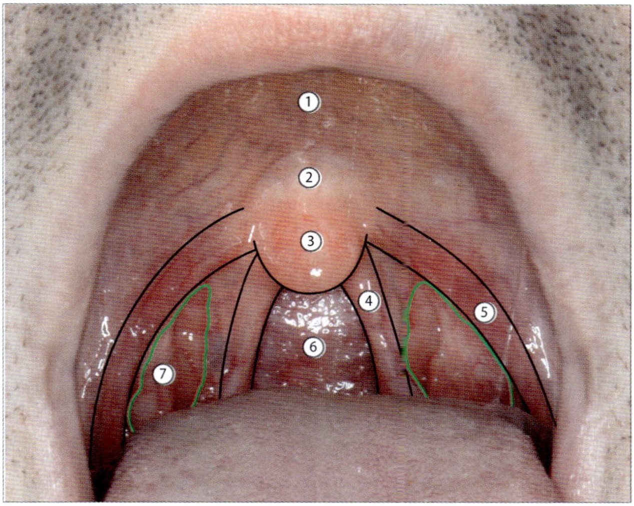

그림 2.27 입천장활(Palatal arches), 비인두(oropharynx), 목젖, 입천장편도.

① 입천장솔기(Palatine raphe)(여기까지는 단단입천장) ② 물렁입천장(soft palate)
③ 목젖(uvula) ④ 입천장인두활(palatopharyngeal arch) ⑤ 입천장혀활(palatoglossal arch)
⑥ 코인두(oropharynx)의 뒤쪽 벽 ⑦ 편도오목(tonsillar fossa)내의 입천장편도(palatine tonsil)의 위치(초록색 경계선)

물렁입천장(Soft palate)

섬유근육으로 이루어진 물렁입천장은 단단입천장의 뒤쪽에 부착되어 비인두(oropharynx)를 향해 뒤아래쪽으로 매달려 있다(그림 2.27). 목젖은 정중선을 따라 아래쪽을 향해 달려있다. 물렁입천장의 움직임은 뇌신경검사를 할 때 평가된다. 물렁입천장은 미주신경(10번 뇌신경)에 병변이 있을 때 환측의 반대쪽으로 치우친다.

입천장혀활(Palatoglossal)과 입천장인두활(palatopharyngeal arches)

입천장혀활과 입천장인두(목구멍)활은 입안과 비인두 사이에 있으며 점막 밑의 근육으로 이루어져 있다(그림 2.27). 입천장혀활은 입천장인두활의 앞가장자리에 있다. 두 개의 활 사이에는 표면에 점막와(함입)가 보이는 림프성 입천장 편도(lymphoid palatine tonsils)가 있는 편도오목(tonsillar fossa)이 있다. 편도는 감염될 수 있고 입 냄새를 유발하는 편도결석이 생길 수 있다.

입의 바닥(Floor of the mouth)

혀 밑 주름(Sublingual)

혀 밑의 점막은 가운데에서 혀주름띠를 이루며 주름져 있다(그림 2.28). 혀주름띠의 좌우에는 뒤가쪽으로 잡힌 점막주름이 하나씩 더 있는데 각각 왼쪽 혀 밑 주름과 오른쪽 혀 밑 주름이다. 이들은;

- 턱밑샘관이 지나는 경로를 보여준다.
- 혀밑샘이 위치하고 혀밑샘관이 주름을 향해 뚫려 있다.
- 주름의 더 뒤가쪽은 혀신경이 8번 아랫니(세 번째 어금니)의 뿌리 근처에서 지나가는 경로이다.

턱밑샘관(submandibular ducts)은 좌우혀밑주름과 혀주름띠가 만나 솟아 있는 부위인 혀밑 언덕에서 열려있다. 턱밑샘관은 돌이 잘 생기는 부위로[침돌증(sialolithiasis)], 관 안에서 돌이 만져지며 통증은 있을 수도, 없을 수도 있다. 혀밑샘의 감염은 국소 통증과 부종을 유발한다.

혀신경(Lingual nerve)

혀감각신경(뇌신경 V_3/V_c)은 8번 아랫니(세번 째 어금니)의 뿌리 가까이를 지나 입의 바닥으로 향하고 만져지기 때문에 이를 뽑을 때 손상되기 쉽다. 혀밑주름의

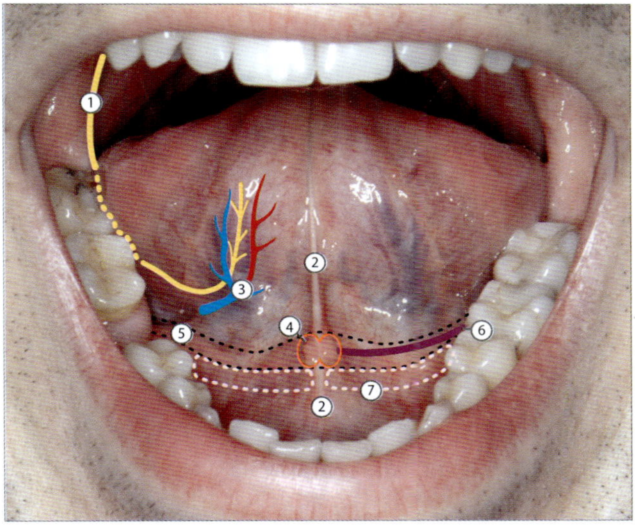

그림 2.28 혀의 안쪽면

① 혀신경 ② 혀주름띠(lingual frenulum) ③ 깊은혀동맥과 정맥 ④ 턱밑샘관(submandibular duct)의 개구부가 있는 혀밑언덕(sublingual caruncle)(주황색 실선) ⑤ 혀밑주름(sublingual folds)(까만 점선) ⑥ 혀밑샘관(sublingual duct) ⑦ 혀밑샘(sublingual glands)(분홍 점선).

뒤가쪽 연장선이 혀신경의 위치를 가늠하는 좋은 지표가 된다. 혀신경은 거기서부터 깊은혀동맥(deep lingual artery), 정맥과 나란히 혀끝 쪽을 향하며 이 혈관들은 혀를 말아 올린 상태에서 육안으로 보인다.

2.8 목의 삼각(Triangles of the neck)

목은 묘사를 위한 목적으로 근육이나 뼈를 그 변으로 하는 삼각으로 나뉜다. 두 개의 중요한 삼각은 앞목삼각과 뒤목삼각이다.

앞목삼각과 그 세부 구역(Anterior triangle and its subdivisions)

앞목삼각(그림 2.29) 혹은 목의 앞쪽의 세 변은 다음과 같다:

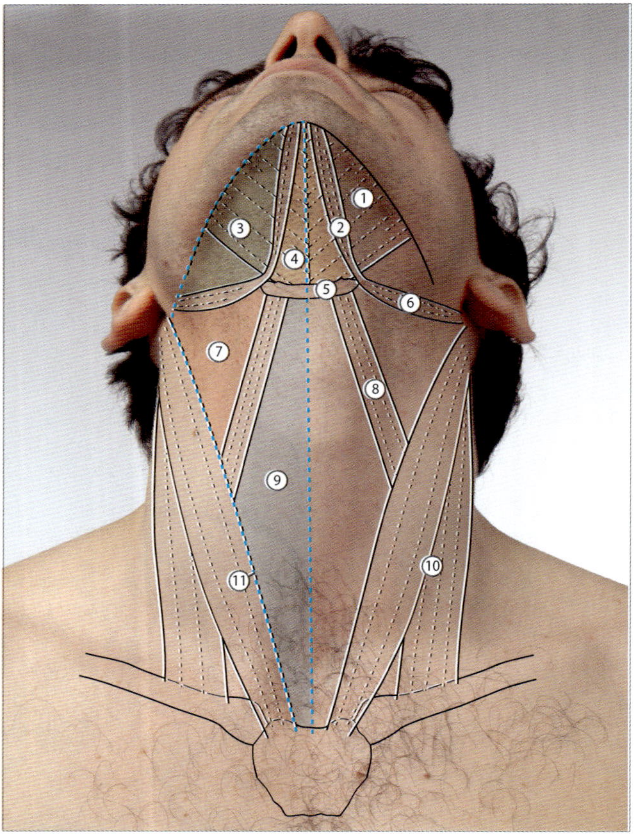

그림 2.29 앞목삼각(Anterior triangle)과 그 세부 구역.

① 턱목뿔근(Mylohyoid) ② 두힘살근(digastric) 앞힘살(anterior belly) ③ 아래턱밑삼각(submandibular triangle)(초록색) ④ 턱끝밑삼각(submental triangle)(주황색) ⑤ 목뿔뼈의 몸통(body of hyoid bone) ⑥ 두힘살근 뒤힘살(posterior belly) ⑦ 목동맥삼각(carotid triangle)(빨간색)⑧ 어깨목뿔근(omohyoid) 위힘살(superior belly) ⑨ 근육삼각(muscular triangle)(파란색) ⑩ 목빗근(sternocleidomastoid) [복장갈래(sternal heads), 빗장갈래(clavicular heads)] ⑪ 오른쪽 앞목삼각(anterior triangle)의 경계(파란 점선).

앞목삼각 세부 구역	삼각형의 세 변
아래턱밑삼각 (submandibular)	두힘살근(digastric) 앞힘살(anterior bellies), 두힘살근 뒤힘살(posterior bellies), 아래턱뼈의 아래쪽 경계
턱끝밑삼각(submental)	(좌우)두힘살근 앞힘살; 목뿔뼈(hyoid)의 몸통
목동맥삼각(carotid)	두힘살근 뒤힘살, 목빗근(sternocleidomastoid), 어깨목뿔근 위힘살(superior belly of omohyoid)
근육삼각(muscular)	어깨목뿔근 위힘살, 목빗근, 정중선

표 2.8 앞목삼각의 세부구역과 그 경계.

- 뒤로는 목빗근(sternocleidomastoid)(의 앞쪽면)
- 위로는 아래턱(mandible)의 아랫면
- 앞으로는 정중선(midline)

앞목삼각은 다시 네 개의 삼각형으로 나뉠 수 있다(표 2.8).

앞목삼각의 근육(Muscles of the anterior triangle)

- 목빗근(sternocleidomastoid)은 꼭지돌기(mastoid process)와 목덜미선에서부터 복장뼈자루(manubrium)(복장갈래)와 빗장뼈의(빗장갈래) 안쪽 1/3까지 이어지는 두드러진 근육이다. 머리를 축회전하며 미는 상태에서 가장 잘 보이고 만져진다.
- 두힘살근(digastric)은 인대로 연결된 두 개의 힘살로 이루어져 있다. 앞힘살(inferior border)은 턱 중간선의 아래쪽 경계, 목뿔뼈의 가장자리 부분 사이에, 뒤힘살은 목뿔뼈의 가장자리 부분, 꼭지돌기 사이에 있다.
- 턱목뿔근(mylohyoid)은 입의 바닥을 이루며 턱끝밑삼각(submental triangles)과 아래턱밑 삼각(submandibular triangles)에 걸쳐 있다. 아래턱뼈의 안쪽면에서부터 중간선 솔기(midline raphe)와 목뿔까지 이어져있다.
- 어깨목뿔근(omohyoid)은 두 개의 힘살과 인대로 이루어져 있다. 위힘살은 목뿔뼈의 목뿔뼈 몸통 가쪽부터 목빗근의 복장뼈 부착 부위부터 약 1/3 위까지 이어져있다. 아래힘살은 뒷목삼각을 가르질러간다.

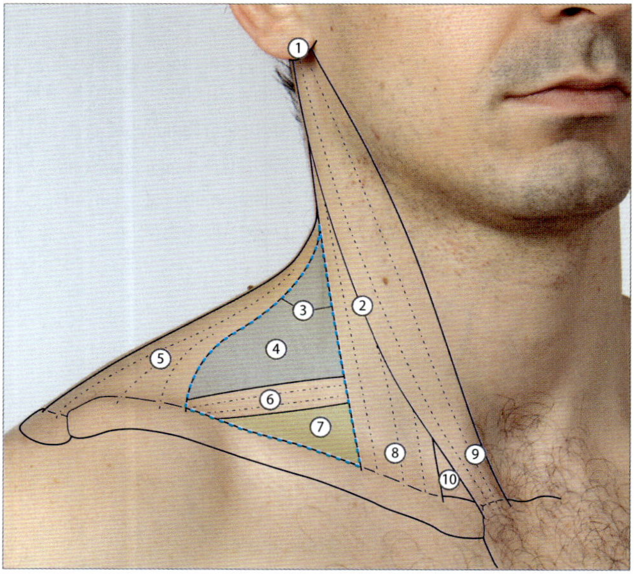

그림 2.30 뒷목삼각(Posterior triangle)과 그 세부구역.

① 꼭지돌기(Mastoid process) ② 목빗근(sternocleidomastoid) ③ 뒷목삼각의 경계선(파란색 눈금) ④ 뒤통수 삼각(occipital triangle)(파란색) ⑤ 등세모근(trapezius) ⑥ 어깨목뿔근(omohyoid)의 아래힘살(inferior belly) ⑦ 어깨빗장(omoclavicular) 혹은 빗장위삼각(supraclavicular triangle)(초록색), ⑧ 목빗근의 빗장뼈 부착부위 ⑨ 목빗근의 복장뼈 부착부위 ⑩ 작은 빗장위오목(lesser supraclavicular fossa)(속목정맥이 위치함).

뒷목삼각과 그 세부구역(Posterior triangle and its subdivisions)

뒷목삼각(그림 2.30) 혹은 가장자리 목의 경계는 다음과 같다:

- **안쪽**(Medially)으로는 목빗근(의 아래쪽 경계)
- **뒤쪽**(Posteriorly)으로는 등세모근(trapezius)(의 앞쪽 경계)
- **아래쪽**(Inferiorly)으로는 빗장뼈

뒷목삼각은 어깨목뿔근의 아래힘살에 의해 다시 두 부분으로 나뉜다(표 2.9).

뒷목삼각의 세부구역	삼각형의 세변
뒤통수 삼각(occipital)	등세모근, 목빗근, 어깨목뿔뼈 아래힘살
빗장위(어깨빗장)삼각(Supraclavicular)	어깨목뿔뼈의 아래힘살, 빗장뼈, 목빗근

표2.9 뒤목삼각의 세부구역과 그 경계

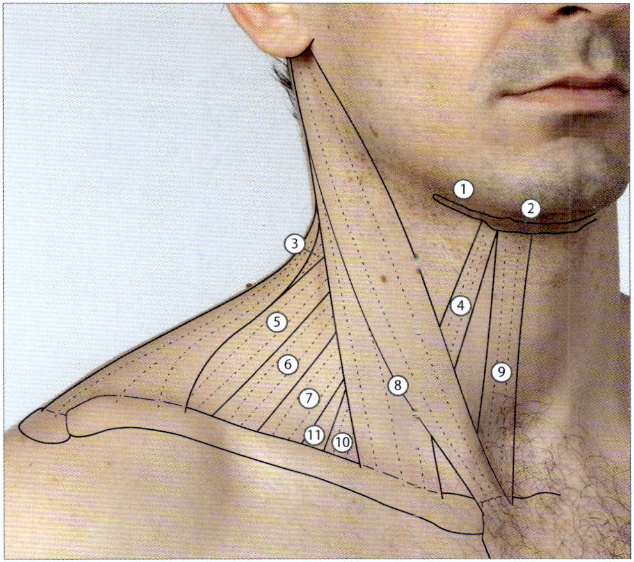

그림 2.31 뒤목삼각(Posterior triangle)의 근육.

① 목뿔뼈(hyoid)의 큰뿔 ② 목뿔뼈의 몸통 ③ 머리널판근(Splenius capitis) ④ 어깨목뿔뼈(omohyoid)의 위힘살(아래힘살은 표시되지 않음) ⑤ 어깨올림근(levator scapulae) ⑥ 뒤목갈비근(scalenus posterior) ⑦ 중간목갈비근(scalenus medius) ⑧ 목빗근(sternocleidomastoid) ⑨ 복장목뿔근(sternohyoid) ⑩ 앞목갈비근(scalenus anterior) ⑪ 목갈비근고랑(interscalene groove)(빗장밑동맥이 나오고 위로는 팔얼기신경이 나오는 지점).

뒷목삼각의 근육(Muscles of the posterior triangle)

- 어깨목뿔근의 아래힘살(Inferior belly of omohyoid)은 반지연골에서부터 등세모근이 빗장뼈에 붙어있는 곳의 안쪽까지 뒷목삼각의 아랫부분을 가로지른다.

- 목갈비근(Scalene muscles)(앞, 가운데, 뒤)(그림 2.31)은 뒷목삼각의 바닥에 위치하며 목빗근의 뒤쪽 경계에서 아래 가장자리쪽으로 지나는 단단한 덩이형태로 만져진다. 앞목갈비근과 뒤목갈비근 사이에 거의 수직에 가까운 고랑은 팔얼기신경이 위치해 목갈비근사이 신경 차단술의 기준점이 된다. 목갈비근고랑은 목빗근의 뒤쪽 경계의 대략 반지연골(cricoid cartilage) 높이 즈음에서 만져진다.

큰빗장오목과 작은빗장오목(Greater and lesser supraclavicular fossae)

작은빗장오목은 목빗근의 빗장뼈 부착부위와 복장뼈 부착부위 사이의 작은 삼각형 부위이다. 작은빗장오목의 위꼭지점은 목정맥삽관이 시행되는 부위이다. 큰빗장오목은 빗장위삼각의 빗장뼈 위쪽에 있으며 빗장밑혈관과 팔신경얼기(brachial plexus)가 이곳을 지나며 만져진다.

2.9 신경혈관계통(Neurovasculature)

신경(Nerves)

많은 신경들이 목을 얕게, 혹은 깊게 지나간다.(그림 2.32, 2.33). 목의 신경들은 수술을 위한 목 박리, 림프절 조직검사, 림프절 적출을 할 때 잘 확인하고 보존되어야 한다. 목신경얼기와 팔신경얼기는 각각 목과 윗팔에 술기를 할 때 마취될 수 있다.

목신경얼기의 피부가지(Cutaneous branches of the cervical plexus) 주로 목빗근의 중간 1/3의 뒤쪽 경계(목의 신경점)에서 나오며, 이 지점을 통해 마취를 한다. 머리덮개, 목, 윗가슴의 피부를 지배하며 그 가지들과 주행경로는 표 2.10에 나와있다.

척수더부신경(Spinal accessory nerve)은 목빗근의 위 1/3과 중간 1/3의 경계부터, 등세모근의 중간 1/3과 아래 1/3의 경계까지 뒷목삼각의 바닥을 가로질러 간다고 알려져 있었다. 하지만 이 경로에는 많은 변이가 있다: 꼭지돌기의 3~10cm 아래(평균 6.5cm 이내)에서 뒷목삼각에 들어가 등세모근의 빗장뼈 부착부위의 1~10cm 위(평균 4.5cm 이내) 깊숙이 에서 빠져 나온다.

팔신경얼기(Brachial plexus)(C5와 C6의 몸통 위)은 후두융기에서 빗장뼈 중앙

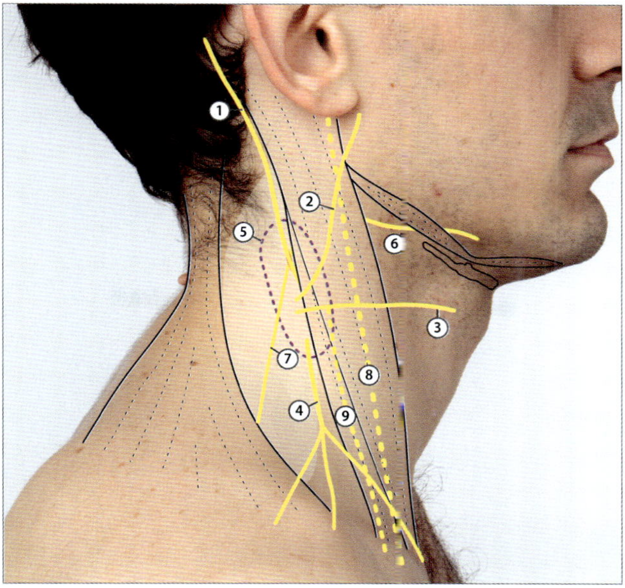

그림 2.32 측면에서 본 목의 신경과 신경점(nerve point)

① 작은뒤통수 신경(Lesser occipital n.) ② 큰 귓바퀴 신경(greater auricular n.) ③ 가로목 신경(transverse cervical n.) ④ 빗장위신경(supraclavicular n.) ⑤ 목의 신경점(보라색 점선) ⑥ 목동맥삼각 안의 혀밑신경(hypoglossal nerve) ⑦ 더부신경(accessory n.)(의 평균적인 위치)와 위치할 수 있는 범위(하얀 음영) ⑧ 목혈관신경집(carotid sheath) 안의 미주신경(vagus nerve)의 경로 ⑨ 목빗근과 앞목갈비근 사이의 가로막신경의 경로(phrenic nerve).

을 잇는 선을 따라 뒷목삼각의 바닥을 뒤가장자리쪽으로 지나간다. 팔신경얼기는 빗장위동맥의 뒤 위쪽에 있으며 빗장뼈의 중앙의 바로 안쪽에서 만져진다. 팔신경 얼기는 앞목갈비근과 뒤갈비근사이, 혹은 빗장뼈 중앙점 근처를 지나므로 뒤목삼각에서 마취될 수 있다.

가로막신경(Phrenic nerve)은 후두융기(laryngeal prominence) 높이에서 앞목갈비근과 중간목갈비근 사이로 나와 앞목갈비근의 앞쪽 경계를 아래쪽으로 가로질러 간다. 일부 환자의 경우, 팔신경얼기 마취 중에 가로막신경이 의도치 않게 같이 마취되어 가로막의 절반이 마비되어 호흡곤란이 올 수 있다.

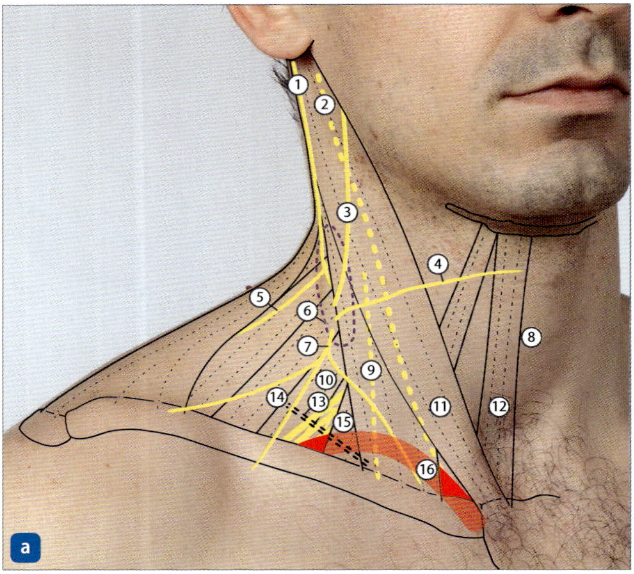

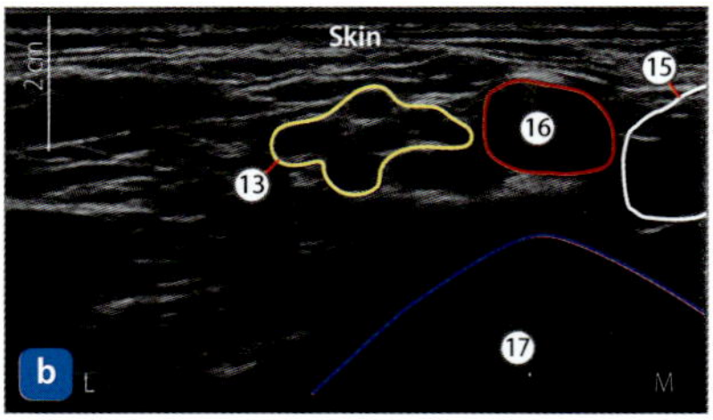

그림 2.33 정면에서 본 목의 신경과 신경점(nerve point)

① 작은 뒤통수 신경(Lesser occipital n.) ② 목혈관신경집(carotid sheath) 안의 미주신경(vagus n.)의 경로 ③ 큰귀바퀴신경(greater auricular n.) ④ 가로목신경(transverse cervical n.) ⑤ 더부신경(accessory n.) ⑥ 목의 신경점(보라색 점선) ⑦ 빗장위신경(supraclavicular n.) ⑧ 반지연골(cricoid cartilage) ⑨ 목빗근(의 빗장머리)와 앞목갈비뼈 사이를 지나는 가로막신경(phrenic n.)의 경로 ⑩ 중간목갈비근(scalenus medius) ⑪ 목빗근(복장머리)(sternocleidomastoid(sternal head)) ⑫ 복장목뿔근(sternohyoid) ⑬ 팔신경얼기(brachial plexus) ⑭ 초음파 탐촉자의 위치(b)(까만색 이중 점선) ⑮ 앞목갈비근(scalenus anterior) ⑯ 빗장밑동맥(subclavian a.) ⑰ 폐(lung)(초음파 사진에만 있음) L; 가쪽 M; 안쪽.

신경	경로와 표면상의 위치
작은뒤통수 신경 (Lesser occipital)	목빗근(sternocleidomastoid)의 뒤쪽경계를 따라 뒤위쪽으로 향해 뒤통수까지 주행
큰뒤통수 신경 (Greater auricular)	목빗근 표면을 따라 윗쪽으로 아래턱뼈각을 향해 위쪽으로 가다가 바깥목정맥 아래 1cm 이내까지 주행
가로목신경 (Transverse cervical)	목빗근 표면을 수평하게 지나 후두융기로 감. 몇몇 가지들은 아래턱 쪽으로 감
빗장위신경 (Supraclavicular)	아래가쪽으로 가서 몇 갈래로 나뉨. 몇 분지들은 등삼각근으로 가고 몇 분지들은 빗장뼈를 지나 앞 가슴으로 감

표 2.10 목신경얼기 피부가지들의 경로와 표면상의 위치

미주신경(Vagus nerve)(10번 뇌신경, CN X)은 목혈관신경집(carotid sheath) 혹은 가쪽혈관신경집 안 목동맥쪽으로 향해 아래쪽으로 주행한다.

혀밑신경(Hypoglossal nerve)은 두힘살근(digastric muscle)의 밑으로 목동맥삼각을 지난 다음, 앞위쪽으로 주행해 아래턱밑 삼각의 턱목뿔근 위로 간다. 혀밑신경은 목동맥내절제술(carotid endarterectomy)이나 턱밑샘쪽의 시술을 할 때 손상될 위험이 있으므로 주의해야 한다.

동맥(Arteries)

많은 동맥들이 머리와 목을 지난다(그림 2.34). 이 목 동맥들의 위치를 알면 맥박 측정을 할 수 있고, 외과적 접근(목동맥내절제술)과 국소 시술(신경차단)을 할 때 동맥의 손상을 방지할 수 있다.

중간뇌막동맥(Middle meningeal artery)

앞가지(Anterior branch)는 주로 관자놀이점 밑을 지나므로 이곳이 골절에 의해 손상되기도 한다(그림 2.6).

뒤가지(Posterior branch)는 꼭지돌기의 수직선과 위눈확모서리 수평선이 만나는 곳에서 찾을 수 있다.

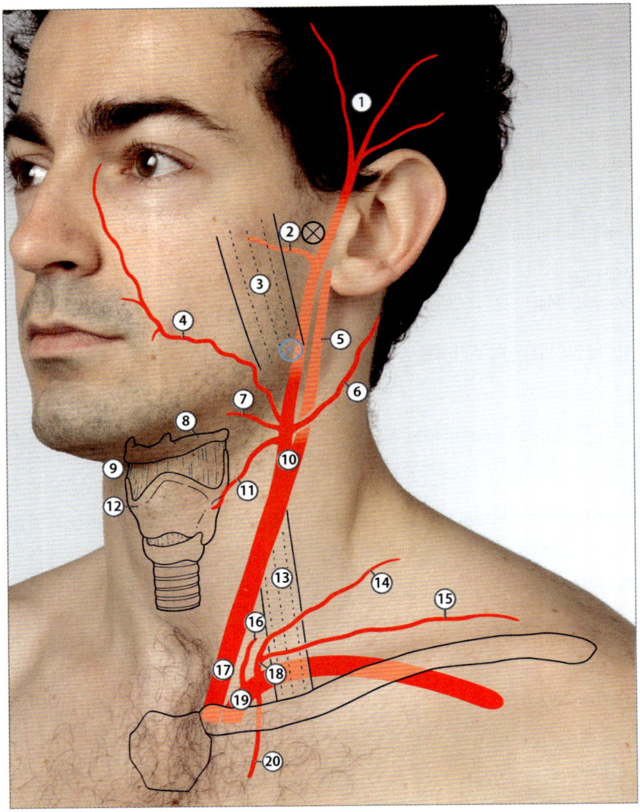

그림 2.34 목과 얼굴의 동맥

① 얕은관자동맥(superficial temporal a.) ② 위턱동맥(maxillary a.)(턱뼈 패임 혹은 아래턱뼈가지의 밑) ③ 깨물근(masseter) ④ 얼굴동맥(facial a.) ⑤ 속목동맥(internal carotid a.) ⑥ 뒤통수동맥(occipital a.) ⑦ 혀동맥(lingual a.) ⑧ 목뿔뼈큰뿔(greater horn of the hyoid) ⑨ 방패목뿔막(thyrohyoid membrane)(목뼈 4번 혹은 5번 높이) ⑩ 목동맥갈림(carotid bifu rcation) ⑪ 위갑상선동맥(superior thyroid a.) ⑫ 후두융기(laryngeal prominence)(목뼈 4번 혹은 5번 높이 일부 남성의 경우 6번) ⑬ 앞목갈비근(scalenus anterior) ⑭ 가로목동맥(tr ansverse cervical a.) ⑮ 빗장위 동맥(suprascapular a.) ⑯ 척추동맥(vertebral a.) ⑰ 온목동맥(common carotid a.) ⑱ 갑상목동맥(thyrocervical trunk) ⑲ 빗장밑동맥(subclavian a.) ⑳ 속가슴동맥(internal thoracic a.) ⊗ 턱뼈 패임(mandibular notch)의 위치 ⊗ 턱뼈각(man dibular angle)의 위치

앞벌집동맥(Anterior ethmoidal artery)

앞벌집동맥은 안쪽 눈확의 앞눈물능선(anterior acrimal crest) 뒤쪽 2.4cm 이내에 위치한다. 코피가 멈추지 않을 때 앞벌집동맥 묶음술을 시행하기도 한다.

빗장밑동맥(Subclavian artery)

빗장밑동맥은 목빗근의 빗장갈래(clavicular head) 쪽을 향해 뒤로 간다. 빗장밑동맥은 빗장뼈 중간점에서 빗장뼈의 위까지 올라왔다가 팔을 향해 아래가쪽(inferolaterally)으로 내려간다. 빗장위삼각의 빗장뼈 중간지점 바로 안쪽에서 맥박을 느낄 수 있으며, 뒤쪽에서는 끈모양의 윗팔신경얼기(brachial plexus)를 만질 수 있다. 척추동맥, 속가슴동맥(internal thoracic artery), 갑상목동맥(thyrocervical trunk)은 빗장뼈의 복장뼈끝(sternal end of the clavicle)에서 갈라져 나온다.

빗장위동맥과 가로목동맥(Suprascapular and transverse cervical arteries)

둘 다 빗장뼈의 복장뼈끝 2~3cm 위에서 나오며 윗팔신경얼기(brachial plexus)를 넘어 뒤목삼각까지 가기 때문에 위팔신경차단술 중에 손상될 위험이 있다.

- 가로목동맥(transverse cervical artery)은 등세모근의 아래 2/3지점까지 내려간다
- 빗장위동맥(suprascapular artery)은 어깨뼈의 위쪽 경계와 부리돌기의 안쪽 경계를 지나는 면의 교차점까지 빗장뼈를 따라 뒤가쪽으로 주행한다.

온목동맥과 목동맥갈림(Common carotid arteries and carotid bifurcation)

온목동맥(Common carotid artery)은 목의 기관과 후두 가쪽을 따라 위로 주행하며 목뼈 4,6번의 가로돌기 부근을 누르면 맥박이 느껴진다. 온목동맥은 복장빗장관절과 턱뼈각 혹은 아래턱뼈 관절융기를 잇는 선을 따라 주행하며, 아래쪽에서는 목빗근의 밑을 깊게 지나다가 위쪽에 와서는 목빗근과 속목정맥의 내측으로 온다. 그래서 목동맥내막절제술을 할 때 위쪽을 통해서 접근한다.

목동맥갈림(Carotid bifurcation) 온목동맥은 3번 목뼈 높이(1번~5번 높이까지 가능) 갑상연골판의 위쪽 경계 위 1.6cm 이내에서 갈라진다(그림 2.36). 심박을 늦추기 위해서나 실신의 원인을 검사할 때 목동맥갈림의 바로 위에 있는 대동맥굴 마사지를 시행한다.

바깥목동맥(External carotid artery)

바깥목동맥은 목동맥갈림에서부터 위로 나와(위에서 설명) 아래턱 가지의 뒤 모서리쪽으로 깊숙이 지나간다. 바깥목동맥에서 나온 여러 가지들은 목뿔뼈큰뿔(greater horn of the hyoid)을 기준으로 위치를 기술할 수 있다(표 2.11, 그림 2.34).

정맥(Veins)

목의 정맥은 심장혈관조영술을 할 때 확인될 수 있으며 정맥삽관술이 이루어진다(그림 2.35).

바깥목정맥(External jugular vein)

바깥목정맥은 턱뼈각에서 목빗근이 빗장뼈와 만나는 곳의 바로 가쪽 지점까지 주행하며, 발살바호흡을 할 때 관찰할 수 있다. 환자를 15~30° 기울기로 천장을 보고 눕힌 상태에서 측정한 목정맥(속 혹은 바깥) 박동점의 높이는 우심방의 압력과 관계가 있으므로 이 높이가 높아지면 질환을 의심할 수 있다.

속목정맥(Internal jugular vein)

속목정맥은 턱뼈각의 바로 안쪽 혹은 그에 해당하는 아래턱뼈가지의 점과 빗장뼈의 복장뼈끝 혹은 복장빗장관절을 잇는 선을 따라 아래쪽으로, 목빗근 밑을 깊숙이 지나간다. 속목정맥의 박동은 혈관내에서 검사될 수 있고 이중파동으로 나타난다. 작은빗장위오목(lesser supraclavicular fossa)의 꼭지점이나 목동맥박동의 바로 가측에서 속목정맥삽관을 할 수 있다.

임상에서의 활용
바깥목정맥이 손상되면 숨을 들이쉴 때 가슴내 압력이 감소하면서 공기가 정맥속으로 빨려들어와 정맥공기색전이 생길 수 있다

빗장밑정맥(Subclavian vein)

빗장밑정맥은 목빗근 빗장갈래(clavicular head)의 뒤에서 활모양을 그리며 빗장위삼각을 지난다.

빗장밑정맥은 빗장뼈의 복장뼈끝 혹은 복장빗장관절의 뒤에서 속목정맥과 만나

동맥	시작 높이	경로와 표면상의 위치
갑상선 위동맥 (Superior thyroid)	목뿔뼈 (hyoid) 아래	갑상선의 위쪽 끝을 향해 앞아래쪽으로 간다; 가쪽후두신경(external laryngeal nerve)과 같이 주행하므로 갑상선 절제 시 같이 절단한다.
혀동맥(Lingual)	목뿔뼈 높이	입의 바닥을 향해 앞쪽으로 감
얼굴동맥 (Facial)	목뿔뼈 높이 바로 위	깨물근(masseter)의 바로 앞을 지나 얼굴쪽으로 가다가(이때는 맥박이 만져짐), 입꼬리의 가쪽으르 1cm 이내까지갔다가 눈 안쪽을 향함
뒤통수동맥 (Occipital)		꼭지돌기(mastoid process)의 뒤를 지나 뒤통수로 감; 뒤통수점 가쪽 3~5cm 에서 맥박이 만져짐
위턱동맥 (Maxillary)	아래턱뼈 목의 깊은 곳	턱뼈패임(mandibular notch)의 밑 혹은 아래턱뼈가지의 위쪽을 통해 관자아래우묵(infratemporal fossa)을 지나 앞쪽으로 감; 뇌신경 V_2/b 혹은 V_3/c 차단술을 할 때 손상될 위험이 있다.
얕은관자동맥 (Superficial temporal)		관자놀이의 위쪽으로 간다; 관자동맥의 박동에 영향을 받아 위귓바퀴의 바로 앞에서 맥박이 느껴지기도 한다.

표 2.11 바깥목동맥(external carotid artery) 가지들의 경로와 표면상의 위치.

팔머리정맥(brachiocephalic vein)을 이룬다. 삽관 등의 시술 시에는 빗장뼈 길이 안쪽에서부터 1/3지점에서 뼈 아래쪽을, 바늘이 복장뼈패임(sternal notch)을 향하도록 찌르면 된다.

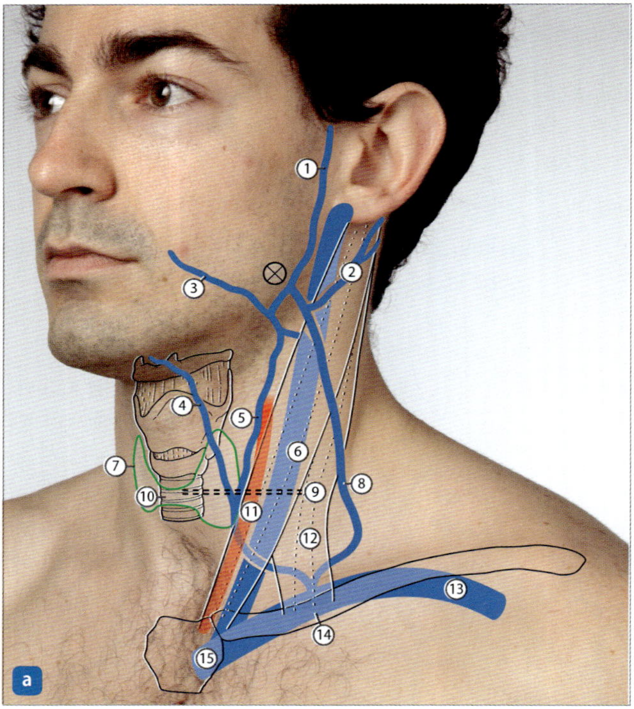

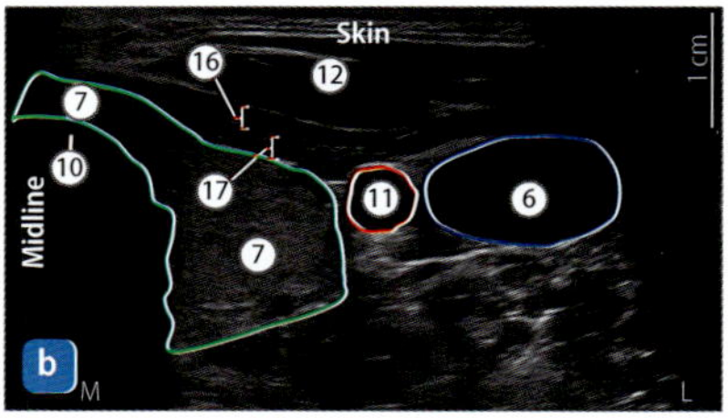

그림 2.35 목과 얼굴의 얕은정맥과 깊은정맥.

① 아래턱뒤정맥(retromandibular v.) ② 뒤귓바퀴정맥(posterior auricular v.) ③ 얼굴정맥(facial v.) ④ 앞목정맥(anterior jugular v.) ⑤ 교통정맥(communicating v.) ⑥ 속목정맥(internal jugular v.) ⑦ 갑상샘(초록색 윤곽선)(thyroid gland) ⑧ 바깥목정맥(external jugular v.) ⑨ 초음파 탐촉자의 위치(b) 두 번째 기관연결고리(tracheal ring)를 가로질러 뒤를 향함 ⑩ 두 번째 기관연결고리 ⑪ 온목동맥(common carotid a.) ⑫ 목빗근(sternocleidomastoid) ⑬ 겨드랑정맥(axillary v.) ⑭ 빗장밑정맥(subclavian v.) ⑮ 팔머리정맥(brachiocephalic v.) ⑯ 복장목뿔(sternothyroid) [(초음파사진에서만) 그림 2.33 참고] ⑰ 복장목뿔(sternothyroid)(초음파사진에서만) ⊗ 턱뼈각(mandibular angle), L 가쪽; M 안쪽.

2.10 목의 장기(Neck viscera)

후두와 기관(Larynx and trachea)

후두와 기관은 목 정중선 앞쪽에 얕게 위치한다(그림 2.36). 이들의 위치적 특성에 대해 알아두면 기관절개술(tracheotomy), 기관내삽관술(endotracheal intubation), 반지방패연골절제술(cricothyrotomy)을 통해 숨길(airway)을 확보할 때 도움이 된다. 중요한 특징들은 다음과 같다:

- **목뿔뼈의 몸통**(body of the hyoid) C4 높이(C3에서 C5/C6 추간판 높이까지 다양)에서 턱끝밑삼각을 따라 뒤쪽으로 단단한 정중선의 덩이가 만져질 때까지 손가락으로 훑다 보면 찾을 수 있다. 목뿔뼈의 큰뿔은 목뿔뼈몸통의 뒤위쪽으로 만져진다.
- **방패목뿔막**(thyrohyoid membrane)은 목뿔뼈와 방패연골 사이를 지난다. 주로 목동맥갈림(carotid bifurcation) 혹은 목동맥굴(carotid sinus)의 높이로 알려져 이으며 후두융기(laryngeal prominence) 위의 쏙 들어간 부분에서 만져진다.
- **방패연골판**(paired thyroid cartilage laminae)은 앞쪽 정중선에서 만나 성대주름이 있는 툭 튀어나온 곳인 후두융기가 된다. 연골판의 위쪽 경계는 여성에서는 목뼈 4번 남성에서는 목뼈 5번 높이 이다.
- **반지방패막**(cricothyroid membrane)은 방패연골(thyroid cartilages)과 반지연골(cricoid cartilages)사이에 있다. 만졌을 때 부드럽게 들어가는 부위로 반지방패연골절제술(cricothyrotomy)이 이루어지는 위치이다.
- **반지연골**(cricoid cartilage)은 견고하지만 부드러운 반지모양으로 방패목뿔막(cricothyroid membrane)의 아래에 있다. 반지연골의 아래 경계는 여성에서는 목뼈 6번 남성에서는 목뼈 7번 높이 이다(C5~T1까지 다양).
- **기관**(trachea)은 반지연골부터 정중선을 따라 잘 만져진다. 기관의 목정맥패임에서 기관절개술이 이루어진다; 이때, 목뿔아래근육(infrahyoid muscles)과 갑상샘잘룩(thyroid isthmus)을 가쪽으로 당겨야(retraction) 하는 경우가 흔하다.

후두입구(Laryngeal inlet)

후두입구는 후두거울(laryngeal mirror)을 통해 볼 수 있다(그림 2.37). 후두의 정상 정렬을 알고 있어야 능숙한 검사와 기관내 삽관을할 수 있다.

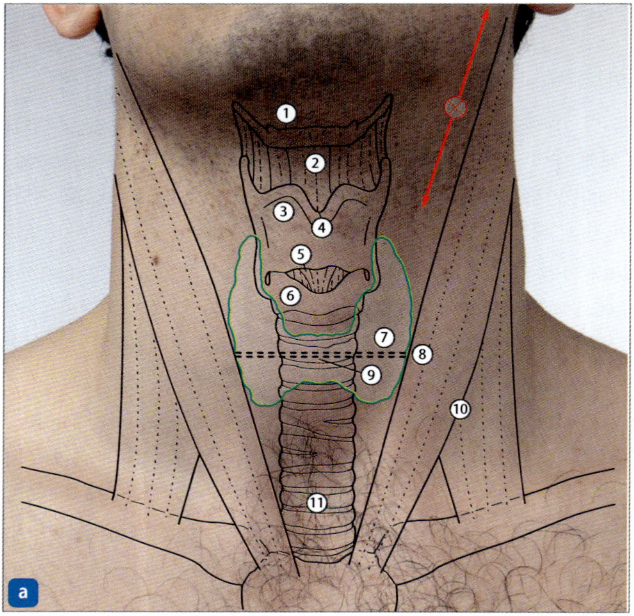

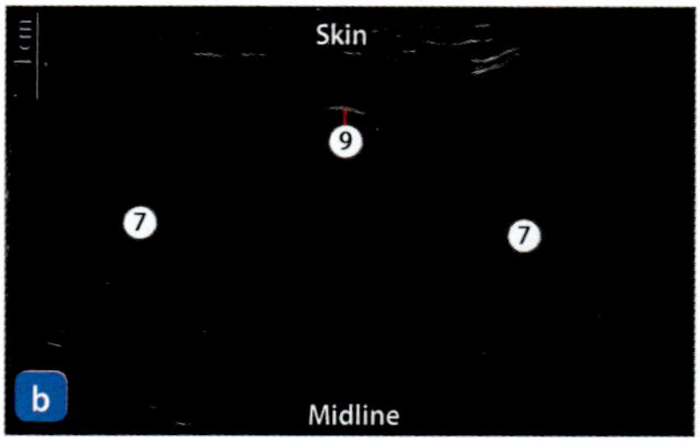

그림 2.36 후두, 기관, 갑상선.

① 목뿔뼈(hyoid)의 몸통(C4) ② 방패목뿔막(thyrohyoid membrane) ③ 방패연골판(thyroid cartilage lamina) ④ 후두융기(laryngeal prominence) ⑤ 반지방패막(cricothyroid membrane) ⑥ 반지연골(cricoid cartilage) ⑦ 정중선을 가로지르는 갑상선잘록[(a)의 초록색윤곽선] ⑧ 초음파 탐촉자의 위치(b) 뒤를 향하고 있음(검은색 점선) ⑨ 두 번째 기관연결고리(2nd ring of tracheal cartilage) ⑩ 목빗근(sternocleidomastoid) ⑪ 기관의 연골(cartilage of trachea) ⊗ 평균적인 온동맥갈림(common carotid artery bifurcation)의 위치는 C3; 화살표는 가능한 위치의 범위 C1~C5.

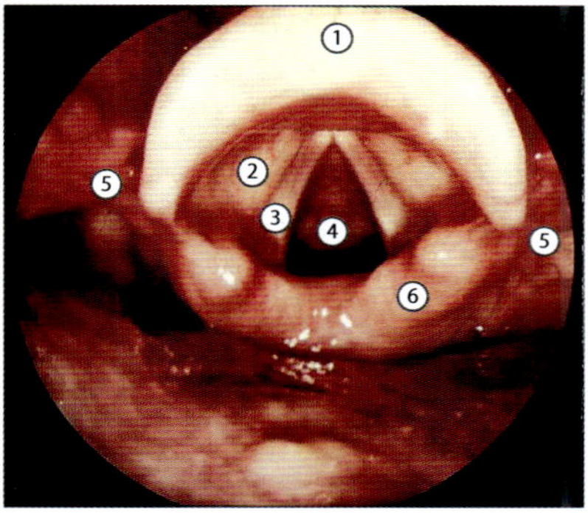

그림 2.37 후두입구를 위에서 내려다본 모습

① (앞)후두덮개(Epiglottis(anterior) ② 안뜰주름(vestibular fold) ③ 성대(vocal fold) ④ 성대문틈새(rima glottidis)로 보이는 기관 ⑤ 조롱박오목(piriform fossa(recess)) ⑥ 쐐기연골(cuneiform cartilage)과 잔뿔연골(corniculate cartilage)을 포함하는 목뿔덮개주름(aryepiglottic fold)

갑상샘(Thyroid gland)

갑상샘은 두 개의 엽으로 이루어져 있으며 후두와 기관의 사이의 앞가장자리 쪽, 목뼈 4번과 가슴뼈 1번 사이에 위치하고 있고(그림 2.36), 방패연골, 반지연골, 근위부 기관의 가쪽에 있다. 두세 번째 기관연골의 앞에서 갑상샘잘룩(isthmus joins)이 양쪽 갑상샘엽과 만난다. 발생과정에서 갑상샘은 갑상혀관(thyroglossal duct)을 따라 목의 앞쪽으로 내려온다. 갑상혀관 물혹은 정중선에 부어 오른 모양으로 보이며 삼킴이나 혀를 내미는 운동을 할 때 같이 움직인다.

2.11 목 림프계(Neck lymphatics)

얕은 림프절들(Superficial nodes)

머리와 목의 림프액은 바깥머리목선, 바깥목정맥 빗장뼈 위를 따라가며 있는 얕은 림프절을 통해 배액 된다(그림 2.38). 모든 머리와 목의 림프액들은 결국 깊은목림프절로 배액 된다. 머리와 목의 감염 혹은 암으로 인해 림프절병(Lymphadenopathy)이 발생할 수 있으므로 모든 림프절 군들에 대한 신체진찰과 그 림프절군들이 배액하는 조직들에 대해서 알고 있어야 한다(표 2.12).

깊은림프절(Deep nodes)

깊은목림프절은 속목정맥을 따라 있으며 대부분 목빗근 밑에 있다. 깊은림프

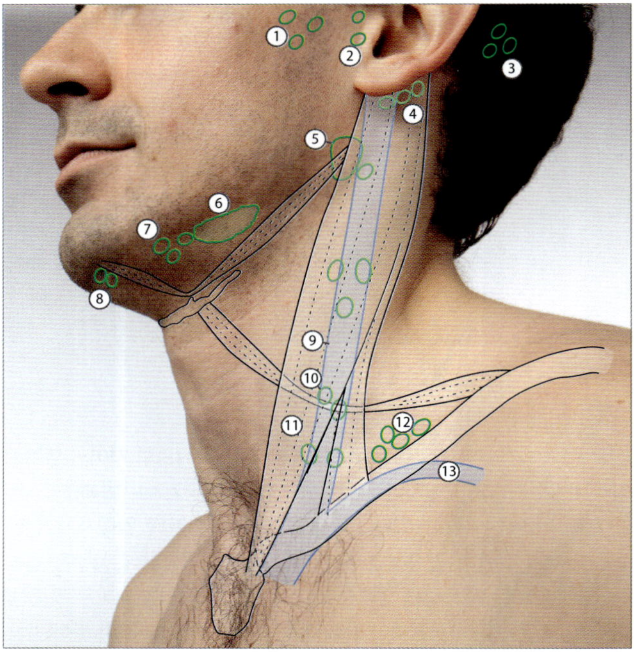

그림 2.38 머리와 목의 림프절(Lymph nodes)들.

① 얕은귀밑샘림프절과 귓바퀴앞림프절(superficial parotid and preauricular nodes) ② 귓바퀴앞림프절(preauricular nodes) ③ 뒤통수림프절(occipital nodes) ④ 꼭지돌기(귓바퀴뒤) 림프절 ⑤ 목정맥두힘살근림프절(jugulodigastric node)(위깊은목림프절) ⑥ 턱밑샘(submandibular gland) ⑦ 아래턱밑 림프절(submandibular nodes) ⑧ 턱끝밑림프절(submental nodes) ⑨ 속목정맥(internal jugular v.) ⑩ 목정맥어깨목뿔 림프절(juguloomohyoid nodes)(아래깊은목림프절 group) ⑪ 목빗근(sternocleidomastoid) ⑫ 빗장위 림프절(supraclavicular nodes) ⑬ 몸쪽에서 빗장밑정맥(subclavian v.)이 되는 겨드랑정맥(axillary v.)

절들은 주로(어깨목뿔근을 기준으로) 위 group과 아래 group으로 나누며 상대적인 위치로 위, 중간, 아래로 나누기도 한다. 깊은림프절의 두 group은 두힘살근과 어깨목뿔근과의 위치관계로 정의하기도 한다(표 2.13).

목정맥두힘살근림프절(jugulodigastric nodes)은 턱뼈각 뒤에서 단단한 덩이형

Group	위치	배액하는 부위
턱끝밑(Submental)	턱끝밑삼각	턱, 입술, 입바닥, 혀끝
아래턱밑 (Submandibular)	얼굴동맥 근처의 아래턱밑삼각	혀, 입안, 입술 , 아래턱과 아랫니, 코, 얼굴아래쪽
얕은귀밑샘과 귓바퀴앞 (Superficial parotid and preauricular)	귀구슬앞, 귀밑샘의 가쪽 표면	앞쪽귓바퀴, 가쪽 머리덮개, 이마, 얼굴위축, 눈꺼풀, 바깥귀길
꼭지돌기(귓바퀴뒤) (Mastoid(postauricular)	꼭지돌기와 귀바퀴 뒤	마루점의 뒤가쪽 머리덮개
뒤통수(Occipital)	뒤통수동맥 근처의 목덜미선 위	머리덮개의 뒤, 목 상부
얕은목 (Superficial cervical)	바깥목정맥을 따라감	목의 얕은 조직, 꼭지돌기와 뒤통수의 림프절
빗장위 (Supraclavicular)	빗장위 삼각의 빗장뼈위	목의 얕은 조직들, 목의 구조물, 앞창자의 왼쪽 림프절

표 2.12 머리와 목의 얇은목림프절 goup의 위치와 배액하는 부위

림프절	위치	배액하는 부위
목정맥두힘살 림프절 (위 group)	두힘살근이 속목정맥을 가로지르는 곳	입천장편도, 인두, 후두, 입안, 얕은림프절 group
목정맥어깨목뿔 림프절(Jugulo-omohyoid) (아래 group)	어깨목뿔근이 속목정맥을 가로지르는 곳	혀, 갑상샘, 얕은림프절 group, 위깊은목림프절

표 2.13 깊은목림프절 group의 위치와 배액하는 부위

태로 만져지며, 좌우 다른 크기로 만져질 수 있고 특히, 상기도 감염후에 더 그럴 수 있다.

머리와 목의 악성종양 수술시 필요한 박리를 위해, 목의 림프절들은 해부학적 위치를 기준으로 다섯 개의 층으로 나뉜다(그림 2.39, 표 2.14).

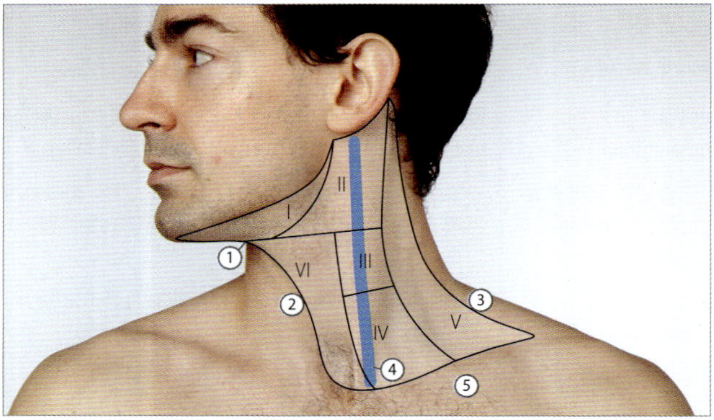

그림 2.39 목의 구역들(I–VI)과 기준이 되는 높이들. 머리와 목에 생긴 암의 전이와 관련된 림프절을 파악하는데 임상적으로 도움이 된다.

① 목뿔뼈의 몸통(Body of hyoid) ② 반지연골(cricoid cartilage) ③ 등삼각근(trapezius)(목의 뒤삼각의 뒤쪽 경계) ④ 속목정맥(internal jugular v.) ⑤ 빗장뼈(clavicle)

2.12 딴곳목장기와 목덩이(Ectopic neck viscera and neck lumps)

발생과정에서 목의 장기는 최종적 위치로 이동한다. 정상적인 위치이동이 되지 않으면 딴 곳에 위치하게 되거나 덤장기(additional viscera)(예; 혀갑상샘)가 되거나 잔유조직이 된다; 이동 경로에 대해 알고 있으면 신체검사나 수술을 할 때 딴곳장기(ectopic viscera)나 조직의 위치를 파악할 때 도움이 된다. 앞 목의 특정 덩어리(certain lumps)들은 장기의 이동 경로를 따라 발생학적 잔유조직이 자라나 생기기도 한다(그림 2.40).

예를 들어, 아래부갑상샘(inferior parathyroid glands)은 정상적으로 갑상샘의 아래로 이동하지만 온동맥갈림(common carotid bifurcation), 위/앞 가슴세로칸의 위, 가슴샘, 기관, 식도 선상 어디든 위치할 수 있다.

Level	위치	배액하는 부위
Level I	턱끝밑과 아래턱밑 림프절	턱, 혀끝과 앞쪽 혀의 대부분, 입의 앞쪽 바닥, 코안의 아래쪽, 단단입천장과 물렁입천장, 위턱과 아래턱의 이틀능선, 아랫입술, 선, 턱밑샘
Level II	위목정맥림프절; 머리뼈 바닥과 목뿔뼈 사이	코안, 인두, 후두, 바깥귀길, 중간귀, 혀밑샘
Level III	중간목정맥림프절; 목뿔뼈와 반지연골 사이	혀의 바닥, 편도, 후두, 후두인두, 코인두
Level IV	아래목정맥림프절; 반지연골과 목빗근 사이	후두인두, 목식도, 후두
Level V	뒤목삼각; 더부신경 아래쪽과 가로 목혈관들 주변의 림프절들	비인두, 입인두, 갑상샘
Level VI	기관앞, 후두앞, 기관옆 림프절	갑상샘, 후두덮개, 성대문밑; 조롱박우묵(오목)의 꼭지, 목식도

표 2.14 목의 림프절 층: 이 분류는 특히 머리와 목의 종양의 전이에 있어서 중요하다.

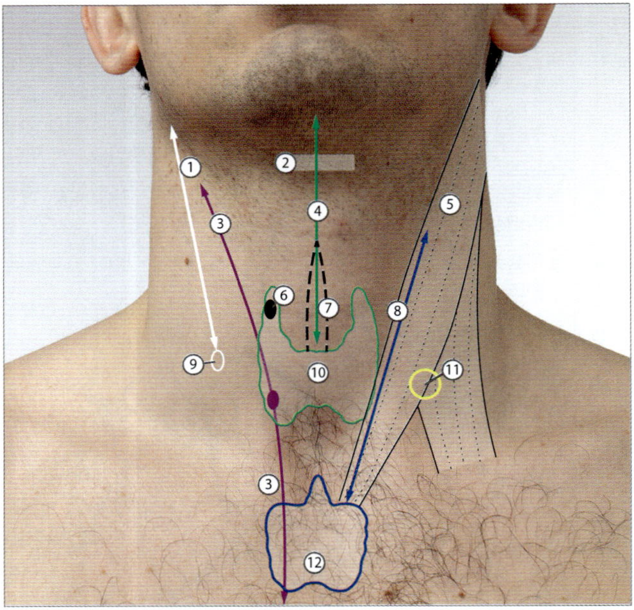

그림 2.40 발생학적 이동경로에 따른 앞 목의 덩이(neck lumps)와 덤장기(ectopic viscera)가 있을 수 있는 위치.

① 목물혹(cervical cyst) 또는 목(아가미)굴(cervical(branchial) sinus) 혹은 틈새(fistula)(하얀색 화살표)의 위치) ② 목뿔뼈의 몸통 ③ 아래부갑상샘(inferior parathyroid glands)이 있을 수 있는 위치의 범위(보라색 화살표; 일반적 위치는 보라색 타원) ④ 갑상샘이 내려가는 이동경로 갑상혀관물혹(thyroglossal duct cysts) 또는 딴곳갑상샘(ectopic thyroid tissue) 조직이 있을 수 있는 위치의 범위(초록색 화살표) ⑤ 목빗근(sternocleidomastoid) ⑥ 위부갑상샘의 일반적인 위치(까만색 타원) ⑦ 피라미드 갑상샘엽(pyramidal thyroid lobe) 혹은 잔류 갑상혀관(persistent thyroglossal duct) 위치(회색 점선) ⑧ 딴곳가슴샘조직(ectopic thymus tissue)이 있을 수 있는 곳의 범위(파란 화살표) ⑨ 목(아가미)굴 혹은 틈새 구멍의 일반적인 위치 ⑩ 갑상샘의 정상적인 위치(초록색 윤곽선) ⑪ 아가미 흔적기관의 일반적인 위치(common branchial vestige location) ⑫ 가슴샘의 정상적인 위치(파란색 윤곽선).

주석: 그림상에서 잘 보이게 하기 위해 딴곳조직(ectopic tissue)의 위치는 오른쪽과 왼쪽 중 한쪽만 표기되었지만(갑상샘을 제외하고) 오른쪽이나 왼쪽 중 어느 쪽이나 있을 수 있고 양쪽에 모두 있을 수도 있다.

가슴(Thorax)

chapter 3

가슴은 몸통의 위쪽 부분으로, 목과 배 사이를 말한다. 가슴은 갈비뼈, 갈비연골, 갈비사이근육, 피부, 근막, 12개의 가슴뼈로 이루어진 가슴벽으로 둘러싸여 있다. 가슴벽(thoracic wall)은 위가슴문(superior thoracic aperture), 아래로는 가로막까지인 가슴안(thoracic cavity)을 감싸고 있다.

가슴은 심장, 폐, 연관된 혈관과 신경, 식도, 가슴샘, 기관기관지계(tracheobronchial tree)를 포함한다. 가슴세로칸(mediastinum)은 가슴의 가운데 부위로 폐, 가로막, 등뼈, 위가슴문 사이에 위치한다.

기능(Function)

가슴벽(thoracic wall)은 팔의 근육들과 등, 배벽의 부착점으로서의 기능, 가슴장기들을 보호하는 기능, 숨을 쉬고 심장으로 정맥혈이 돌아오게 하는 기전을 돕는 기능을 한다. 가로막(diaphragm)과 갈비가로막오목(costodiaphragmatic recess)을 포함하는 가슴벽의 아래쪽은 몇 개의 배쪽 장기를 덮고 보호하는 역할을 한다(6장 참고).

변이(Variability)

이번 장에서 언급되는 표면 기준점들은 평균적인 사람이 똑바로 서서 편하게 숨 쉴 때를 기준으로 한다. 타진, 촉진, 청진, 초음파검사가 구조물들의 표면 위치를 가늠할 때 도움이 될 수 있음을 기억해야 한다. 표면 기준점들은 다음 변인들에 의해 달라질 수 있다:

- 자세와 그에 따른 중력에 의한 변화
- 질환(예: 폐 과다팽창)
- 숨을 깊게 들이쉬거나 뱉은 경우
- 체중

임상에서의 활용
새가슴(pectus carinatum)이나 오목가슴(excavatum)같은 가슴벽 기형에서도 가슴부위의 표면해부학 위치가 달라질 수 있다.

3.1 뼈 기준점, 관절, 연골

위가슴문(가슴입구) Superior thoracic aperture(thoracic inlet)

위가슴문은 앞아래쪽으로 비스듬한 가상의 평면으로 1번 갈비뼈, 1번 등뼈의 몸통, 목정맥구멍(목아래)패임으로 경계지어진다(그림 3.1). 구멍입구는 가슴 윗부분과 가슴세로칸(mediastinum)으로 열려있다. 7번 목뼈의 가시돌기(솟을 뼈)는 아래쪽에서 가장 튀어나와 있으며 1번 등뼈의 위에 있다.

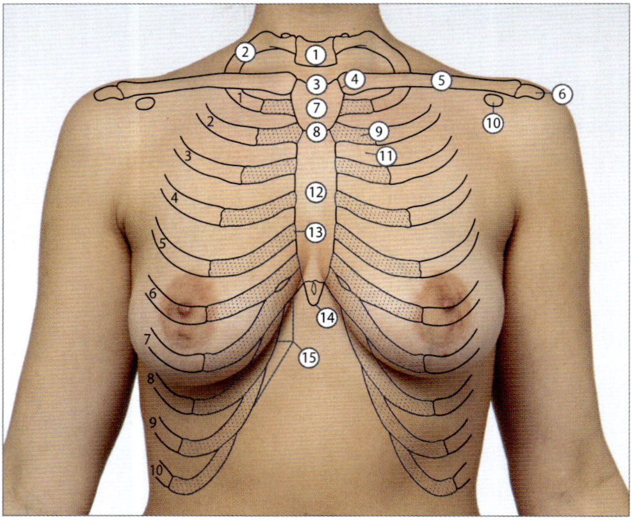

그림 3.1 앞가슴벽(anterior thoracic wall)의 뼈구조.

① 등뼈 1번(T1 vertebra) ② 1번 갈비뼈(1st rib) ③ 목정맥구멍(목아래)패임(jugular(suprasternal) notch of manubrium) ④ 복장빗장 관절(sternoclavicular joint) ⑤ 빗장뼈(clavicle) ⑥ 어깨뼈봉우리(acromion) ⑦ 복장뼈자루(manubrium) ⑧ 복장뼈각(복장자루관절)(sternal angle(manubriosternal joint),) ⑨ 두 번째 갈비사이 연골(2nd costal cartilage) ⑩ 부리돌기(coracoid process) ⑪ 두 번째 갈비사이 공간(2nd intercostal space) ⑫ 복장뼈 몸통(sternal body) ⑬ 복장갈비관절(sternocostal joint) ⑭ 칼돌기(xiphoid process) ⑮ 갈비모서리(활)[costal margin(arch)]

복장뼈(Sternum)

복장뼈는 정중선의 앞에서 만져지며(그림 3.1), 위에서 아래로 자루(sternal manubrium), 몸통, 칼돌기(xiphoid process)로 이루어져 있다. 복장뼈 자루의 목정맥구멍(목아래) 패임은 좌우 빗장뼈의 사이에서 만져진다. 패임의 뒤쪽으로 똑바로 만지면 정중선을 따라 있는 기관이 만져진다. 몸통은 길죽한 판모양 뼈로 자루의 아래에 있다. 칼돌기는 그 아래 있으며 배벽근육쪽으로 혹은 반대쪽으로 튀어나와 있기도 한다. 7번째 갈비연골이 칼돌기 가쪽에 있다. 복장뼈의 특정 부위들로 척추높이를 가늠할 수 있다(표 3.1).

빗장뼈와 부리돌기(Clavicle and coracoid process)

빗장뼈는 위쪽 가슴의 어깨봉우리와 복장뼈 사이에서 보여지고 만져진다(그림 3.1). 빗장뼈의 안쪽 끝은 목정맥구멍패임의 가쪽 경계이며 복장뼈 자루와는 돌출된 복장빗장 관절(sternoclavicular joint)로 연결되어 있다. 부리돌기(coracoid process)는 앞쪽을 가리키는 어깨뼈 돌출 부위로, 빗장뼈 가쪽에서 아래로 2cm 이내 위치에서 둥근 덩이 형태로 만져진다.

갈비뼈(Ribs)

갈비뼈는 뒤쪽에서 등뼈(thoracic vertebrae)와 연결되어 있으며(그림 3.2) 성인의 경우 앞아래쪽으로 가슴을 따라 휘어서 가슴벽 앞쪽의 갈비연골과 만난다(그림 3.1). 소아의

임상에서의 활용
복장빗장 관절은 쉽게 만져지고 위치를 파악하기 쉽지만, 위가슴세로칸(superior mediastinum)으로의 진입및 가슴막과 큰 혈관들의 손상을 방지하기 위하 이곳에서 흡인이나 주사 시술을 할 때 주로 CT 유도하에 시행한다.

복장뼈 구조물(sternal features)	척추높이
목정맥구멍(목아래)패임[Jugular(suprasternal) notch]	T2~T3
복장뼈각(복장자루관절) [Sternal angle(manubriosternal joint)]	T4~T5 위 절반
칼돌기(Xiphoid process)와 칼몸통 관절(xiphisternal joint)	T9

표 3.1 복장뼈 구조물과 그에 해당하는 척추 높이(그림 3.9 참고).

복장뼈 자루는 목정맥구멍패임부터 복장뼈각 사이이며 복장뼈 몸통은 복장뼈각과 칼돌기 사이이다.

경우 상대적으로 갈비뼈가 수평에 가까워 갈비뼈와 가슴, 윗배의 장기의 표면상의 위치가 좀 다르다(323쪽 참고). 갈비뼈의 경사에 대해서 알아두면 영상검사의 판독에 도움이 된다. 예: 아래가쪽으로 휘어 있는 갈비뼈의 뒷부분이 가장 잘 보인다(그림 3.3). 갈비뼈각은 등뒤에서 만져지며, 등뼈의 가시돌기로부터 몇 cm 가쪽에 있다. 갈비뼈각은 그 바로 가쪽에서 나오는 가쪽피부신경(lateral cutaneous nerves)과 혈관(lateral cutaneous vessels)들의 유용한 기준점이 되며 마취가 이루어지는 부위이기도 하다.

갈비뼈 번호를 제대로 세는 것은 기준점을 찾고 안전한 가슴쪽 시술을 할 때 중요하다. 갈비뼈 4번이 겨드랑이바닥(axillary floor)의 피부에서 만져지는 것을 기점으로 갈비뼈 4~10번은 중간겨드랑선에서 만져진다. 갈비뼈 10번은 갈비모서리

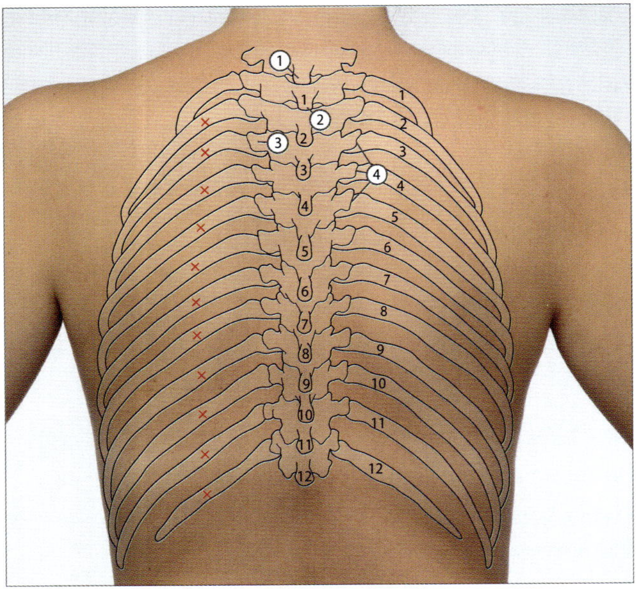

그림 3.2 뒤가슴벽(posterior thoracic wall)의 뼈구조

① C7 가시돌기(C7 spinous process) ② T1 가시돌기(T1 spinous process)

③ T3 가로돌기(T3 transverse process) ④ 갈비가로돌기 관절(costotransverse joints)

⊗ 갈비뼈각(rib angle). 1~12번 등뼈와 갈비뼈

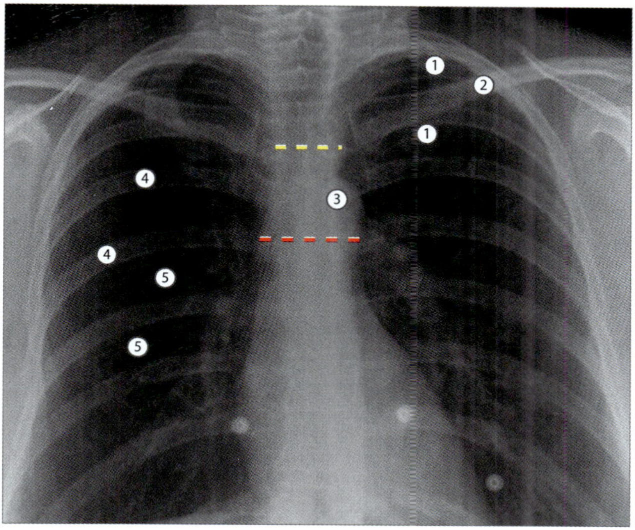

그림 3.3 뒤앞(PA) X선 가슴촬영.
① 1번 갈비뼈(1st rib) ② 빗장뼈(clavicle) ③ 대동맥활(aortic arch) ④ 갈비뼈의 뒷부분(posterior part of rib) ⑤ 갈비뼈의 앞부분(anterior part of rib) ⑥ 복장뼈면(sternal plane)(빨간점선). 목정맥구멍(목아래) 패임높이(노란 점선).

로 연결되어 있다. 갈비뼈 11, 12번의 그 끝이 갈비연골과 연결되어 있지 않아 가쪽은 떠있는(자유) 갈비뼈이며, 날씬한 사람의 경우 등쪽에서 만져지고 안쪽을 따라가며 만져보면 등뼈 11, 12번을 찾을 수 있다.

갈비연골과 갈비모서리(Costal cartilages and costal margin)

갈비연골(costal cartilages)은 1~10번 갈비뼈의 먼 쪽을 복장뼈 혹은 인접한 갈비뼈의 갈비연골과 연결한다(그림 3.1). 날씬한 사람의 경우 복장뼈 쪽에서 1~7번 갈비뼈의 척추복장연골(vertebrosternal)이 만져지므로 그 밑에 있는 구조물들의 좋은 기준점이 된다. 연골은 복장뼈를

> **임상에서의 활용**
>
> 가슴관삽입술을 위한 절개는 갈비뼈 5번 높이에서, 뒤쪽가슴세로칸이나 가로막의 시술을 위한 접근은 갈비뼈 6,7번에서 이루어진다.

향해 안쪽 혹은 위안쪽(superomedially)으로 지나며 영상검사에서 주행 방향이나 상대적인 투과도로 식별할 수 있다.

갈비 모서리(costal margin)(활)은 가슴우리의 떠있는 아래쪽 경계이며 7~10번 갈비연골의 먼 쪽 끝들로 이루어져 있다. 칼돌기의 아래가쪽에서 10번 갈비뼈를 따라 만져지며 배쪽 진찰을 할 때 좋은 기준점이 된다.

갈비사이 공간(Intercostal spaces)

갈비사이 공간은 인접한 갈비뼈와/혹은 갈비연골 사이이며 위에 있는 갈비뼈 번호를 기준으로 번호가 붙여진다(그림 3.1). 2번 갈비연골은 복장뼈각의 가쪽에 있어 갈비사이 공간의 번호를 세어나갈 때 기준점이 된다. 2번 갈비뼈의 위는 첫 번째 갈비사이 공간, 아래는 두 번째 갈비사이 공간이다.

3.2 근육(Muscles)

가슴의 근육들은 갈비뼈나 팔 혹은 둘 다를 움직인다(그림 3.4).

큰가슴근(pectoralis major)은 빗장뼈의 안쪽 절반, 1~6번 갈비연골, 그 높이의 복장뼈에 부착되어, 가쪽으로 가서 위팔뼈의 위쪽에 붙어 있다. 앞가슴벽에서 보이고 만져지며 부착되어 있지 않은 아래쪽 경계는 가슴의 꼬리를 따라 만져지는 앞겨드랑주름을 이룬다.

작은가슴근(pectoralis minor)은 큰가슴근의 속에 있으며 3~5번 갈비뼈의 빗장중간선에서부터 가쪽 빗장뼈 밑에서 만져지는 어깨뼈 부리돌기(coracoid process)까지 이어진다.

빗장밑근(subclavius)은 1번 갈비뼈와 빗장뼈 앞쪽 1/3의 아래면 사이에 있다. 빗장밑근은 빗장뼈와 빗장밑 혈관 사이에 있어 빗장뼈가 부러졌을 때 혈관의 손상으로부터 보호한다. 빗장밑근은 빗장아래 접근법으로 빗장밑 카테터 삽입을 할 때 손상될 위험이 있다.

갈비사이근(Intercostal muscles)은 각각의 갈비뼈사이 공간에 갈비뼈와/혹은 갈비연골 사이에서 부드럽게 들어가 있는 형태로 만져진다. 갈비사이근은 겉에서부터 속까지 바깥갈비사이근(external intercostal), 속갈비사이근(internal intercos

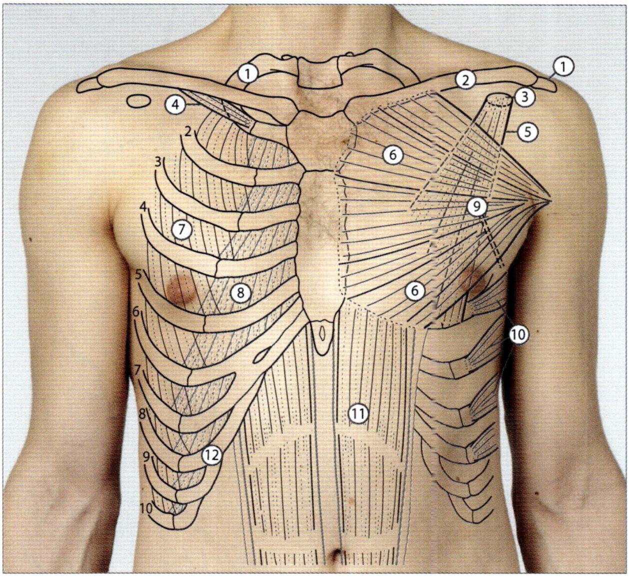

그림 3.4 가슴앞벽(anterior thoracic wall)의 근육들

① 어깨봉우리(Acromion) ② 빗장뼈(clavicle) ③ 부리돌기(coracoid process) ④ 빗장밑근(subclavius) ⑤ 작은가슴근(pectoralis minor) ⑥ 큰가슴근(pectoralis major) ⑦ 바깥갈비사이근(external intercostal muscle) ⑧ 바깥갈비사이막(external intercostal membrane) 밑의 속갈비사이근(internal intercostal muscle) ⑨ 그림 3.13b 초음파 사진의 탐촉자의 위치(검은 점선) ⑩ 앞톱니근(serratus anterior) ⑪ 배곧은근(rectus abdominis) ⑫ 갈비모서리(활)(costal margin(arch). 오른쪽 갈비뼈에만 번호표기

tal), 맨속갈비사이근(innermost intercostal)의 세 개의 층으로 이루어져 있다. 가슴관 삽입 등을 할 때 갈비사이근을 절개한다.

앞톱니근(serratus anterior)은 위 여덟 개의 갈비뼈주위에서 중간겨드랑선 까지 이어진 띠 형태로 어깨뼈의 아래를 지나 안쪽 면에 부착되어 있다. 일반적으로 아래 띠 다섯 개는 만져진다. 긴가슴신경에 손상을 입으면 이 근육이 마비되어 날개어깨뼈(scapula winging)를 유발한다.

배곧은근(rectus abdominis)은 한 쌍의 띠근육으로 두덩결합과 두덩뼈능선에서 칼돌기와 5~7번 갈비연골까지를 잇는다. 날씬한 사람의 경우 배곧은근의 구역들이 보인다. 바로 누운 상태에서 머리를 들고 목을 굽혀보게 함으로서 배곧은근의 기능과 근력을 검사해 볼 수 있다.

가로막(diaphragm)은 가슴우리의 아래 경계에 붙어 가슴안을 향해 위쪽으로 돔 모양을 이루고 있다. 편안하게 숨을 쉴 때 가로막의 돔(dome)은 오른쪽은 5번 갈비뼈 혹은 5번째 갈비사이 공간의 앞쪽에 닿고(그림 3.8) 왼쪽은 5번째 갈비사이공간 혹은 6번 갈비뼈의 앞쪽에 닿는다. 하지만 그 범위는 4번째 갈비사이 공간부터 갈비모서리까지 다양하다.

3.3 선과 주름들(Lines and folds)

수직선(Vertical lines)

가슴벽을 몇 가지 수직선으로 구분 지을 수 있다(그림 3.5, 3.6). 이 선들은 그 밑의 구조물들의 위치와 침습적인 술기를 할 때 안전지대를 한정하는 기준점이 되어준다.

- 빗장중간선(midclavicular line)은 빗장뼈 중간을 수직으로 지난다. 빗장중간선은 가슴과 배의 장기 위치들의 기준점이 되며 배의 구역을 나눌 때 사용된다.
- 앞정중선(midsternal line)과 뒤정중선(midvertebral lines)은 각각 몸 앞면의 정중선(정중면)과 뒷면의 정중선을 수직으로 지난다.
- 척추주위선(paravertebral line)은 척추가로돌기의 끝을 수직으로 이은 선이다.
- 어깨뼈선(scapular lines)은 어깨뼈의 아래각을 지나는 수직선이다.

겨드랑선과 주름들(Axillary lines and folds)

겨드랑선과 주름들은(그림 3.7) 신경, 림프절, 가슴조직의 위치를 파악하고 기구와 투관침을 삽입하는 곳을 설정하는 기준이다. 겨드랑이 주름은 가슴 진찰에서처럼 손을 허리에 짚고 팔을 저항해서 모았을 때 가장 잘 보이고 만져진다. 가슴 삽관은 긴가슴신경을 피하기 위해 앞겨드랑주름과 중간겨드랑선의 사이, 갈비가로막오목과 가로막아래 장기들을 피하기 위해 5번 갈비사이공간(4번 이하가 이상적)인 '안전 삼각' 혹은 '안전 지대' 안에서 이루어져야 한다. 갈비사이공간은

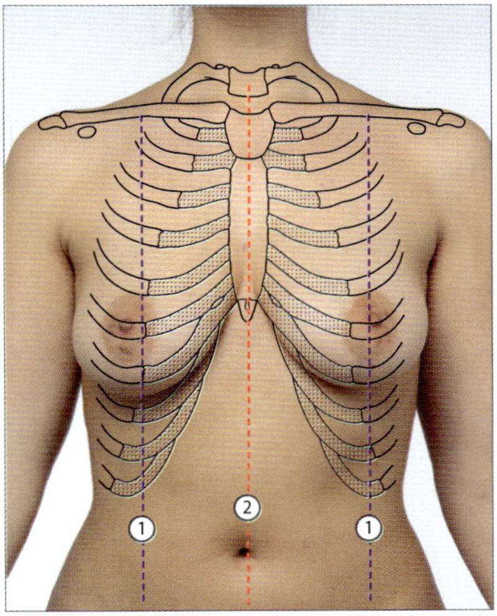

그림 3.5 앞가슴벽의 수직선들.

① 빗장중간선(midclavicular line)

② 앞정중선(midsternal line)(정중선 혹은 정중면)

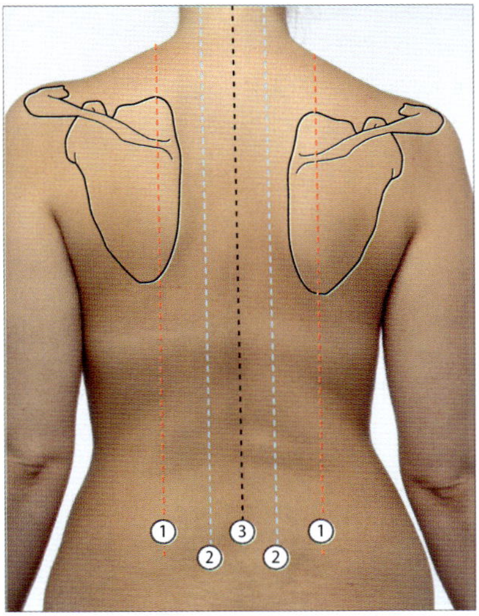

그림 3.6 뒤가슴벽의 수직선들.

① 어깨뼈선(scapular line)(어깨뼈의 아래각을 지남),

② 척추주위선(paravertebral line)(척추가로돌기들의 끝선을 지남)

③ 뒤정중선(midvertebral line)(정중선 혹은 정중면)

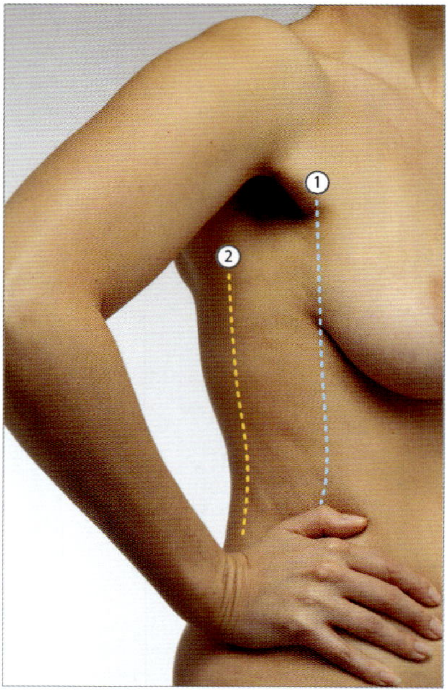

그림 3.7 가쪽 가슴벽(Lateral thoracic wall)의 겨드랑선과 주름들

① 앞겨드랑주름과 선(Anterior axillary fold and line)(파란점선)

② 뒤겨드랑주름과선(Posterior axillary fold and line)(노란점선)

> **임상에서의 활용**
>
> 앞가슴절개술을 할 때는 네 번째 갈비사이 공간에 복장뼈의 가쪽 경계에서 앞겨드랑쪽을 향해 절개하여 중간엽(혀모양엽)으로 접근할 수 있도록 한다.
>
> 뒤가슴절개술을 할 때는 네 번째 혹은 다섯 번째 갈비사이 공간에 앞겨드랑선에서 어깨뼈 아래로부터 3cm 이내 아래쪽까지 절개하여 허파문이나 식도에 접근할 수 있도록 한다.

앞가슴벽에서 위치를 파악한 다음에 가슴벽을 따라 겨드랑이 쪽으로 따라가며 위치를 잡는다(그림 3.8, 3.10). 원래는 뒤겨드랑주름이 안전삼각의 뒤쪽 경계였으나. 중간겨드랑선의 뒤를 절개하는 것은 긴가슴신경 손상의 위험 때문에 더 이상 권장되지 않는다.

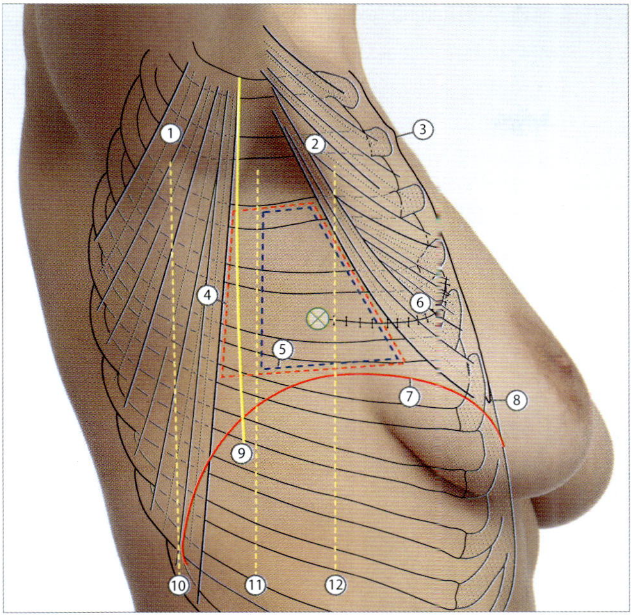

그림 3.8 가쪽 가슴벽: 안전 삼각(safe zone), 안전 지대(safe zone triangle)

① 뒤겨드랑주름(Posterior axillary fold) ② 앞겨드랑주름(anterior axillary fold) ③ 복장뼈각(sternal angle) ④ 가슴천자를 위한 전통적인 안전삼각의 경계(빨간 윤곽선) ⑤ 수정되고 권장되는 안전삼각의 경계(파란윤곽선) ⑥ 응급 가슴절개수술의 절개 위치 ⑦ 가로막(diaphragm)(오른쪽. 앞쪽으로는 다섯 번째 갈비사이공간의 높이) ⑧ 칼돌기(xiphoid process) ⑨ 긴가슴신경(long thoracic n.) ⑩ 뒤겨드랑선(posterior axillary line) ⑪ 중간겨드랑선(midaxillary line) ⑫ 앞겨드랑선(anterior axillary line) ⊗가슴관삽입술의 절개 위치(4번째 갈비사이 공간과 중간겨드랑선과 앞겨드랑 주름의 사이 영역)

중간겨드랑선(Midaxillary line)

중간겨드랑선은 가쪽가슴벽의 꼭대기에서부터 아래로 수직으로 그은 선이다. 허파의 아래 경계는 8번 갈비뼈의 중간겨드랑선 위에 위치하며, 갈비가로막오목(costodiaphragmatic recess)도 8번과 10번 갈비뼈 사이의 중간겨드랑선 위에서 복부장기 위에 넓게 가로놓여 있다.

앞겨드랑선과 주름(Anterior axillary line and fold)

앞겨드랑선은 앞겨드랑주름에서부터 아래로 수직으로 그은 선이다. 앞겨드랑주름은 앞겨드랑이벽의 부착 부위가 없는 아래 경계로, 가슴에서 위팔뼈까지 걸쳐있는 큰가슴근육의 아래가쪽 경계를 덮고 있는 가슴의 꼬리로 이루어져 있다. 진찰 중에 가슴의 꼬리와 이곳의 림프절들도 반드시 검사해야 한다.

뒤겨드랑선과 주름(Posterior axillary line and fold)

뒤겨드랑선은 뒤겨드랑주름에서부터 아래로 수직으로 그은 선이다. 뒤겨드랑주름은 뒤겨드랑벽의 부착 부위가 없는 아래 경계로, 가슴, 어깨뼈, 위팔뼈까지 걸쳐 있는 넓은등근의 아래 경계와 작은원근으로 이루어져 있다.

3.4 가슴세로칸(Mediastinum)

위치와 경계(Location and borders)

가슴세로칸은 가슴 안의 가운데 구역으로 허파 사이에 있다. 심혈관 구조물들을 주로 포함하고 있으며 이 구조물들은 표면에서 진찰하거나 영상검사로 확인될 수 있다. 가슴세로칸의 경계들은(그림 3.9):

- 앞으로는 복장뼈(sternum)
- 뒤로는 등뼈(thoracic vertebrae)
- 위로는 위가슴문(superior thoracic aperture)
- 아래로는 가로막(diaphragm)
- 가쪽으로는 가슴막에 싸인 허파(pleurae covered lungs)

위가슴세로칸과 아래가슴세로칸(Superior and inferior mediastinum)

복장뼈면(sternal plane)(T4~T5의 위쪽 절반; 주로 남성보다 여성에서 높게 위치)이 가슴세로칸을 위, 아래로 구분한다(그림 3.3, 3.9):

- 위가슴세로칸(superior mediastinum)은 위로는 가슴문(thoracic pinlet)의 위쪽 경계와 아래로는 복장뼈면, 앞으로는 복장뼈 자루, 뒤로는 등뼈 1~4번 사이에 위치한다. 큰 혈관들(great vessels), 대동맥활, 위대정맥(superior vena

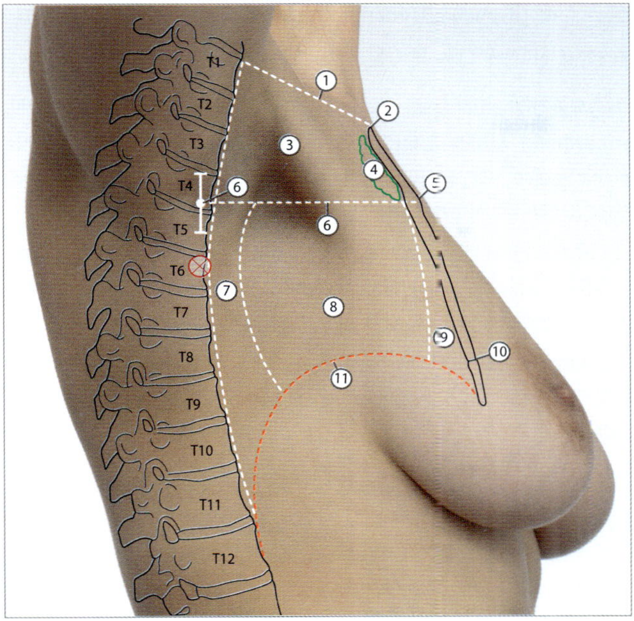

그림 3.9 가슴세로칸(mediastinum)을 옆에서 본 모습.

① 가슴문(thoracic inlet)의 평면 ② 목정맥(복장뼈위) 패임(jugular(suprasternal) notch) ③ 위가슴세로칸(superior mediastinum) ④ 잔류가슴샘조직(성인)(residual thymic tissue(adults)) ⑤ 복장뼈각(sternal angle)(복장자루관절)(manubriosternal joint) ⑥ 복장뼈면과 주로 위치하는 등뼈 높이의 범위(T4~T5의 위쪽)이 하얀색의 막대로 표시되어 있음(표3.5 참고)⑦ 뒤가슴세로칸(posterior mediastinum) ⑧ 중간가슴세로칸(middle mediastinum) ⑨ 앞가슴세로칸(anterior mediastinum) ⑩ 칼돌기관절(xiphisternal joint) ⑪ 가로막(diaphragm) ⑫ 기관과 허파동맥이 갈라지는 일반적인 척추높이

cava), 잔류 가슴샘조직(어른), 가슴샘(소아)를 포함한다.

- 아래가슴세로칸(inferior mediastinum)은 위로는 복장뼈면, 앞으로는 복장뼈 몸통, 아래로는 가로막 [칼몸통관절(xiphisternal junction) 이음부], 뒤로는 등뼈 5번(가끔 4번)~12번 사이에 있다.

앞, 중간, 뒤 가슴세로칸(Anterior, middle, posterior mediastinum)

아래가슴세로칸은 다시 세 부분으로 나뉜다:

- **앞가슴세로칸**(anterior mediastinum)은 복장뼈(sternum)와 섬유심장막(fibrous pericardium) 사이에 있다(그림 3.9 참고). 여기에 속가슴혈관들(internal thoracic vessel), 복장심장막인대(sternopericardial ligament), 성인의 경우 잔류 가슴샘 조직(residual thymic tissue)이 있을 수 있다.
- **중간가슴세로칸**(middle mediastinum)은 대부분 섬유심장막으로 둘러 쌓여 있다. 심장, 심장막안(pericardial cavity), 오름가슴대동맥(ascending thoracic aorta), 위대정맥(superior vena cava)의 아랫부분이 포함된다.
- **뒤가슴세로칸**(posterior mediastinum)은 섬유심장막과 아래등뼈, 가로막 사이에 위치한다. 식도, 내림대동맥(descending aorta), 가슴림프관(thoracic duct)이 포함된다.

체액과 혈액이 심장막 안에 모이면 심장막눌림증을 유발할 수 있다. 심장막천자는 심장막안의 체액을 빼내기 위해 시행된다. 바늘은 꼭지돌기 혹은 갈비모서리(활)의 바로 아래에서 왼쪽 어깨 쪽으로 똑바로 찔러 넣어야 가로막을 관통해 중간가슴세로칸의 심장막안에 진입할 수 있다.

3.5 신경혈관계와 림프계(Neurovasculature and lymphatics)

피부 분절(Dermatomes)

가슴의 피부 분절은 뒤정중선에서 앞정중선까지 가슴벽을 따라 감아돌아온다(그림 1.38 참고). 각각의 피부 분절은 그 밑의 갈비사이공간에서 나오는 척수신경의 지배를 받는다.인접한 피부 분절과 상당부분 겹친다. 앞가슴의 피부 분절 기준점은 다음과 같다:

- C: 어깨 위, 빗장뼈의 바로 아래
- T2: 복장뼈각(sternal angle)
- T4: 젖꼭지
- T6: 칼돌기(xiphisternum)

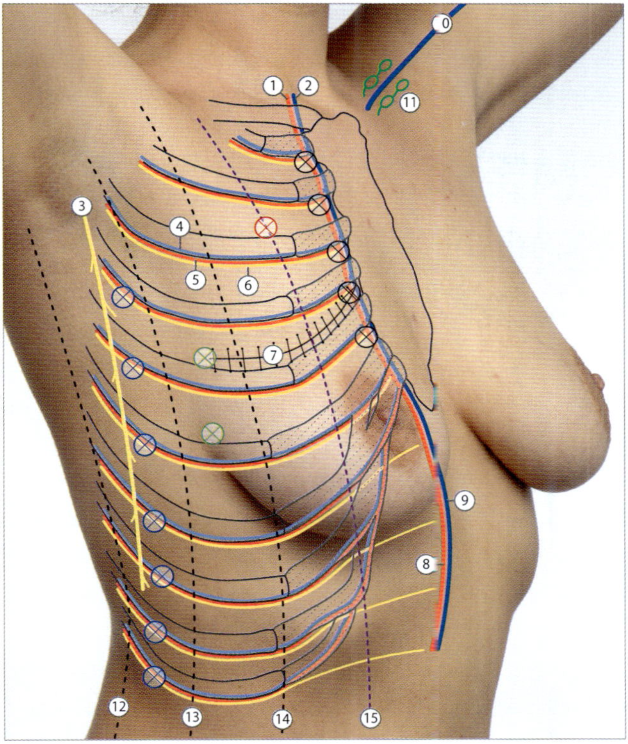

그림 3.10 가슴벽(Thoracic wall)의 신경혈관계.

① 속가슴동맥(Internal thoracic a.) ② 속가슴정맥(internal thoracic v.) ③ 긴가슴신경(long thoracic n.) ④ 갈비사이정맥(intercostal v.) ⑤ 갈비사이동맥(intercostal a.) ⑥ 갈비사이신경(intercostal n.) ⑦ 응급가슴관삽입술 시 절개 부위 ⑧ 위배벽동맥(superior epigastric a.) ⑨ 위배벽정맥(superior epigastric v.) ⑩ 노쪽피부정맥(cephalic v.) ⑪ 세모가슴 림프절(deltopectoral lymph nodes) ⑫ 뒤겨드랑선(posterior axillary line) ⑬ 중간겨드랑선(MAL)(midaxillary line) ⑭ 앞겨드랑선(anterior axillary line) ⑮ 빗장중간선(MCL)(midclavicular line) ⊗ 가쪽 피부신경과 동맥가지가 나오는 부위 ⊗ 앞쪽 피부신경과 동맥가지가 나오는 부위 ⊗ 긴장 공기가슴증에서 바늘을 삽입하는 위치(두번째 갈비사이공간, MCL) ⊗ 가슴관 삽입술시 절개부위(네번째 혹은 다섯번째갈비사이 공간, MAL과 앞겨드랑주름 사이).

갈비사이 신경혈관 다발(Intercostal neurovascular bundles)

주요 갈비사이 신경혈관 다발은 각각의 갈비사이 공간(intercostal space)의 갈비뼈 위, 속갈바사이근과 맨속갈비사이근(innermost intercostal muscles) 사이에 있다(그림 3.10). 다발은 위에서부터 아래로 정맥, 동맥, 신경순으로 이루어져 있고 침습적인 술기를 할 때 손상 받기 쉬워 감각저하, 갈비사이근의 마비, 혈액가슴(vertebrae posteriorly)을 발생시킬 수 있다. 더부 갈비사이 다발(accessory intercostal bundle)이 갈비뼈각과 뒤겨드랑선 사이에서 주다발로부터 갈라져 나와 갈비뼈 사이공간을 지나 아래 갈비뼈를 따라 주행하기도 한다. 갈비사이공간 절개를 할 때는 이 두 가지 다발의 손상을 피하기 위해 갈비뼈 위 경계의 바로 위를 절개해야 한다.

임상에서의 활용

가슴과 복부의 피부 분절 신경지배에 대해 알고 있으면 바깥가슴막과 갈비뼈(주로 외상)의 연관통과 대상포진(V.Zoster)에서 한 쪽에만 나타나는 피부발진의 분절에 대해 이해할 수 있다.

피부신경과 동맥(Cutaneous nerves and arteries)

- 갈비사이신경의 **가쪽피부가지**(lateral cutaneous branches)는 가쪽피부동맥과 함께 갈비뼈의 각과 중간겨드랑신선 사이에서 나와 중간겨드랑선에 가까워져서 여러 갈래로 얕게 나온다. 겨드랑이 부위의 앞톱니근의 면에 마취 주사를 하면 국소 신경차단이 가능하다.
- 갈비사이신경의 **앞피부가지**(anterior cutaneous branches)는 앞관통동맥(anterior perforating arteries)과 함께 갈비사이근과 큰가슴근(pectoralis major)을 복장뼈 가쪽 1cm 이내에서 통과하여 그 위의 조직으로 간다.

긴가슴신경(Long thoracic nerve)

긴가슴신경은 중간겨드랑선과 뒤겨드랑선 사이를 지나 8번 갈비뼈까지 아래로 주행한다. 앞톱니근의 표면에 있기 때문에 겨드랑이쪽의 수술, 가슴관삽입, 배액관삽입, 투관침 삽입 중에 손상되기 쉽고, 손상될 경우 날개어깨뼈(scapula winging)를 유발한다.

속가슴동맥과 정맥(Internal thoracic artery and vein)

속가슴동맥과 정맥은 앞가슴벽의 안쪽면에, 복장뼈의 가장자리에서 가쪽으로 1cm 이내에 있다. 동맥과 정맥 모두 아래를 향해가다 위배벽혈관(superior epigastric vessels)과 함께 배곧은근으로 들어가며 동맥조영술로 관찰 가능하다.

림프계(Lymphatics)

겨드랑이 림프절(Axillary lymph nodes)은 겨드랑이에 위치해 팔, 유방의 대부분, 배꼽위의 몸통벽의 림프액을 배액한다(그림 3.11). 림프액은 중앙, 꼭대기쪽으로 모여 빗장위 림프절로 배액된다.

림프절은 감염이나 악성종양에 의해 커질 수 있다. 겨드랑이 림프절들은 위치에 따라 검사하고 분류된다:

임상에서의 활용
갈비사이신경을 갈비뼈각 주위에서 마취하면 그 피부신경을 차단할 수 있다. 마취제는 갈비뼈의 아래의 갈비밑고랑(3 mm깊이, 머리쪽으로 20°비스듬하게)에 주사해야 한다. 더 깊게 찌르면 공기가슴증의 위험이 있다.

임상에서의 활용
복장뼈를 목정맥오목부터 칼돌기까지 중심선을 따라 가르는 것은(복장뼈절개술)속가슴혈관과 앞 피부 신경혈관에 손상을 주지 않으며 심장과 가슴세로칸에 접근하는 방법이다.

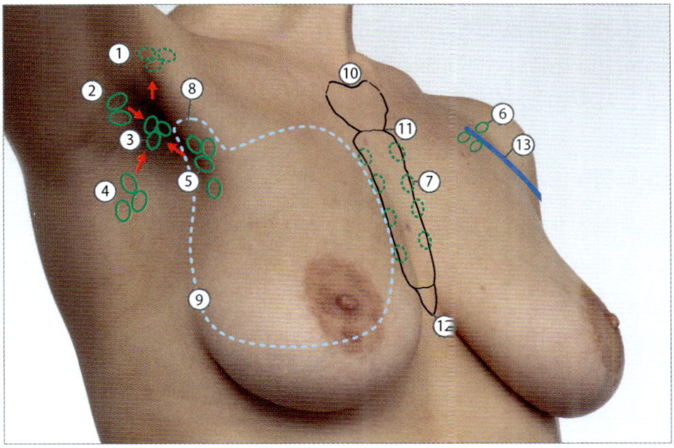

그림 3.11 겨드랑이와 가슴벽(thoracic wall)의 림프절들.

① 꼭대기 림프절(apical nodes) ② 가쪽(위팔)림프절(lateral humeral) nodes) ③ 중앙 림프절(central nodes) ④ 뒤(어깨뼈아래)림프절(posterior(subscapular) nodes) ⑤ 앞(가슴)림프절(anterior(pectoral) nodes) ⑥ 세모가슴 림프절(deltopectoral nodes) ⑦ 복장옆 림프절(parasternal nodes,) ⑧ 앞겨드랑주름과 유방의 겨드랑꼬리(axillary tail) ⑨ 가슴바닥의 경계 ⑩ 목정맥오목(jugular notch) ⑪ 복장뼈각/면 ⑫ 칼돌기(xiphoid process) ⑬ 노쪽피부정맥(cephalic v.)

- **가쪽(위팔)림프절**(lateral(humeral) nodes)은 앞 가장자리쪽으로 겨드랑정맥과 윗팔뼈 가까이에 위치한다.
- **앞(가슴)림프절**(anterior(pectoral) nodes)은 앞겨드랑주름의 안쪽 표면에 위치한다.
- **뒤(어깨뼈아래)림프절**[posterior(subscapular) nodes]은 뒤겨드랑선의 안쪽 표면에 위치한다.
- **중앙림프절**(central nodes)은 겨드랑이 지방 안에 있다
- **꼭대기림프절**(apical nodes)은 겨드랑이 꼭대기 높이, 1, 2번 갈비뼈 가까이에 있다.
- **복장옆림프절**(parasternal lymph nodes)은 앞가슴벽의 안쪽면에 속가슴동맥과 정맥을 따라 위치한다. 람프절들은 유방조직의 가운데 부분과 가슴벽과 배벽을 배액한다.
- **세모가슴림프절**(deltopectoral lymph nodes)은 세모가슴고랑(deltopectoral groove)안의 노쪽피부정맥(cephalic vein)을 따라 빗장뼈 바로 아래에 위치한다. 팔의 노쪽부분과 가슴벽과 유방의 앞가쪽의 림프액을 배액한다.

노쪽피부정맥(Cephalic vein)

노쪽피부정맥은 삼각근과 큰가슴근 사이의 세모가슴고랑(deltopectoral groove)을 따라 주행한다(그림3.10, 3.11). 세모가슴고랑의 위쪽 경계는 빗장뼈밑정맥에 카테터를 삽입하는 곳이며 팔이나 가슴의 염증, 유방암일때 커질수 있는 세모가슴림프절들이 있다.

3.6 장기(Viscera)

유방(Breast)

크기, 모양, 위치(Size, shape and position)

여성 유방의 크기, 모양, 위치는 다양하다. 하지만 가슴의 바닥(기저)는 큰가슴근과 앞톱니근의 앞, 위로는 2번 갈비뼈 아래로는 6번 갈비뼈(그림 3.12), 안쪽

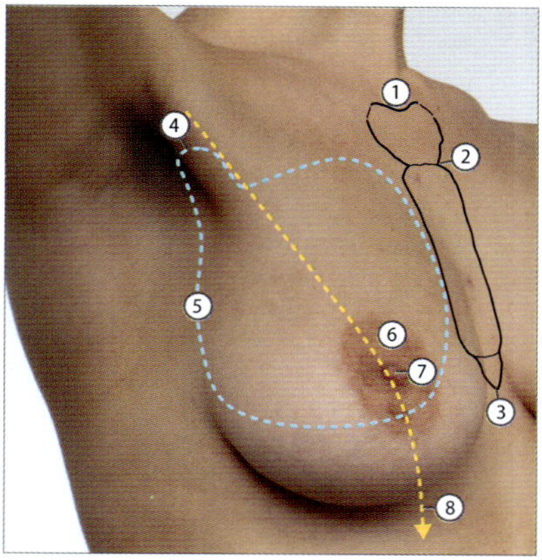

그림 3.12 여성의 유방.
① 목정맥(복장위) 패임(Jugular(suprasternal) notch)
② 복장뼈각(sternal angle)
③ 칼돌기(xiphoid process)
④ 유방의 겨드랑꼬리(axillary tail of breast)
⑤ 가슴 바닥의 경계
⑥ 젖꽃판(areola)
⑦ 젖꼭지(nipple)
⑧ 젖샘능선(유선)(mammary ridge (milk line))

으로는 복장뼈의 가쪽 경계, 가쪽으로는 중간겨드랑선으로 모두 동일하다. 유방의 겨드랑꼬리(스펜스 꼬리)는 겨드랑이쪽을 향해 위가장자리쪽으로 뻗어나가며, 유방진찰을 할 때 큰가슴근육의 아래 가장자리 경계를 따라 만져나가면 된다.

> **임상에서의 활용**
>
> 손으로 엉덩이를 누른 자세를 취해 큰가슴근을 수축시키면 유방이 움직이지 않는다. 만약 움직인다면 유방 밑 조직의 유착을 유발하는 질환을 의심할 수 있다(그림 3.12)

젖꽃판과 젖꼭지(Areola and nipple)

젖꼭지판은 젖꼭지 주변의 피부색이 진하고 융기된 부위이다(그림 3.12). 젖꼭지판은 땀샘과 젖꼭지피부기름샘(몽고메리 샘)으로 덮혀있고 여기에 염증이 발생하기도 한다.

남성의 젖꼭지는 4번째 갈비사이공간에 있으며 중간겨드랑선 근처에 있고 여성의 젖꼭지 위치는 연령, 가슴크기에 따라 다양하다. 여성의 젖꼭지에는 15~20개의 젖샘관 출구가 있으며 염증이 있거나 수유 중일 때 관찰된다.

> **임상에서의 활용**
>
> 과잉젖꼭지(supernumerary nipples)는 앞겨드랑이주름부터 젖꼭지를 지나 두덩뼈 결절까지에 이르는 젖샘능선(유선)을 따라 어디에나 있을 수 있다(그림 3.12).

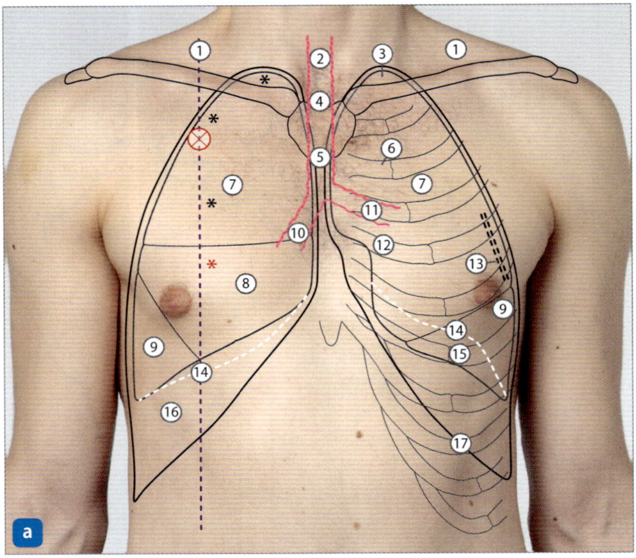

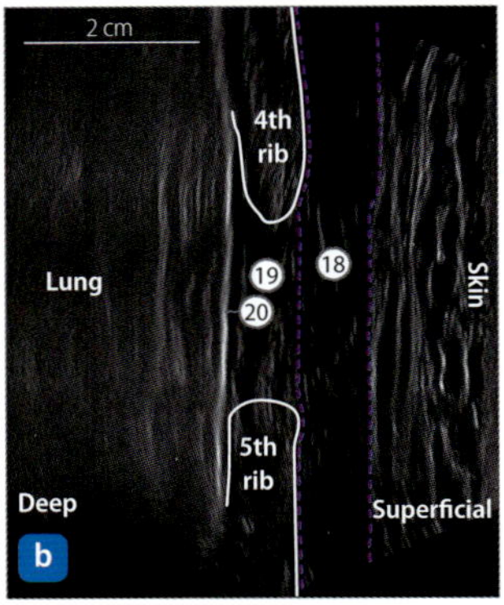

그림 3.13 앞면에서 폐와 가슴막의 기준점들.

① 빗장중간선(MCL)(Midclavicular line) ② 기관(trachea) ③ 허파꼭대기(lung apex) ④ 목정맥(목아래) 패임(jugular(suprasternal) notch) ⑤ 복장뼈각(sternal angle)/ 면; 기관갈림에서 3cm 이내 아래 ⑥ 두 번째 갈비연골(costal cartilage) ⑦ 허파의 위엽(superior lobe) ⑧ 중간엽(middle lobe) ⑨ 아래엽(inferior lobe) ⑩ 오른쪽 주기관지 ⑪ 왼쪽 주기관지 ⑫ 네 번째 갈비연골 ⑬ 초음파에서 탐촉자의 위치(b)(검은색 점선) ⑭ CT 영상에서 MCL에서의 폐의 아래 경계(흰색 선)(표 3.2) ⑮ MCL에서의 6번 갈비뼈(폐 아래 경계의 전통적인 위치) ⑯ 갈비가로막오목(costodiaphragmatic recess) ⑰ MCL에서의 8번 갈비뼈, ⑱ 큰가슴근(pectoralis major) ⑲ 갈비사이근(intercostal muscles) ⑳ 가슴막선(pleural line)(바깥쪽가슴막과 내장쪽가슴막)(초음파 사진에만 표기) ⊗ 긴장공기 가슴증에서 감압술을 할 때 바늘을 삽입하는 위치(두 번째 갈비사이공간, MCL) * 위엽(superior lobe), * 중간엽의 청진 위치(네 번째 갈비사이공간, MCL).

허파와 가슴막(Lungs and pleura)

가슴막과 갈비가로막오목(Pleura and costodiaphragmatic recess)

가슴막의 경계에 대해 알아두면 신체진찰을 할 때나 침습적인 치료를 할 때 가슴막의 손상으로 발생하는 공기가슴증(pneumothorax)을 예방할 수 있다. 허파를 감싸고 있는 두 개 층의 가슴막은 초음파로 관찰할 수 있다(그림 3.13). 내장쪽 가슴막은 허파의 표면을 감싸고 있으며 벽쪽가슴막은 가슴벽의 안쪽, 가로막의 위, 가슴세로칸의 표면을 덮고 있다. 갈비가로막오목(costodiaphragmatic recess)은 아래가슴벽과 가쪽가로막의 사이에 위치한다. 갈비가로막오목은 벽쪽가슴막(parietal pleura)과 내장쪽가슴막(visceral pleura)에 싸인 허파 아래 경계의 갈비뼈 두 개(혹은 갈비연골 두 개)만큼의 높이 차이 사이에 위치하고 있어 벽쪽가슴막으로 경계 지어진다.

허파와 가슴막의 경계들(Lung and pleural borders)

허파와 가슴막의 경계들은 가슴벽 상에서 그려질 수 있다(그림 3.13과 3.14). 허파꼭대기(lung apex)와 그를 덮고 있는 가슴막은 빗장뼈 가운데 1/3의 중간점 뒤에서 위로 2cm 이내(목뼈 7번의 척추뼈몸통 높이)에 있어서 중심정맥관을 삽입할 때 손상될 위험이 있다. 허파와 가슴막은 꼭대기에서부터 복장뼈각 높이까지 앞정중선을 향해 넓어진다. 오른쪽 허파와 가슴막은 6번 갈비연골 높이 아래까지 위치하고, 왼쪽의 경우는 심장에 공간을 내어줘야 하기 때문에 네 번째 갈비연골 높이에서부터는 가쪽으로 3~5cm 이내 지점에 위치하며 아래로 6번 갈비연골 혹은 6번 갈비뼈 높이까지 차지한다.

복장뼈 아래 높이에서 양쪽 허파와 바깥가슴막의 표면상의 위치는 가슴벽을 따라 뒤가쪽과 아래쪽으로 휘돌아가면서 갈라진다(표 3.2). 숨을 들이쉬었을 때 폐의 아래쪽 경계는 갈비가로막오목의 가장 낮은 지점(바깥가슴막의 반사점)의 위로 5cm 이상 올라가고, 복장뼈뒤에서는 갈비가로막오목과 떨어진다.

뒤로는 바깥가슴막과 폐가 함께 척추옆선을 따라서 위로 가다가 폐꼭대기에서 만나 표면상의 위치가 같아진다. 가슴막은 허파꼭대기와 뒤쪽에서는 12번 갈비뼈와 12번 등뼈의 아래쪽에서 가장 손상 받기 쉽다.

> **임상에서의 활용**
>
> 갈비가로막오목은 간과 콩팥 위에 가로놓여 있다. 그래서 조직생검이나 수술 중에 관통되면 공기가슴증을 유발할 수 있다. 바늘로 찌르기 전에 숨을 내쉬도록 하면 폐가 갈비가로막오목으로 부터 벗어나 공기가슴증의 위험을 줄일 수 있다.

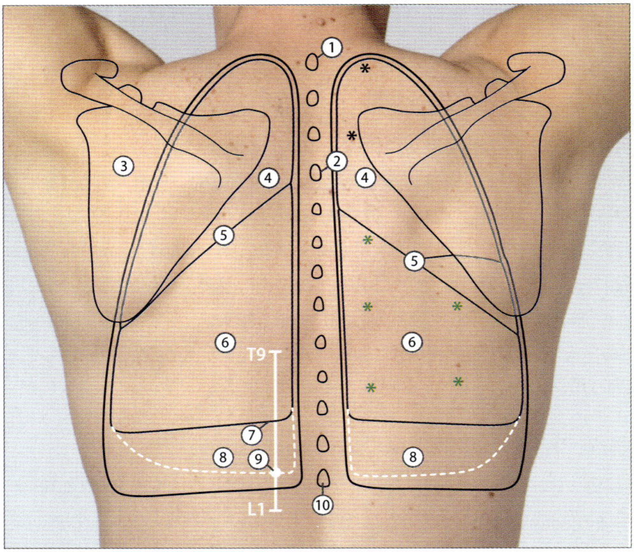

그림 3.14 뒤에서 본 허파와 가슴막(pleura)의 기준점들

① C7 가시돌기(Spinous process) ② T3 가시돌기 ③ 어깨뼈 ④ 허파의 위엽 ⑤ 빗틈새(oblique fissure) 대략적인 위치는 팔을 벌렸을 때 어깨뼈의 안쪽 경계 ⑥ 허파의 아래엽(Inferior lobe of lung) ⑦ 허파의 아래 경계의 척추옆선상에서의 전통적인 위치(T10 가시돌기) ⑧ 갈비가로막오목(costodiaphragmatic recess) ⑨ 허파의 아래 경계와 복장뼈옆 위치(T12)의 범위(T9~L1 척추몸통)는 막대로 표기(영상 기반) ⑩ T12 가시돌기(T12 spinous process) * 위엽 청진위치 * 아래엽 청진위치

바늘 감압술(Needle decompression), **가슴관삽입**(thoracostomy), **응급가슴절개술**(emergency thoracotomy). 공기가슴증(pneumothorax)에서 응급 감압술은 바늘로 두 번째 갈비사이 공간의 중간빗장선 위를 뚫음으로써 이루어질 수 있다(두 기준점 모두 촉진만으로 찾을 수 있다)(그림 3.10, 3.13)

감압을 위한 가슴관삽입을 위한 절개는 중간겨드랑선과 앞겨드랑주름 사이의 4번째 갈비사이공간인 수정된 안전 삼각 안에서 이루어 져야(그림 3.8, 3.10) 가슴신경의 손상을 피할 수 있다.

덜 위급한 가슴관의 삽입도 이 곳에서 시행된다. 절개나 바늘의 삽입은 갈비

	가슴막의 위치	허파의 위치	
		기존에 알려진	CT 영상 기반
빗장중간선	8번째 갈비연골	6번 갈비뼈	왼쪽: 5번 갈비뼈 혹은 5번째 갈비사이 공간 오른쪽: 6번째 갈비사이 공간 혹은 7번 갈비뼈
중간겨드랑선	10번 갈비뼈	8번 갈비뼈	–
어깨뼈선	12번 갈비뼈	10번 갈비뼈	–
척추뼈앞선	T12 가시돌기	T10 가시돌기	T12 척추몸통 혹은 바로 밑(T12 가시돌기); T9~L1 척추몸통 높이까지 다양

표 3.2 허파와 바깥가슴막(parietal pleura)의 표면상의 위치.
갈비가로막오목은 그 사이에 위치한다. 흡기 시(tidal breathing) 그 위치는 상당히 가변성 있음을 CT 에서 확인할 수 있다(그림 3.13–3.14).

사이공간의 경계가 되는 두 갈비뼈 중 아래쪽 갈비뼈의 바로 위에 시행하여 주신경혈관 다발의 손상을 피하도록 한다.

입원 전에 시행되는 응급가슴절개술은 왼쪽 혹은 오른쪽 4번째(더 권장) 혹은 5번째 갈비사이공간에서 처음 가슴관삽입 절개 위치에서부터 복장뼈쪽을 향해 이루어진다. 이는 심장(심장막 절개를 통해)과 허파, 큰 혈관들로의 접근을 가능하게 한다.

허파의 엽과 틈새(Lung lobes and fissures)

허파는 틈새(fissures)에 의해 엽으로 나뉜다. 정상적으로 오른쪽 허파는 세 개의 엽(위, 중간, 아래), 왼쪽 허파는 두 개의 엽(위, 아래)으로 이루어져 있다(그림 3.13~3.15). 호흡기 진찰은 각 엽의 여러 부위에서 이루어져야 한다. 청진 부위는 허파엽의 표면위치와 직접적으로 연관되어 있다. 갈비뼈 2~6번 사이에는 유방 조직이 있기 때문에(그림 3.11) 오른중간엽과 왼위엽의 혀구역은 4번째 갈비사이 공간 앞겨드랑선의 가쪽이나 중간빗장선(오른쪽의 경우만) 에서 가장 잘 들린다. 정상적인 경우 기관지 호흡음은 주기관지의 바로 위에서 들린다.

빗틈새(oblique fissure) 오른쪽 허파는 등뼈 3번의 가시돌기(4번 갈비뼈 목)부터, 왼쪽은 등뼈 4번 가시돌기(5번 갈비뼈 목)부터 6번 갈비뼈의; 중간겨드랑선을 지나 아래로 가서 오른쪽의 경우 6번째 갈비사이공간 혹은 7번 갈비뼈, 왼쪽의 경우 5번 갈비뼈 혹은 5번째 갈비사이공간의 중간빗장선(정중선의 7~8cm 가쪽)을 가로지른다. 팔을 벌린 상태에서 어깨뼈의 안쪽 경계선이 빗틈새의 대략적인 위치가 된다.

임상에서의 활용
겨드랑선상에서 갈비뼈와 갈비사이공간의 정확한 번호를 알려면 반드시 앞가슴벽에서 먼저 그 순서를 파악하고 겨드랑이쪽으로 따라 만져나가 알아내야 한다.

수평틈새(Horizontal fissure) 오른허파에는 수평틈새도 있으며, 복장뼈의 4번째 갈비연골에서부터 갈비뼈 5번 혹은 6번 밑의 중간겨드랑선 혹은 뒤겨드랑선 상에서 빗틈새와 교차할 때까지 이어진다.

임상에서의 활용
정중선으로부터의 기관지 치우침은 기관지를 한 쪽으로 당기거나(긴장공기가슴증/가슴막삼출/종양) 미는(허파섬유화/허파허탈) 병적인 상태를 의미할 수 있다. 이물질은 흡입한 경우에는 수직에 가깝고 짧고 넓은 오른주기관지로 넘어갈 가능성이 더 높다.

기관기관지수(Tracheobronchial tree)

기관은 목뼈 7번(목뼈 5번~등뼈 1번까지 다양) 높이에서 시작되어 아래쪽으로 반지연골을 지나 등뼈 6번의 위 절반, 복장뼈각 아래에서 3cm 이내에서 좌우 주기관지로 갈라진다(그림 3.13, 3.17). 기관은 목정맥(복장뼈위) 패임 위쪽의 정중선에서 만져진다. 오른주기관지는 왼쪽보다 수직에 아까운 모양으로 뻗어 나가 등뼈 5~7번 높이(3~5번 갈비연골)에서 허파문과 만나고 왼쪽은 상대적으로 수평에 가깝게 뻗어 나가 허파문에 연결된다. 기관기관지수 구조물의 위치를 알고 있으면 신체진찰과 영상 판독에 도움이 된다(그림 3.3, 3.16).

심장(Heart)

심장의 **경계**(heart borders) **심장**은 중간가슴세로칸에 있다(그림 3.17, 3.18) 앞가슴벽을 향해 돌출되어 있으며 네 개의 기준점 사이에 위치한다(표 3.3).

이 기준점들을 기준으로 보면, 오른쪽 위아래 점을 이은 심장의 우측경계는 우심방으로, 왼쪽 위아래 점을 이은 심장의 좌측 경계는 대부분 좌심실로 이루어져 있다. 심장의 아래 경계는 오른쪽 아래, 왼쪽 아래 점 사이이고 심장의 위경계는 오른쪽 위, 왼쪽 위 점 사이이다. 심장끝 박동은 왼쪽 아래 경계 위에서 만져질 수 있어 주로 심장끝의 위치를 가늠하는 기준점이 된다. 가쪽으로 치우친 심장끝 박동은 심장의 비대나 가슴세로칸의 전위 때문일 수 있다. 심장의 앞면은 우심

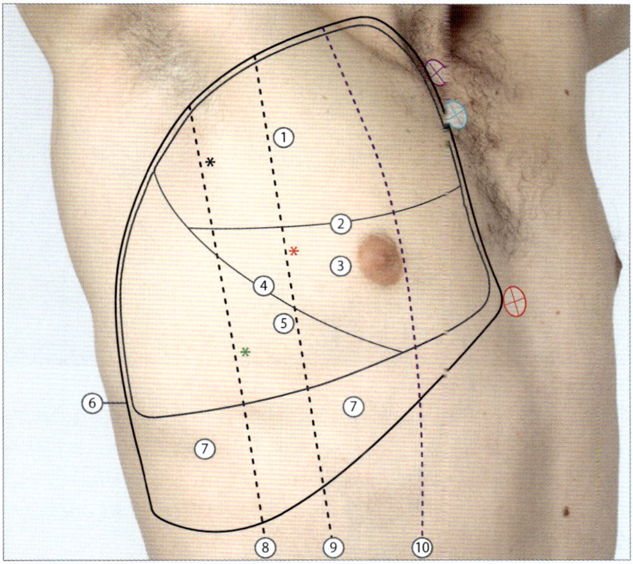

그림 3.15 오른쪽 허파와 가슴막의 표면상 위치.

① 허파의 위엽(Superior lobe) ② 수평틈새(horizontal fissure) ③ 중간엽(middle lobe) ④ 빗틈새(oblique fissure) ⑤ 아래엽(inferior lobe) ⑥ 벽쪽가슴막(parietal pleura) ⑦ 간위의 갈비가로막오목(costodiaphragmatic recess) ⑧ 중간겨드랑선(midaxillary line) ⑨ 앞겨드랑선(anterior axillary line) ⑩ 중간빗장선(midclavicular line) ⊗ 목정맥(복장위) 패임(jugular(suprasternal) notch) ⊗ 복장뼈각(sternal angle) ⊗ 칼돌기(xiphoid process) * 위엽의 청진 부위 * 중간엽의 청진 부위(4번째 갈비사이공간의 앞겨드랑선의 가쪽 혹은 빗장중간선의 앞쪽) * 아래엽의 청진 부위

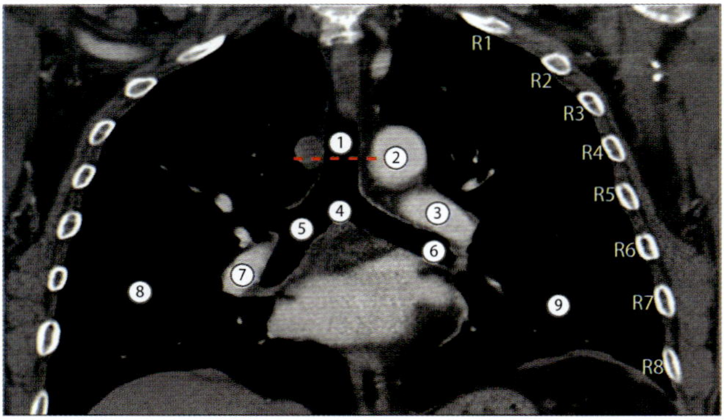

그림 3.16 가슴 CT의 관상면

① 기관(Trachea) ② 대동맥활(aortic arch) 복장뼈면 아래 1cm 이내에 대동맥오목이 있다. ③ 왼쪽 폐동맥(left pulmonary a.) ④ 기관융기와 기관지분기의 높이(복장뼈면 아래 3cm 이내) ⑤ 오른주기관지(right main bronchus) ⑥ 왼주기관지(left main bronchus) ⑦ 오른쪽 폐동맥(right pulmonary a.) ⑧ 오른허파(right lung) ⑨ 왼허파(left lung) R# 갈비뼈 번호(예: R1는 첫 번째 갈비뼈), 빨간 점선은 복장뼈면

방과 우심실, 아주 일부의 좌심실로 이루어져 있다. 심장에 손상을 주는 관통상은 심방과 심실 표면상의 위치와 복장뼈의 방어막 역할이 영향을 줘서, 우심실 > 좌실실 > 우심방 > 좌심방 > 순으로 손상되기 쉽다.

큰 혈관들(Great vessels)

큰 혈관들은 심장에 들어가거나 심장에 들어오는 큰 정맥과 동맥들이다(그림 3.17, 3.18)

대동맥(Aorta) 오름대동맥(ascending aorta)은 대동맥판에서부터 복장뼈 뒤에서(표 3.4) 위로 올라가 두 번째 오른쪽 복장갈비관절(sternocostal joint) 높이부터 오른쪽으로 휘어 대동맥활로 이어진다. 대동맥활의 대부분은 복장뼈자루 뒤에 있으며, 대동맥활의오목한 부분은 복장뼈면 아래 1cm 이내에 위치한다(표 3.5).

대동맥활은 뒤, 왼쪽으로 휘어 가장 높은 지점은 첫 번째 왼쪽 복장갈비관절 높이에 이르러 영상 검사에서 복장뼈의 왼쪽에서 대동맥 주먹결절(aortic knuckle)로 보이게 된다. 대동맥은 아래쪽으로 두 번째 왼쪽복장갈비관절에서 내림가슴대

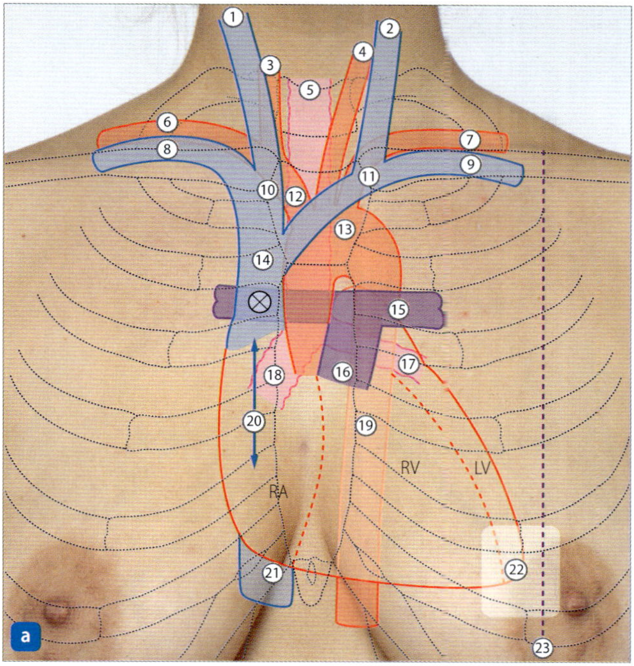

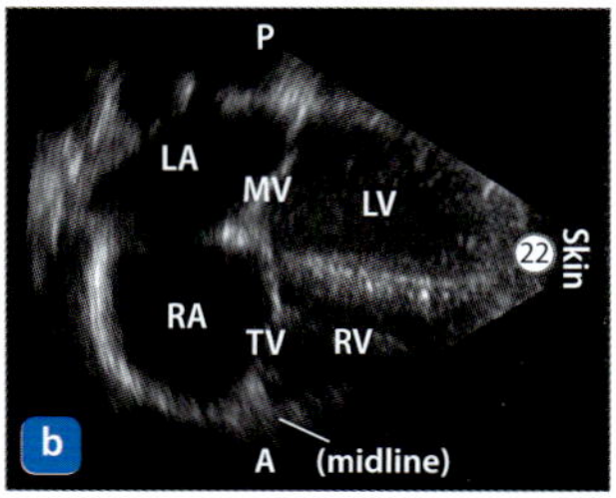

그림 3.17 심장과 큰 혈관들의 표면상 위치

① 오른속목정맥(right internal jugular v.) ② 왼속목정맥(left internal jugular v.) ③ 오른온목동맥(right common carotid a.) ④ 왼온목동맥(left common carotid a.) ⑤ 기관(trachea) ⑥ 오른빗장밑동맥(right subclavian a.) ⑦ 왼빗장밑동맥(left subclavian a.) ⑧ 오른빗장밑동맥(right subclavian v.) ⑨ 왼빗장밑동맥(left subclavian v.) ⑩ 복장빗장 관절(sternoclavicular j.) 뒤의 오른 팔머리정맥(right brachiocephalic v.) 형성부위 ⑪ 왼팔머리정맥(left brachiocephalic v.) ⑫ 팔머리동맥(brachiocephalic trunk) ⑬ 대동맥활(arch of aorta) ⑭ 위대정맥(SVC) 형성부위(superior vena cava(SVC) formation) ⑮ 왼허파동맥,(left pulmonary a.) ⑯ 폐동맥(pulmonary trunk) ⑰ 왼주기관지(left main bronchus) ⑱ 오른주기관지(right main bronchus) ⑲ 내림가슴대동맥(descending thoracic aorta) ⑳ SVC와 RA가 만나는 일반적인 위치(파란 화살표) ㉑ 아래대정맥(inferior vena cava) ㉒ 심장꼭지점의 일반적인 위치(하얀색 음영)와 극지점 박동이 느껴지는 부위와 초음파 탐촉자의 위치(b) ㉓ 중간빗장선(midclavicular line) ⊗ 홀정맥(azygous vein)이 SVC와 만나는 곳의 높이(복장뼈면 아래 2cm 이내). RA/LA, 우심방/좌심방; RV/LV, 우심실/좌심실; MV/TV, 이첨판/삼첨판, A 앞, P 뒤.

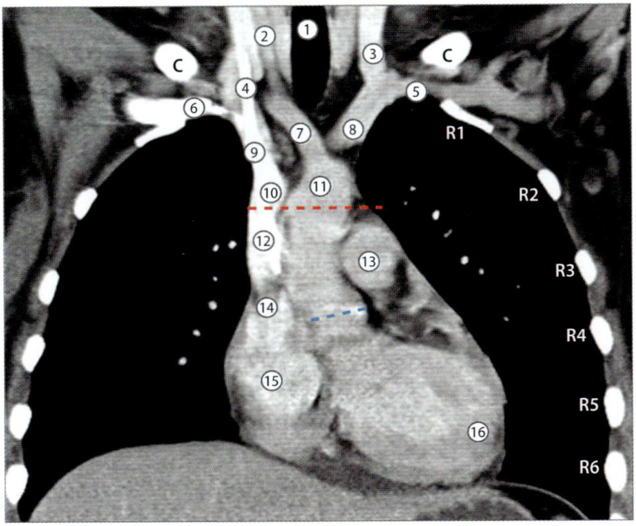

그림 3.18 심장과 큰 혈관의 CT의 관상면

① 기관(trachea) ② 오른온목동맥(right common carotid a.) ③ 왼속목정맥(left internal jugular v.) ④ 오른속목정맥(right internal jugular v.) ⑤ 왼빗장밑정맥(left subclavian v.) ⑥ 오른빗장밑정맥(right subclavian v.) ⑦ 팔머리동맥(brachiocephalic trunk) ⑧ 왼팔머리동맥(left brachiocephalic v.) ⑨ 오른팔머리동맥(right brachiocephalic v.) ⑩ 복장빗장 관절 뒤의 오른팔머리정맥 형성부위 ⑪ 대동맥활(aortic arch) ⑫ 위대정맥과 홀정맥 진입부위의 높이(복장뼈면 아래 2cm 이내) ⑬ 허파동맥갈림(복장뼈면 아래 3cm 이내)(pulmonary trunk bifurcation ⑭ 위대정맥과 우심방 연결부위(4~ 5번째갈비연골 높이) ⑮ 우심방(right atrium) ⑯ 좌심실, 복장뼈면(빨간색 점선), 대동맥판막(파란색 점선), C: 빗장뼈, R#, 갈비뼈 번호(예: R1 = 1번 갈비뼈).

동맥(descending thoracic aorta)으로 이어진다. 내림가슴대동맥은 등척추의 왼쪽 앞 가장자리를 따라 아래로 내려가다가 등뼈 11, 12번 척추몸통에서는 살짝 앞쪽으로 이동한다.

정맥(Veins) 속목정맥과 빗장밑정맥은 복장빗장관절 뒤에서 만나 좌우 팔머리정맥(brachiocephalic veins)을 이룬다(그림 3.17, 3.18). 좌우 팔머리정맥은 오른쪽 두 번째 갈비연골 혹은 첫 번째 갈비사이공간(전통적으로는 오른쪽 첫 번째 갈비연골이라고 알려진)의 뒤에서 합쳐져 위대정맥을 이루며 위대정맥은 아래로 내

기준점	표면 위치	방/구조물
위오른쪽	전통적으로는 복장뼈 가쪽 1cm 이내의 오른쪽 세 번째 갈비연골 CT 기반: 3~5번째 갈비사이공간; 중심정맥관 카테터의 끝이 이 높이에 있어야 한다.	위대정맥과 우심방의 연결부위
아래오른쪽	복장뼈 가쪽 1cm 이내의 오른쪽 6번 갈비연골	우심방과 아래대정맥의 연결부위
위왼쪽	복장뼈 가쪽 1cm 이내의 왼쪽 2번 갈비연골	좌심방 부속기와 폐동맥
아래왼쪽 – 심장 꼭대기	중간빗장선의 바로 안쪽 왼쪽 5번 갈비사이공간(갈비뼈 5~6번 범위)(중심선으로부터 9 ± 1cm(중간값 ± SD))	좌심실 꼭대기

표 3.3 앞 가슴벽의 심장 표면 위치(그림 3.17 참고).

판막(길이)	청진 부위	판막위치
대동맥판막(2.5cm)	복장뼈 바로 가쪽의 두 번째 왼쪽 갈비사이 공간	왼쪽 세 번째 갈비사이공간의 복장뼈 끝에서 오른 아래쪽으로 기울어 있음
이첨판(승모판)(3cm)	왼쪽 다섯 번째 갈비사이공간의 빗장 중간선(심장 꼭대기)	왼쪽 네 번째복장갈비 관절에서 오른 아래쪽으로 가파르게 기울어 있음
폐동맥판막(2.5cm)	복장뼈 바로 가쪽의 두 번째 왼쪽 갈비사이 공간	왼쪽 세 번째 갈비연골의 복장뼈 끝에서 오른쪽으로 수평하게 있음
삼첨판(4cm)	복장뼈 바로 가쪽의 네 번째 혹은 다섯 번째 왼쪽 갈비사이 공간	중심선의 네 번째 갈비사이공간 높이에서 오른 아래쪽으로 가파르게 기울어 있음

표 3.4 심장판막의 표면상의 위치와 청진 부위. 대동맥과 폐동맥은 판막위치로부터 위로 지나간다. 대동맥은 오른쪽 복장갈비 관절을 향해가고 폐동맥은 두 번째 갈비사이공간의 위를 지난다.

려가 복장뼈의 바로 가쪽, 오른쪽 3~5번째 갈비연골 높이에서 우심방으로 들어간다(표 3.3). 허파동맥은 허파동맥판에서부터 위로 올라가(표 3.4) 복장뼈면의 2~3cm 이내에서 두 갈래로 나뉜다.

심장판막과 청진 부위(Heart valves and auscultation points)

임상에서의 활용
심장판막과 그 사이를 흐르는 혈액은 심초음파를 통해 확인할 수 있다. 필요한 영상의 방향에 따라 탐촉자는 복장뼈 옆에, 심장 꼭대기에, 갈비뼈 밑에, 목정맥(복장위) 패임에 위치시켜 큰 혈관을 관찰한다.

정상 심장의 판막들은 대부분 복장뼈 뒤에 위치한다.(그림 3.19). 심장 소리는 혈류를 따라 이동하는 경향이 있으므로 판막의 청진 부위는 판막의 표면상 위치와 차이가 있다(표 3.4).

대동맥과 허파동맥의 시작 부위는 그 판막들의 표면상 위치에서 위쪽으로 지나며, 판막의 표면위치 끝에 수직한 두개의 평행하는 선으로 그려질 수 있다.

복장뼈각과 단면(Sternal angle and plane)

복장뼈각(루이스 각)은 복장뼈몸통과 복장뼈자루 사이, 복장자루관절(manubriosternal joint)에 있으며 수평한 복장뼈면의 기준점이 된다(그림 3.1). 복장뼈면은 목정맥(복장위) 패임 아래로 5cm 이내에서 수평한 경계로 만져지며 남성에서 더 두드러지게 만져진다. 신체 진찰에서나 영상검사에서 복장뼈면은 가슴벽 구조물, 등뼈, 가슴안 장기들의 유용한 표지 혹은 기준점이 되어준다. 전통적으로는 복장뼈면은 대동맥활이 시작되는 곳, 허파동맥의 위경계, 기관갈림의 표지점으로 여겨졌었다. 컴퓨터 단층 촬영 데이터들이 이 위치에 변이가 있음을 보여주었고 어떤 장기의 경우 평균 3cm 이내 만큼 복장뼈면의 아래에 위치하기도 하였다(그림 3.20). 복장뼈면은 주로 등뼈 4번에서 5번의 윗부분(등뼈 2번의 아랫부분에서 등뼈 6번의 아랫부분까지 다양)(그림 3.9)높이에서 척추를 가로지르며 이 위치는 주로 여성이 남성보다 높다.

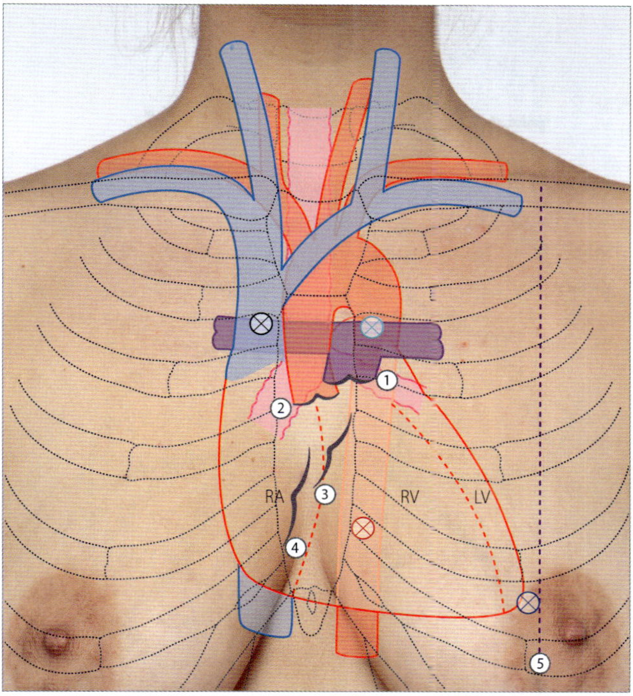

그림 3.19 심장 판막의 표면상 위치와 청진 부위.

① 폐동맥판막(Pulmonary valve)
② 대동맥판(aortic valve)
③ 이첨판(bicuspid(mitral) valve)
④ 삼첨판(tricuspid valve)
⑤ 빗장중앙선(midclavicular line)

판막음 청진 부위(Valve auscultation points:)
⊗ 대동맥판(aortic valve)
⊗ 폐동맥판막(pulmonary valve)
⊗ 삼첨판(tricuspid valve)
⊗ 이첨판(bicuspid/mitral valve)

구조물/평면	복장뼈면으로부터의 거리(의 범위); 척추 높이(의 범위)	그림
두 번째 갈비연골	복장뼈면에서 복장뼈몸통자루연골결합의 바로 가쪽	3.1
위가슴세로칸과 아래가슴세로칸 을 나누는 수평면	복장뼈면에서 수평으로 지나가 뒤로는 주로 4번 등뼈, 등뼈 4/5번 추간판혹은 위 5번 등뼈(최대 T2 아래쪽~L6 아래쪽까지 가능)	3.9
대동맥활의 오목면	• 면의 아래 1cm 이내(위 3cm 이내~아래 5cm 이내) • 척추 높이: T5(T3아래쪽~T6위쪽)	3.16, 3.17, 3.18, 3.19
위대정맥에 진입하는 홀정맥	• 면의 아래 2cm 이내(위로 1cm 이내~아래 6cm 이내) • 척추높이: T5(T4 아래쪽~ T7위쪽)	
폐동맥갈림	• 면의 아래 3cm 이내(0~6cm 아래) • 척추높이: T6(T4/T5추간판~T7/T8 추간판)	3.13, 3.16, 3.17, 3.18, 3.20
기관갈림	• 면의 아래 3cm 이내(복장뼈 면에서 8cm 이내 아래) • 척추높이: T6(T4 아래쪽 ~ T7 위쪽)	

표 3.5 복장뼈면(sternal plane)과 가슴 구조물들과 장기들의 위치적 관계(살아 있는 인체의 CT 정보에 기반한) '위쪽'과 '아래쪽'은 척추의 위 절반과 아래 절반을 말한다.

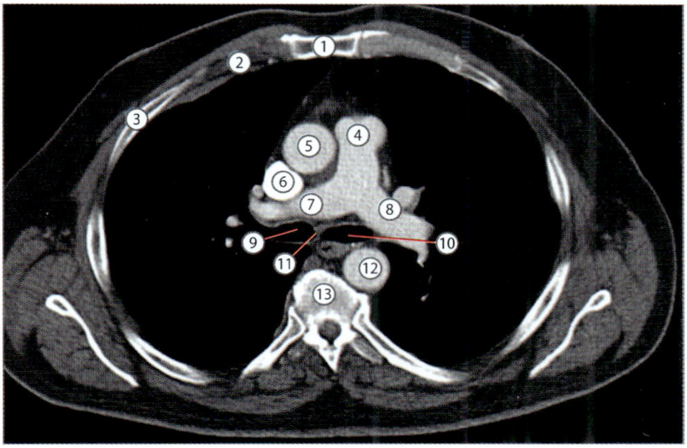

그림 3.20 복장뼈면(sternal plane)과 복장뼈각으로부터 3cm 아래의 단면 CT

① 복장뼈의 몸통 ② 두 번째 갈비뼈 사이 공간 ③ 세 번째 갈비뼈 ④ 폐동맥 갈림(의 수평적인 특성에 주목) ⑤ 오름가슴대동맥(ascending thoracic aorta) ⑥ 위대정맥(superior vena cava) ⑦ 오른허파동맥(right pulmonary a.) ⑧ 왼허파동맥(left pulmonary a.) ⑨ 오른주기관지(right main bronchus) ⑩ 왼주기관지(left main bronchus) ⑪ 기관융기(carina) ⑫ 내림가슴대동맥(descending thoracic aorta) ⑬ 등뼈 6번의 위쪽 절반(upper half of T6 vertebra)

팔(Upper limb)

chapter 4

팔은 위팔, 아래팔, 손으로 이루어져 있으며 몸쪽으로는 가슴이음대(pectoral girdle)와 어깨관절로 연결되어있다. 가슴이음대는 어깨뼈, 빗장뼈, 근육들로 이루어져 가슴벽의 겉면과 복장뼈와 연결된 운동관절 역할을 한다. 아래팔에서의 자쪽과 노쪽은 각각 안쪽과 가쪽을 의미한다.

구획(Compartments)

질긴 깊은 근막이 팔다리를 감싸며 근육사이막(intermuscular septa)을 통해 뼈에 부착되어 있어 구획을 이루고 있다(표 4.1). 사이막은 그 아래 뼈에 외과적으로 접근할 수 있는 면이 되어준다. 출혈이나 감염에 의해 구획 안의 압력이 높아지면(구획증후군) 통증, 다양한 정도의 창백함, 맥박소실, 감각이상, 마비가 특징적으로 나타난다.

4.1 가슴이음대, 어깨, 팔(Pectoral girdle, shoulder, arm)

뼈, 관절, 인대(Bones, joints and ligaments)

어깨뼈(Scapula)

어깨뼈는 가슴벽의 위뒤가쪽과 등뼈 2~7번 가시돌기 사이에 위치한다(그림 4.1, 4.2). 몇 가지 어깨뼈 경계와 구조물은 만져진다

구역	근막	구획과 근육사이막의 표면 기준점
위팔 (Arm)	위팔근막 (Brachial)	앞구획과 뒤구획; 두갈래근과 세갈래근 사이의 고랑에 위치한 근육사이막
아래팔 (Forearm)	아래팔근막 (Antebrachial)	앞구획과 뒤구획; 자뼈의 뒤쪽 경계와 위팔노근의 안쪽 경계 위의 근육사이막

표 4.1 팔의 근막과 구획(Fascia and compartments).

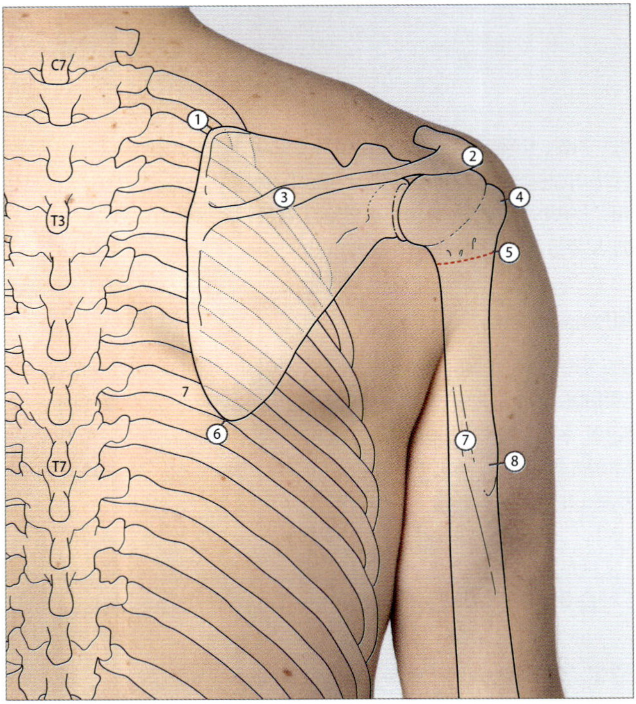

그림 4.1 가슴이음대(pectoral girdle), 어깨, 팔을 뒤에서 본 모습

① 어깨뼈 위각(Superior angle), ② 어깨뼈봉우리(acromion)의 각, ③ 어깨뼈가시(scapula spine)의 세모근결절(deltoid tubercle), ④ 위팔뼈의 큰결절(greater tubercle), ⑤ 위팔뼈의 외과적 목(surgical neck)(빨간 선), ⑥ 어깨뼈의 아래각(inferior angle), ⑦ 위팔뼈의 나선(노쪽)(spiral groove(radial)) ⑧ 세모근거친면(deltoid tuberosity)

- **부리돌기**(coracoid process)는 빗장뼈의 가쪽 1/3지점 아래 2cm 안쪽에서 근육 밑으로 만져지는 뼈의 튀어나온 부분이다. 부리돌기가 위팔뼈의 작은 결절과 충돌을 일으키면 국소 누름통증(tenderness)이 발생할 수 있다.

- **어깨뼈봉우리**(acromion)는 어깨의 위, 부리돌기의 가쪽에 있는 선반모양의 부분이다. 도드라진 어깨뼈봉우리 각(acromial angle)에서 어깨뼈의 가시와 뒤쪽에서 만난다.

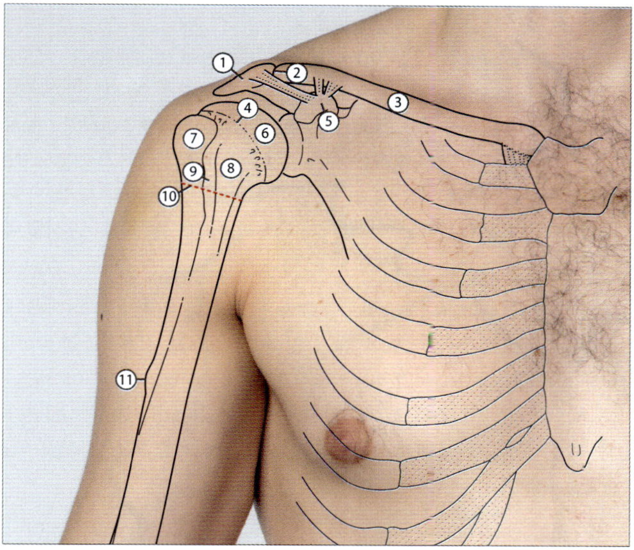

그림 4.2 가슴이음대, 어깨, 팔을 앞에서 본 모습.

① 뼈봉우리(acromion), ② 봉우리빗장관절(acromioclavicular joint), ③ 빗장뼈(clavicle), ④ 위팔뼈의 해부학적 목(anatomical neck), ⑤ 부리돌기(coracoid process), ⑥ 관절머리(articular head), ⑦ 큰결절(greater tubercle), ⑧ 작은결절(lesser tubercle), ⑨ 결절사이(두갈래근)고랑(intertubercular sulcus) ⑩ 위팔뼈 외과목(surgical neck), ⑪ 세모근거친면(deltoid tuberosity)

- 어깨뼈가시(spine)는 어깨뼈의 뒷면에 있는 위가쪽으로 올라가는 돌출 부위이다. 안쪽 끝은 등뼈 3번의 가시돌기 높이와 일치한다.
- 세모근결절(deltoid tubercle)은 어깨뼈가시 안쪽의 튀어나온 부위로 세모근 부착부위의 안쪽 경계의 기준점이다.
- 아래 각(inferior angle)은 겉으로 보이고 만져진다. 그 안쪽이 청진을 하는 삼각형 공간이다(그림 4.5, 5.13).

위팔뼈(Humerus)

몸 쪽 위팔뼈의 일부는 깊게 촉진하면 만져진다(그림 4.2). 위팔뼈 머리(humeral head)는 일반적으로 만져지지 않지만, 어깨관절이 탈구되면 어깨뼈봉우리 아래안쪽에서 만져진다.

- 외과적 목(surgical neck)은 어깨뼈봉우리 아래 5cm 이내에 있다. 세모근 아래에서 위팔뼈 머리에서 먼 쪽으로 갈 수록 좁아지는 형태로 만져지며, 위팔휘돌이 혈관(circumflex humeral vessels)과 겨드랑신경(axillary nerve)이 그 2±1cm(평균 ± 표준편차)(1~4cm 범위) 이내를 지나가기 때문에 기준점이 된다(표 4.2, 그림 4.7, 4.8). 수술이나 세모근 근육주사 시 혈관과 신경을 모두 잘 피해야 한다. 이 부위가 골절되면 겨드랑신경이 손상될 수 있다.
- 나선(노쪽) 고랑[spiral(or radial) groove]은 뼈몸통 뒤쪽을 따라 아래가쪽으로 패인 곳으로 노신경(표 4.2, 그림 4.7, 4.8)과 깊은팔동맥(profunda brachii artery)의 대략적인 위치이다. 고랑은 6.5cm 이내 길이이 며(그 중간이 세모근거친면) 안쪽으로는 안쪽위관절융기(medial epicondyle)에서 17~20cm 위 지점에서 시작해 가쪽으로는 가쪽위관절융기(lateral epicondyle)의 11~13cm 위 지점에서 끝난다.
- 작은 결절(lesser tubercle)은 몸쪽 위팔뼈의 앞안쪽 표면에 위치한다. 부리돌기의 가쪽에서 세모근 밑으로 만져진다
- 결절사이(두갈래근)고랑[intertubercular sulcus(bicipital groove)]은 어깨봉우리의 앞가쪽 경계의 아래에서 수직으로 패여 있다. 어깨를 안쪽으로 돌려서 작은결절을 만지면 찾는데 도움이 된다. 여기에 국소통증 혹은 누름통증이 있으면 두갈래근 힘줄염(bicipital tendonitis)을 의심할 수 있다. 주사부위는 어깨봉우리의 앞가쪽경계에서 아래로 2~3cm 이내이다.
- 큰 결절(greater tubercle)은 몸쪽 위팔뼈 가장 가쪽의 튀어나온 부분으로 어깨뼈봉우리의 아래가쪽에서 만져진다. 이곳에 국소 누름통증이 있으면 돌림근띠(rotator cuff) 손상을 의심할 수 있다.

빗장뼈(Clavicle)

빗장뼈의 가쪽 1/3은 곧은 반면 안쪽 2/3는 곡선 형태이다. 빗장뼈는 안쪽으로는 복장뼈자루(manubrium)(89쪽 참고)와 가쪽으로는 어깨뼈봉우리와 연결된다. 봉우리빗장관절은 탈구되거나 염증이 발생할 수 있다. 관절 주사는 앞, 뒤쪽에서 모두 가능하다. 관절면은 가쪽어깨봉우리에서 2~3cm 안쪽에서 세로방향으로 만져지고 어깨를 가쪽으로 돌리면 관절공간이 노출된다.

신경	표면상의 위치/경로
정중신경 (median)	위팔동맥과 같이 주행, 몸쪽에서는 위팔동맥의 가쪽에 있다가 먼쪽에서는 안쪽에서 나란히 주행
노신경 (radial)	위팔뼈의 나선(노쪽)고랑 2 ± 1cm 이나에서 주행. 아래로 내려가면서 고랑과 만나거나 47 ± 3%(40~50%)는 고랑과 만나고, 60± 3%(55~70%)는 고랑에서 벗어나고, 70 ± 5%(60~85%)는 팔 앞면에 들어가면서 70 ± 5%(60~85%) 어깨뼈봉우리와 위팔뼈 융기사이선을 연결
자신경 (ulnar)	위팔동맥의 뒤, 세갈래근의 앞에서 팔가운데를 지나며 먼 쪽으로 주행. 팔꿈치에 가서는 안쪽위관절융기 뒤를 지나가며 여기서 단단한 밧줄 형태로 만져지고 손상 받기 쉬움. 안쪽위관절융기와 팔꿈치머리 사이 고랑의 2cm 위에서 주사하여 마취할 수 있다.
겨드랑신경 (axillary)	몸쪽 위팔에서는 외과적 목에서 목에서 2 ± 1cm 이내 거리에서 뒤 가쪽으로 주행. 표면상으로는 어깨뼈봉우리의 뒤쪽 모서리 아래 5 ± 0.5cm(4~5.5cm), 앞쪽 모서리에서 6 ± 0.5cm(5~7cm) 거리에 위치. 근육주사나 뒤로 접근하는 어깨시술 시 건드리지 않도록 주의해야 함.
근피부신경 (musculocutaneous)	위팔두갈래근 밑을 따라 아래로 가다가 팔꿈치에서 몸쪽으로 2cm 이내 거리에서 팔꿈치 가쪽 경계에서 빠져 나옴. 앞으로 접근하는 어깨 시술시 건드리지 않도록 주의해야 함

표 4.2 팔신경얼기(brachial plexus)의 주요 가지들. 수치들은 평균값 ± 표준편차(그림 4.7, 4.8 참고).

어깨 관절(Shoulder joint)

어깨관절 공간(shoulder joint space)은 어깨봉우리와 부리어깨봉우리인대(coracoacromial ligament) 아래에 있으며 관절을 덮고 있는 부리돌기 아래 3cm 이내 지점까지 이어져 있다(그림 4.3, 4.4). 이 위치를 알고 있어야 관절천자나 주사시술이 가능하다. 바늘은 만져지는 부리돌기의 아래에서 위가쪽을 향해 찌르거나 봉우리각의 아래안쪽 2cm 지점에 삽입해 부리돌기 쪽으로 찌를 수도 있다.

> **임상에서의 활용**
>
> 빗장뼈는 부위별로 가운데 1/3 > 가쪽 1/3 > 안쪽 1/3 순으로 골절이 잘 일어난다.

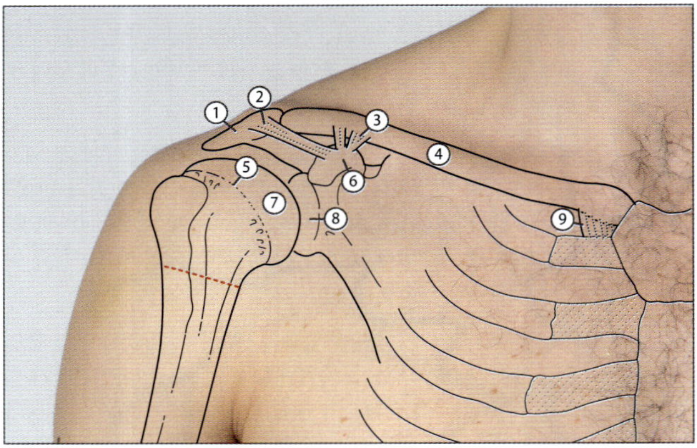

그림 4.3 어깨관절과 앞가슴이음대(anterior pectoral girdle)의 인대들

① 어깨봉우리(Acromion), ② 부리어깨봉우리인대(coracoacromial ligament) ③ 부리빗장인대(coracoclavicular ligaments)(마름모(trapezoid)인대와 원뿔인대(conoid) ④ 빗장뼈(clavicle), ⑤ 위팔뼈의 해부학적 목(anatomical neck), ⑥ 부리돌기(coracoid process), ⑦ 위팔뼈머리(humeral head), ⑧ 어깨뼈의 관절오목(glenoid fossa). ⑨ 갈비빗장인대(costoclavicular ligament)

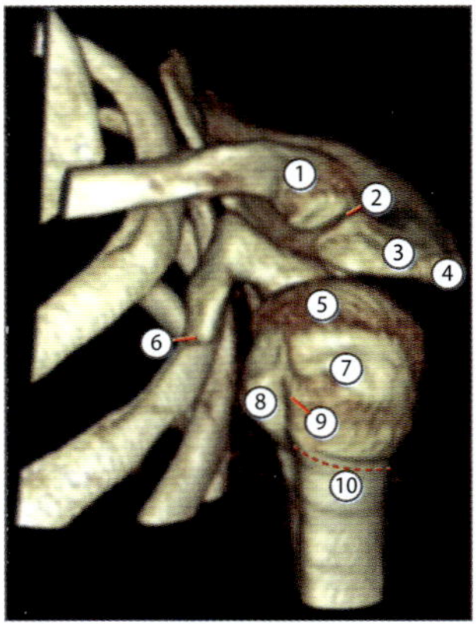

그림 4.4 어깨 앞쪽의 3D CT 영상.

① 빗장뼈(Clavicle)
② 봉우리빗장관절(acromioclavicular joint)
③ 어깨봉우리(acromion)
④ 붕우리각(acromial angle)
⑤ 위팔뼈머리(humeral head)
⑥ 부리돌기(coracoid process)
⑦ 큰결절(greater tubercle)
⑧ 작은결절(lesser tubercle)
⑨ 결절사이(두갈래근)고랑(intertubercular sulcus)
⑩위팔뼈의 외과적 목(surgical neck)(빨간색 선)

인대(Ligaments)

빗장뼈와 어깨뼈는 강한 인대들로 연결되어 있다(그림 4.3). 그 중 몇 개는 부착 부위 사이를 깊게 누르면 만져지며 외상이나 과부하로 인해 손상 혹은 파열되는 위치이기도 하다:

- 갈비빗장인대(costoclavicular ligament)는 빗장뼈의 안쪽과 첫번째 갈비연골을 연결한다. 빗장밑정맥관(subclavian venous catheters)을 너무 안쪽에 삽입하면 이 인대에 의해 눌릴 수 있기 때문에 인대의 가쪽으로 삽입하는 게 좋다.

- 부리빗장인대(coracoclavicular ligaments)는 마름모(trapezoid) 부분과 원뿔(conoid) 부분으로 이루어져 있으며 부리돌기와 빗장뼈 아랫면을 각각 빗장뼈 가쪽 끝에서 3cm 이내, 4.5cm 이내 위치에서 연결시킨다. 봉우리빗장관절이 탈구될 때 파열되기 쉬운 인대이다. 빗장뼈 가쪽 1/3에서 발생한 골절은 부리빗장인대를 기준으로 그 위치에 따라 나뉠 수 있다(Neer 분류); 1형 골절: 인대 가쪽, IIa형 골절: 인대 안쪽, IIb 형 골절: 인대 사이

- 부리어깨봉우리인대(coracoacromial ligament)는 부리돌기와 어깨봉우리를 연결해 부리어깨봉우리활(coracoacromial arch)을 이루며 세모근(deltoid) 밑에서 만져진다. 부리어깨봉우리활은 가시위근(supraspinatus)의 부딪힘이나 마모, 봉우리밑주머니의 위치 기준점이기도 하다.

근육, 힘줄, 특징적 부위(Muscles, tendons and regions)

어깨 근육(Shoulder muscles)

돌림근띠(rotator cuff muscles)는 어깨관절을 지지하며, 어깨뼈와 몸쪽 위팔뼈 사이를 지나는 네 개의 근육으로 이루어져있다(그림 4.5). 이 근육들은 다치기 쉬우므로 그 위치를 알고 있으면 어깨통증의 원인을 파악할 때 도움이 된다.

- 가시위근(supraspinatus)은 어깨뼈가시 위에서 부리어깨봉우리활 아래를 지나 큰결절의 위쪽 표면에 가서 붙는다. 돌림근띠 중에 가장 자주 손상되는 근육이다.

- 가시아래근(Infraspinatus)은 어깨뼈가시의 아래에서 큰결절의 뒤위쪽 표면으로 간다.

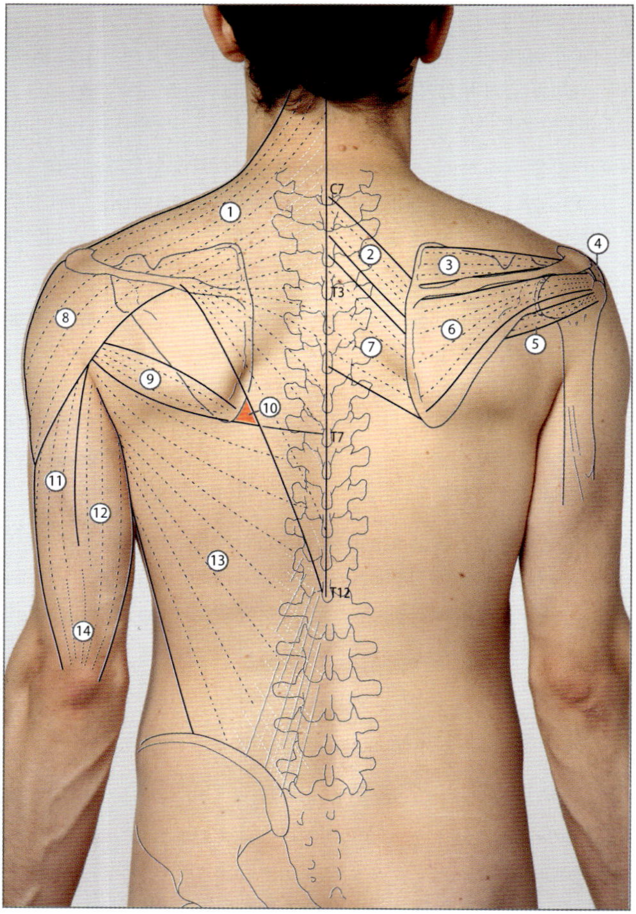

그림 4.5 어깨뼈, 어깨, 돌림근띠(rotator cuff)의 근육들

① 등세모근(Trapezius), ② 작은마름근(rhomboid minor), ③ 가시위근(supraspinatus), ④ 가시위근 힘줄(supraspinatus tendon), ⑤ 작은원근(teres minor), ⑥ 가시아래근(infraspinatus), ⑦ 큰마름근(rhomboid major), ⑧ 세모근(deltoid), ⑨ 큰원근(teres major), ⑩ 청진 삼각(주황색)(triangle of auscultation), ⑪ 세갈래근 가쪽갈래(triceps lateral head), ⑫ 세갈래근 긴갈래(triceps long head), ⑬ 넓은등근(latissimus dorsi), ⑭ 세갈래근힘줄(triceps tendon)

- 작은원근(teres minor)은 어깨뼈의 가쪽 경계에서 큰결절의 뒤아래쪽 표면으로 간다.
- 어깨밑근(subscapularis)은 어깨뼈의 앞에서 시작하기 때문에 작은결절 부착부위에서 만져진다.

가시위근육은 부리어깨활에서 봉우리밑윤활낭(subacromial bursa)을 통해 갈라져 나온다. 가시위근육과 봉우리밑윤활낭은 충돌을 일으키거나 마모되는 경우가 많아 어깨 통증을 유발하고 이 때 봉우리위팔고랑(acromiohumeral sulcus)을 누르면 강한 통증이 느껴진다. 윤활낭염은 스테로이드 주사로 치료 할 수 있다. 바늘을 가쪽 봉우리의 중심점 아래 2cm 이내 지점에 지른 다음 앞안쪽을 향해 봉우리 위를 미끄러지듯이 3~5cm 진입시킨다.

큰원근(teres major)은 어깨뼈 가쪽 경계의 아래각에서부터 위가쪽을 향해 겨드랑이까지 연결되어 만져지며, 뒤 겨드랑주름의 일부를 구성한다.

어깨세모근(deltoid)은 어깨뼈가시, 어깨뼈봉우리, 가쪽 빗장뼈에 부착되어 있으며 근섬유들은 위팔뼈 가쪽의 중간쯤에 위치한 세모근거친면(deltoid tuberosity)에 모여 붙는다. 어깨세모근은 어깨를 둥글게 감싸며 어깨의 탈구, 겨드랑신경 손상으로부터 보호하는 역할을 한다.

등의 표면 바깥 근육층(Superficial extrinsic muscle layer of the back)

등세모근(trapezius)은 등과 목을 덮고 있는 크고 편평한 삼각형의 근육이다. 머리뼈의 뒤부터 목덜미인대, 등척추뼈(thoracic vertebral spines)를 지나 어깨뼈가시, 어깨뼈봉우리, 빗장뼈의 가쪽 1/3에 부착되어 있다. 등세모근의 위쪽 경계는 뒷목에서 보이고 만져지며 아래가쪽으로 향한다.

넓은등근(latissimus dorsi)은 등 표면의 크고 편평한 근육으로 아래 등뼈 여섯개와 갈비뼈, 등허리근막(thoracolumbar fascia), 엉덩뼈 능선(iliac crest)에 부착되어 위팔뼈의 작은결절에 연결되어 있다. 넓은등근의 가쪽 경계는 뒤겨드랑주름을 이루며(94쪽 참고) 아래로는 엉덩뼈 능선까지 연결되어 있다.

작은마름근(rhomboid minor)과 큰마름근(rhomboid major)은 등세모근의 속에 있으며 작은마름근은 목뼈 7번~등뼈 1번, 큰마름근은 등뼈 2~5번 가시돌기와 어깨뼈 안쪽 경계를 연결한다. 어깨뼈를 뒤로당기면 수축된 마름근을 만질 수 있다.

팔 근육(Arm muscles)

세갈래근(triceps brachii)은 팔 뒤쪽에 위치한다(그림 4.5). 세갈래근의 가쪽갈래(lateral head)는 팔의 위가쪽에, 긴갈래(long head)는 위중간에 있으며 둘 다 어깨세모근의 속에서 지나간다. 중간갈래(medial head)와 가쪽갈래는 각각 위팔뼈 뒷면 나선(노쪽) 고랑의 아래안쪽, 위가쪽에 붙어 있다. 노신경(radial nerve)은 중간갈래와 가쪽갈래의 사이에 있어 쉽게 찾을 수 있다. 세 개의 갈래 모두 먼쪽에서는 넓은 세갈래힘줄로 모여 자쪽 팔꿈치머리에 부착되어 있으며 만져진다. 이 힘줄을 두드려서 7~8번 목뼈 신경 반사를 검사할 수 있다.

두갈래근(biceps brachii)은 위팔 앞쪽의 불룩하고 둥근 알통이다(그림 4.6). 짧은갈래(short head)는 부리돌기부터, 긴갈래 힘줄은 결절사이고랑(intertubercular sulcus)을 따라가는데 여기에서 마모나 염증으로 인한 통증이 발생하기도 한다. 마모나 염증의 악화로 힘줄이 파열되면 근육이 팔꿈치 쪽에 가서 모이게 된다(포파이 변형). 먼쪽에서 두갈래근 힘줄과 널힘줄은 팔 오금을 지나간다. 두갈래근 힘줄을 두드려 5~6번 목뼈 신경반사를 검사할 수 있다.

빗장아래오목(infraclavicular fossa)과 **세모가슴 삼각**(deltopectoral triangle) 빗장아래오목은 세모가슴 삼각 위에 피부가 푹 꺼진 부위로, 세모근과 큰가슴근의 빗장뼈 부착부위, 빗장뼈 가쪽 1/3과 중간 1/3의 경계 아래이다. 임상적으로는 다음과 같은 의미가 있다:

- 세모가슴고랑(deltopectoral groove)의 윗부분
- 세모근가슴근림프절(deltopectoral lymph nodes)과 노쪽피부정맥(cephalic vein)의 위치
- 빗장뼈밑정맥관(subclavian vein cannulation)의 삽입 위치(중심정맥관)

신경혈관계(Neurovasculature)

신경(Nerves)

팔신경얼기(brachial plexus)와 **가지**(brachial branches). 팔신경얼기(목뼈 5번~등뼈 1번 척수신경으로 이루어짐)는 팔과 가슴이음대(pectoral girdle)를 지배한다. 신경얼기는 목과 빗장밑동맥의 뒤에서 주행하다가(그림2.33) 겨드랑동맥을 둘러싼 다음(그래서 위치적 기준점이 될 수 있음) 팔로 들어간다. 신경얼기의 줄기는 뒤삼각의 바닥 혹은 아랫면에 있으며 그 분지들은 빗장뼈의 가운데 1/3의 뒤

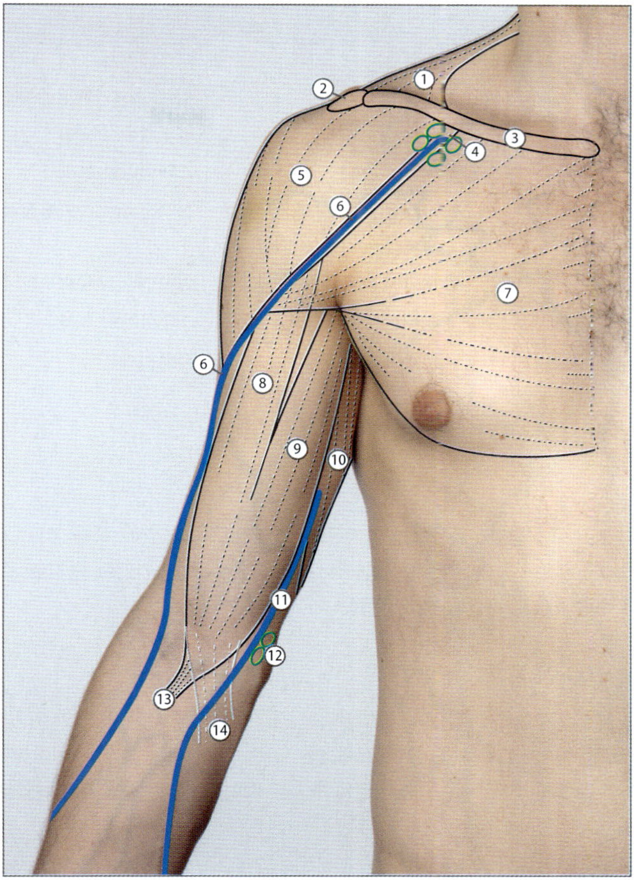

그림 4.6 앞가슴이음대(Anterior pectoral girdle)와 팔 근육

① 등세모근(Trapezius), ② 어깨뼈봉우리(acromion), ③ 빗장뼈(clavicle), ④ 빗장아래오목(infra clavicular fossa), 세모가슴근 삼각(deltopectoral triangle), 세모근가슴근림프절(delto pectoral lymph nodes), 노쪽피부정맥(cephalic vein)의 위치 ⑤ 어깨세모근(deltoid), ⑥ 노쪽피부정맥(cephalic vein), ⑦ 큰가슴근(pectoralis major), ⑧ 두갈래근 긴갈래(biceps long head), ⑨ 두갈래근 짧은갈래(biceps short head), ⑩ 세갈래근 긴갈래(triceps long head), ⑪ 자쪽피부정맥(basilic vein), ⑫ 팔오금림프절(cubital lymph nodes), ⑬ 두갈래근힘줄(bic eps tendon), ⑭ 두갈래근널힘줄(biceps aponeurosis)

신경	위치	술기
겨드랑신경(Axillary)	어깨세모근	근육내주사
정중신경(Median)	팔오금	정맥천자(자쪽피부정맥 팔오금중간정맥)
	손목굴	스테로이드 주사
노신경(Radial)	팔꿈치 관절(두갈래근힘줄과 위팔노근 사이의 고랑)	정맥천자(노쪽피부정맥)
얕은 노신경	해부학적 코담배갑	정맥천자(노쪽피부정맥)
자신경(Ulnar)	안쪽위관절융기	스테로이드 주사
아래팔의 가쪽중간 피부신경	팔오금	정맥천자

표 4.3 팔신경 손상이 잘 발생하는 부위와 관련된 시술들

를 지나고 그 신경다발들은 작은가슴근의 밑(부리돌기의 아래안쪽)을 지난다. 주요 가지들은 겨드랑이에서 나오며(표 4.2, 그림 4.7, 4.8) 간단한 술기로 인해서도 그 주행에 따라 손상될 수 있다(표 4.3).

동맥(Arteries)

빗장밑동맥과 그 가지들이 팔에 혈액을 공급한다(그림 4.7). 동맥의 위치를 알고 있으면 말초 맥박 측정, 동맥혈 채혈을 할 수 있고, 수술적 접근이나 정맥 삽관을 할 때 혈관 가까이에 있는 신경의 위치를 파악해 신경손상을 최소화할 수 있다.

- **빗장밑동맥**(subclavian artery)은 복장빗장관절의 위에서 위가쪽으로 휘어져 빗장뼈 안쪽 1/3의 뒤를 지나간다. 목빗근 가쪽의 빗장위삼각에서 박동이 만져지며 빗장밑정맥 삽관시 손상될 위험이 있는 곳이기도 하다.
- **겨드랑동맥**(axillary artery)은 1번 갈비뼈 가쪽의 빗장밑동맥에서부터 이어져 빗장뼈 중간에서부터 겨드랑이를 쪽으로 휘어져 큰가슴근과 두갈래근 짧은 갈래가 교차하는 곳 뒤로 간다. 위팔뼈와 겨드랑주름 사이에서 박동이 만져진다.

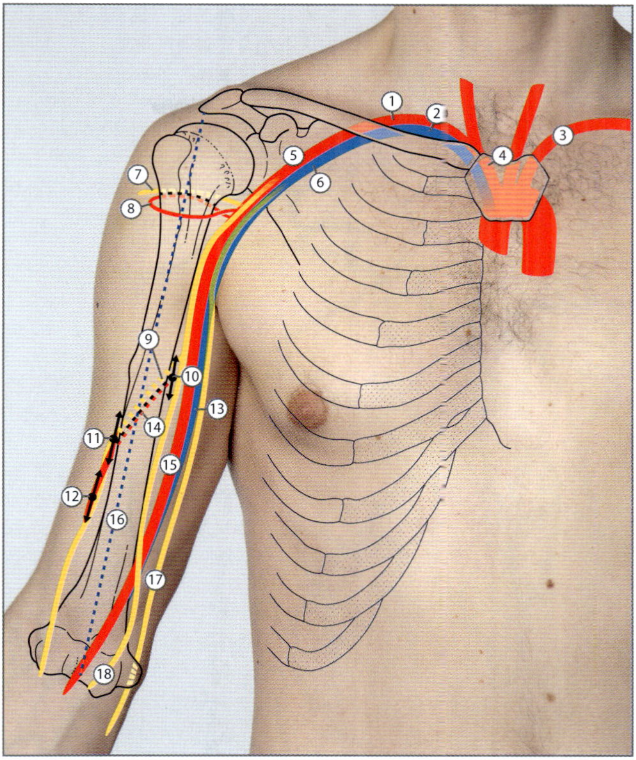

그림 4.7 겨드랑이와 팔의 주요 신경혈관구조.

① 오른빗장밑동맥(right subclavian a.), ② 오른빗장밑정맥(right subclavian v.), ③ 왼빗장밑동맥(left subclavian a.), ④ 팔머리동맥(brachiocephalic trunk), ⑤ 오른겨드랑동맥(right axillary a.)과 겨드랑이의 팔신경얼기(brachial plexus) ⑥ 겨드랑정맥(axillary v.), ⑦ 위팔뼈의 외과적목(surgical neck) 근처의 겨드랑 신경(axillary nerve)(검은 점선), ⑧ 위팔휘돌이동맥(circumflex humeral a.), ⑨ 노쪽(나선) 고랑(radial(spiral) groove) 근처의 노신경(radial nerve)(검은 점선) ⑩ 나선 고랑에 들어가는 노신경 47 ± 3%(평균 ± 표준편차)(검은 화살표), ⑪ 나선고랑을 빠져나가는 노신경 60 ± 3%(평균± 표준편차)(검은화살표) ⑫ 16번 선의 연장선상에서 앞팔에 들어가는 노신경 70 ± 5%(평균±표준편차)(검은화살표), ⑬ 위팔정맥(brachial vein), ⑭ 깊은위팔동맥(profunda brachii a.), ⑮ 위팔동맥(brachial a.), ⑯ 봉우리-위팔융기사이선(acromion-humeral intercondylar line), ⑰ 자신경(ulnar nerve), ⑱ 정중신경(median nerve)

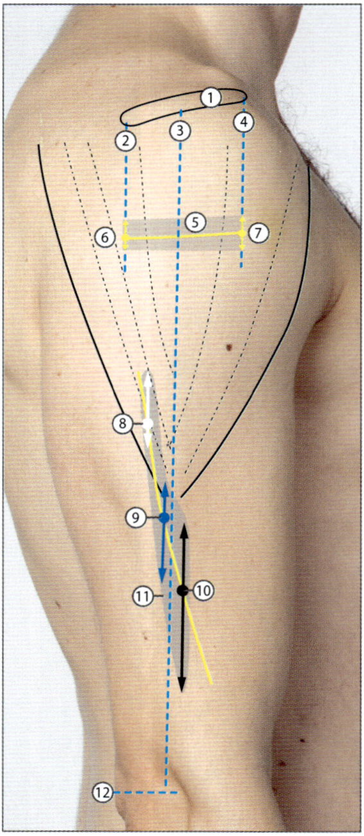

그림 4.8 뼈를 기준으로한 겨드랑신경과 노신경의 상대적 위치.

① 어깨뼈봉우리(acromion)
② 어깨뼈봉우리의 뒤끝에서 그은선
③ 봉우리-위팔융기사이선(humeral epicondylar line)
④ 어깨뼈봉우리의 앞끝에서 그은 선
⑤ 겨드랑신경(axillary nerve)이 있는 부위(회색 그림자)
⑥ 어깨뼈봉우리 뒤 끝에서부터의 겨드랑신경의 위치와 범위(화살표)(평균 ± 표준편차, 5 ± 0.5 cm; 4.0~5.5 cm범위)
⑦ 어깨뼈봉우리 앞 끝에서부터의 겨드랑신경의 위치와 범위(화살표)(평균± 표준편차, 6 ± 0.5 cm; 5~7 cm범위)
⑧~⑩ 노신경의 위치와 범위
⑧ 나선고랑에 들어가는 노신경(47%이하, 40~50%)의 위치와 범위(하얀 화살표)
⑨ 위팔뼈 뒤 나선고랑(spiral groove)을 빠져나가는 노신경(60%이하, 55~70%)의 위치 와 범위(파란 화살표)
⑩ 3번선의 연장선 상에서 가쪽 근육사이막(lateral intermuscular septum)을 관통하는 노신경(70% 이하, 60~85%)의 위치와 범위(검은 화살표)
⑪ 노신경이 있을 수 있는 구역(청회색 그림자)
⑫ 위팔뼈 위관절융기사이선(humeral inter epicondylar line)

- **위팔휘돌이동맥**(circumflex humeral arteries)은 어깨봉우리 아래 5cm이내 지점에서 겨드랑동맥으로부터 갈라져 외과적 위팔뼈목(humeral surgical neck) 주위를 감싸며 지난다. 가쪽에서 접근하는 어깨수술이나 근육내 주사 시 혈관과 겨드랑신경의 위치를 파악하고 피하도록 해야 한다.
- **위팔동맥**(brachial artery)은 겨드랑동맥의 연장으로 큰원근의 아래 경계(뒤겨드랑주름)부터를 칭한다. 두갈래근과 세갈래근 사이의 고랑을 따라 아래

로 나가며 위팔뼈의 중간 즈음에서는 박동이 느껴질 수 있다. 이후로는 위팔뼈의 안쪽관절융기위능선(supracondylar ridge)과 위관절융기(epicondyle)의 앞쪽으로 지난다.

- **깊은위팔동맥**(profunda brachii artery)은 넓은등근(latissimus dorsi)의 바로 아래(뒤겨드랑주름)에서 위팔동맥으로부터 갈라져나와 노신경(radial nerve)과 함께 위팔 나선(노쪽)고랑을 따라 감아 돌아간다(표 4.3, 그림 4.7, 4.8).

정맥(Veins)

깊은 정맥(Deep veins). 빗장밑정맥과 겨드랑정맥은 각각 빗장밑동맥, 겨드랑동맥과 비슷하게 주행한다(그림 4.7, 4.9).

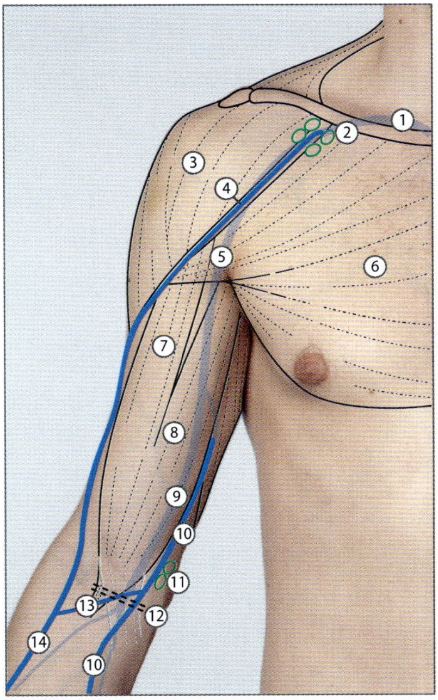

그림 4.9 위팔과 어깨의 얕은 정맥, 깊은 정맥, 림프절.

① 빗장밑정맥(Subclavian vein)
② 세모가슴근삼각(deltopectoral triangle)의 위치인 빗장아래오목(infraclavicular fossa)과 세모근가슴근림프절(associated lymph nodes)
③ 어깨삼각근(deltoid)
④ 세모가슴근고랑(deltopectoral groove)의 노쪽피부정맥(cephalic vein)
⑤ (깊은)겨드랑정맥(axillary vein)
⑥ 큰가슴근(pectoralis major)
⑦ 두갈래근 긴갈래(long head)
⑧ 두갈래근의 짧은갈래(short head)
⑨ (깊은)위팔정맥(brachial vein)
⑩ 자쪽피부정맥(basilic vein)
⑪ 팔오금림프절(cubital lymph nodes)
⑫ 그림 4.14 에서의 초음파 탐촉자의 위치(까만 점선)
⑬ 팔오금중간정맥(median cubital vein)
⑭ 노쪽피부정맥(cephalic vein)

빗장밑정맥은 동맥 앞에 있다. 겨드랑정맥은 몸쪽에서는 동맥의 앞아래쪽에 있고 멀어질수록 앞안쪽에서 주행한다. 그래서 빗장밑정맥 삽관을 할 때 빗장밑동맥이 뚫릴 위험이 있다.

얕은정맥(superficial veins)의 큰 줄기는 자쪽피부정맥(cephalic)과 노쪽피부정맥(basilic)이다(그림 4.9). 둘 다 먼 쪽에서는 아래팔 안쪽 혹은 가쪽피부신경과 비슷한 위치에 있기 때문에 정맥삽관이나 정맥절개 중 이 신경들이 손상될 수 있다.

- 자쪽피부정맥(cephalic vein)은 두갈래근 가쪽 고랑을 따라 몸쪽으로 와 세모가슴근고랑을 통해 빗장아래오목으로 간다.
- 노쪽피부정맥(basilic vein)은 두갈래근의 안쪽고랑을 따라 몸쪽으로 온다. 뒤겨드랑주름의 아래 경계 근처인 위팔 중간 높이 즈음에서는 깊게 파고들어 위팔정맥과 만나 겨드랑정맥을 이룬다.

4.2 팔꿈치, 팔오금, 아래팔(Elbow, cubital fossa, forearm)

뼈, 관절, 인대(Bones, joints, ligaments)

팔꿈치뼈의 특징과 정상 정렬을 알아두면 관절면의 위치, 주사 부위, 신경의 위치를 파악하고 탈구나 골절을 진단하는데 도움이 된다(그림 4.10, 4.11).

위팔뼈(Humerus)

다음 세 먼쪽위팔뼈줄기(distal humeral shaft)의 구조물들은 쉽게 만져진다.

- 안쪽위관절융기(medial epicondyle)는 팔꿈치 안쪽의 뼈융기이다. 이곳의 통증이나 누름통증은 온굽힘힘줄(common flexor tendon)의 질환을 의미한다(골프 엘보우). 안쪽위관절융기의 골절이나 그로 인한 어긋남이 뒤에 있는 자신경을 손상시킬 수 있다.
- 가쪽위관절융기(lateral epicondyle)는 팔꿈치 뒤가쪽의 뼈융기이며 아래팔의 폄근육 덩이의 뒤에 위치한다. 이 곳의 통증이나 누름통증은 온폄힘줄(common extensor tendon)의 질환을 의미한다(테니스 엘보우).
- 위팔뼈 작은머리(capitulum)는 가쪽위관절융기의 안쪽에 있으며 아래쪽으로는 노갈래(radial head)와 관절을 이룬다.

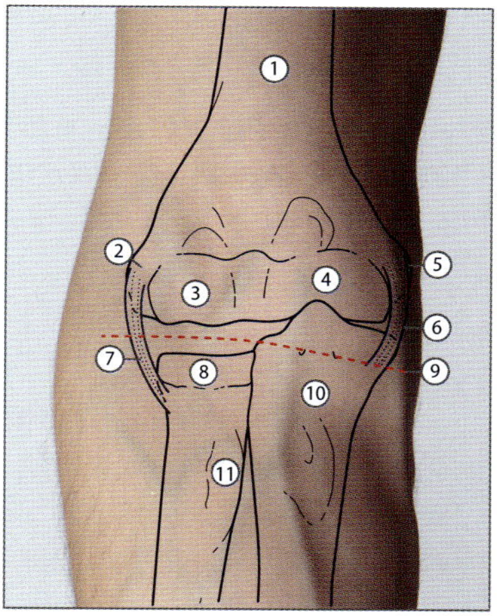

그림 4.10 팔꿈치관절: 앞에서 본 모습

① 위팔뼈의 줄기(Humeral shaft)
② 가쪽위관절융기(lateral epicondyle)
③ 위팔뼈작은머리(capitulum)
④ 도르래(trochlea)
⑤ 안쪽위관절융기(medial epicondyle)
⑥ 안쪽곁인대(medial collateral l.)
⑦ 가쪽곁인대(lateral collateral l.)
⑧ 노뼈머리(radial head)
⑨ 팔꿈치 관절선(빨간 점선)
⑩ 자뼈(ulna)
⑪ 노뼈거친면(radial tuberosity)

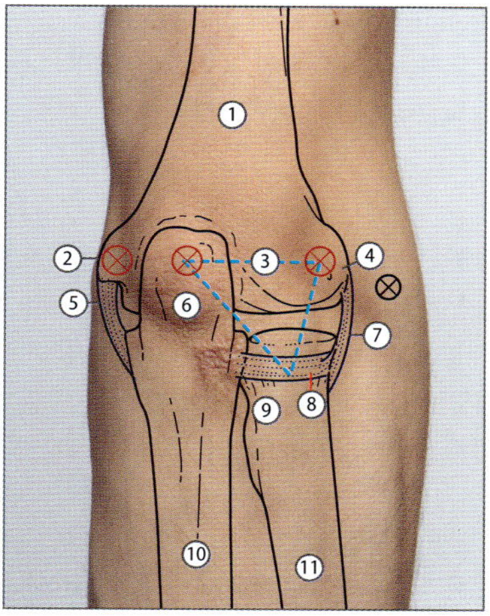

그림 4.11 팔꿈치관절: 뒤에서 본 모습

① 위팔뼈의 줄기(Humeral shaft)
② 안쪽위관절융기(medial epicondyle)
③ 팔꿈치근 경계 삼각형(anconeus triangle) (파란점선)
④ 가쪽위관절융기(lateral epicondyle)
⑤ 안쪽곁인대(medial collateral ligament)
⑥ 팔꿈치머리(olecranon)
⑦ 가쪽곁인대(lateral collateral ligament)
⑧ 노뼈머리띠인대(annular ligament radial)
⑨ 노뼈목(radial neck)
⑩ 자뼈의 뒤쪽 경계
⑪ 노뼈줄기(radial shaft)
⊗ 팔꿈치를 폈을 때의 위관절융기와 팔꿈치머리의 수평 정렬
⊗ 아래팔 폄근육덩이

자뼈(Ulna)

자뼈의 **팔꿈치머리돌기**(olecranon process)는 팔꿈치 뒤쪽의 튀어나온 부분으로 위팔뼈의 두 위관절융기 사이에 있다. 팔을 편 상태로 짚으며 넘어지면 세갈래근에 의해 팔꿈치머리(olecranon)의 찢김골절이 발생할 수 있고, 뼈가 어긋나며

안쪽에 있는 자신경에 손상을 일으킬 수 있다. 자뼈의 뒤쪽 경계는 팔꿈치머리부터 손목의 안쪽까지 온전히 다 만져진다.

팔꿈치 정렬(regional alignment) 팔꿈치머리의 꼭대기는 정상적으로는 팔꿈치를 완전히 폈을 때 위관절융기와 같은 선상에 오며 90° 편 상태에서는 가쪽/안쪽 위관절융기와 이등변삼각형을 이룬다. 이 정렬이 흐트러져 있다면 골절이나 탈구를 의심해볼 수 있다.

> **임상에서의 활용**
>
> 팔꿈치머리 윤활낭염은 팔꿈치머리를 덮고있는 피부밑주머니에 발생한 염증으로 통증을 유발하며 심한 부종이 동반되기도 한다.

노뼈(Radius)

노갈래(radial head)는 팔꿈치 뒤편의 팔꿈치머리(olecranon)와 아래팔의 폄근육들 사이의 패인 공간에 있다. 노뼈머리나 노뼈목의 골절은 그 근처에 있는 뒤뼈사이신경(posterior interosseous nerve)에 손상을 일으킬 수 있다. 몸쪽 노뼈줄기(radial shaft)는 근육으로 덮혀 있기 때문에 만져지지 않지만, 먼쪽 노뼈줄기의 가쪽과 위쪽은 만져진다. 노뼈위팔뼈관절(radiohumeral joint) 고랑은 노갈래 위쪽에서 만져진다.

관절(Joints)

팔꿈치관절(elbow)은 위팔뼈와 자뼈, 노뼈가 이루는 관절이다(그림 4.10, 4.11). 수평한 노뼈위팔관절(radiohumeral joint)면은 가쪽위관절융기 아래 2cm 이내에 위치하며, 노갈래(radial head)와 위팔뼈작은머리(humeral capitulum) 사이에서 쏙들어간 모양으로 만져진다. 자뼈위팔관절(ulnohumeral joint)면은 노뼈위팔관절(radiohumeral joint)면에서 안쪽위관절융기 아래 2.5cm이내 지점까지 아래안쪽으로 비스듬하게 생겼다.

팔꿈치근 삼각(anconeus triangle)은 팔꿈치 관절 흡인이나 주사가 이루어지는 위치이다. 삼각형의 경계는 가쪽위관절융기, 자뼈의 팔꿈치머리, 노갈래(radial head)이며 팔꿈치근으로 덮여있다(그림 4.12).

위노자관절(superior radioulnar joint) 몸쪽에서 노뼈와 자뼈 사이의 관절은 노갈래의 안쪽에서 만져진다. 노갈래는 머리띠인대에 의해 고정되어 있다. 소아의 팔을 과하게 잡아당기면 이 관절이 부분탈구되어 정상정렬에서 벗어날 수 있다(소아의 팔꿈치 아탈구; nursemaid's or pulled elbow).

인대(Ligaments)

팔꿈치와 노자관절은 강한 인대들로 지지 받으며 이 인대들은 뼈부착 부위에서 만져진다.

- 가쪽(노뼈쪽)곁인대[lateral(radial) collateral ligament]는 가쪽위관절융기와 노뼈머리띠인대(radial annular ligament)를 연결한다.
- 안쪽(자뼈쪽)곁인대[medial(ulnar) collateral ligament]는 안쪽위관절융기와 몸쪽 자뼈를 연결하는 넓은 인대이다.

근육, 힘줄, 특징적 부위(Muscles, tendons and regions)

아래팔의 근육과 힘줄들은 팔꿈치, 손목, 손가락을 움직이며 신경혈관들의 위치를 파악하는 기준점이 된다.

폄근육(Extensor muscles)

얕은 폄근육은 모두 가쪽위관절융기에 하나의 힘줄로 연결되어 있다(그림 4.12, 표 4.4). 이곳을 눌렀을 때 통증이 있다면 힘줄염을 의미한다(테니스엘보우).

짧은엄지폄근(Extensor pollicis brevis)과 긴엄지벌림근(abductor pollicis longus)은 아래팔의 뒤가운데에서 1번 손허리뼈를 향해 아래가쪽으로 주행한다. 두 근육의 힘줄들은 긴노쪽손목폄근(extensor carpi radialis longus)과 짧은노쪽손목폄근(extensor carpi radialis brevis) 힘줄 위를 지나 노뼈 붓돌기(radial styloid process)에서 몸쪽으로 5cm 이내 지점까지 만져진다(그림 4.23).

팔꿈치근(Anconeus)은 팔꿈치의 뒤쪽에 위치해 가쪽위관절융기에서 가쪽팔꿈치머리를 지난다. 팔꿈치근 삼각을 덮고 있으며 팔꿈치 관절 주사를 놓는 위치이기도 하다.

긴노쪽손목폄근(Extensor carpi radialis longus)은 짧은노쪽손목폄근을 따라 가쪽위관절융기의 바로 위를 지나 2번 손허리뼈를 향해 주행한다.

굽힘근(Flexor muscles)

얕은굽힘근들은 안쪽위관절융기에 하나의 힘줄로 부착되어 있다(그림 4.13, 표 4.5). 여기에 통증이나 압통이 있으면 힘줄염을 의미하며(골프엘보우) 위관절융기에 스테로이드를 주사해 치료할 수 있다. 다른 굽힘근육들은:

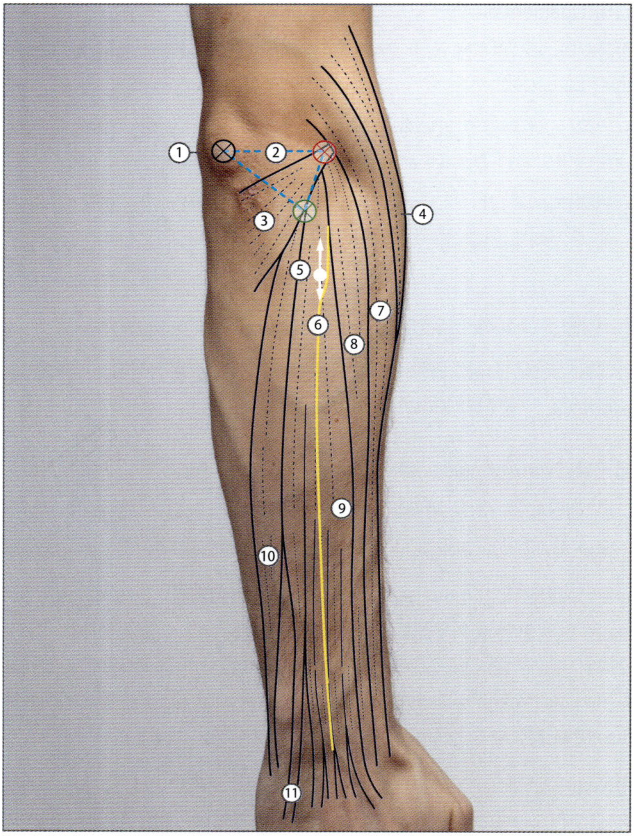

그림 4.12 아래팔 뒷면의 얕은폄근과 뒤뼈사이신경(깊은 노신경).

① 안쪽위관절융기(medial epicondyle), ② 팔꿈치근 삼각의 경계(anconeus triangle)(파란 점선), ③ 팔꿈치근(anconeus), ④ 위팔노근(brachioradialis), ⑤ 노뼈목(radial neck)을 감고 있는 뒤뼈사이신경(posterior interosseous nerve)의 위치. 노뼈머리에서 평균 2.5cm 거리(1~3.5cm 범위, 흰색 화살표), ⑥ 노뼈머리(radial head)부터 4번째 폄근 구획까지의 뒤뼈사이신경의 주행, ⑦ 긴노쪽손목폄근(extensor carpi radialis longus), ⑧ 짧은노쪽손목폄근(extensor carpi radialis brevis), ⑨ 손가락폄근(extensor digitorum)과 집게폄근(extensor indicis), ⑩ 자쪽손목폄근(extensor carpi ulnaris), ⑪ 새끼폄근(extensor digiti minimi),

⊗ 팔꿈치머리(lecranon), ⊗ 가쪽위관절융기(ateral epicondyle), ⊗ 노뼈머리(adial head)

근육	표면상의 위치/주행
자쪽손목폄근 (Extensor carpi ulnaris)	자뼈머리의 안쪽과 붓돌기를 향해 주행
새끼폄근(Extensor digiti minimi)	자뼈머리의 뒷면을 넘어 새끼손가락으로 향함
손가락폄근(Extensor digitorum)	아래팔 뒷면의 가운데를 따라 내려가 손목의 중앙 지점으로 주행
짧은노쪽손목폄근 (Extensor carpi radialis brevis)	등쪽 노뼈 돌출의 가쪽면을 지나 3번 손허리뼈의 바닥으로 주행

표 4.4 온손가락폄근 힘줄(common extensor tendon) 공유하는 아래팔의 근육들.

- **깊은손가락굽힘근**(flexor digitorum profundus): 얕은손가락굽힘근의 밑에 위치하며 노뼈와 손목의 중간을 연결한다.
- **위팔노근**(brachioradialis): 아래팔의 앞가쪽에 위치해, 가쪽 관절융기위능선(supracondylar ridge)과 먼쪽 노뼈의 가쪽면을 연결한다. 팔을 안쪽엎침(midpronation)상태에서 팔꿈치를 저항해 구부렸을 때 잘 보인다. 위팔노근의 힘줄을 두드려 C5, C6 신경(노신경)반사를 검사할 수 있다.

팔오금(Cubital fossa)

팔오금은 다음을 경계로 하는 팔꿈치 안쪽의 삼각형 영역이다(그림 4.13):

- 가쪽(laterally)으로는 위팔노근(brachioradialis)
- 안쪽(medially)으로는 원엎침근(pronator teres)
- 위로(superiorly)는 안쪽/가쪽 위관절융기를 이은 선
- 앞으로(anteriorly)(덮개)는 피부, 얕은근막, 깊은근막, 두갈래근 널힘줄

표 4.6와 그림 4.14에 팔오금과 연관된 구조물들이 나와있다.

신경혈관구조(Neurovasculature)

동맥(Arteries)

위팔동맥은 두갈래근 널힘줄(biceps aponeurosis) 밑, 힘줄의 안쪽을 따라 팔오금(cubital fossa)으로 주행하고(그림 4.14, 4.15), 노갈래(radial head) 위치(위관절융기선 아래 2cm이내)에서 자동맥과 노동맥으로 갈라진다.

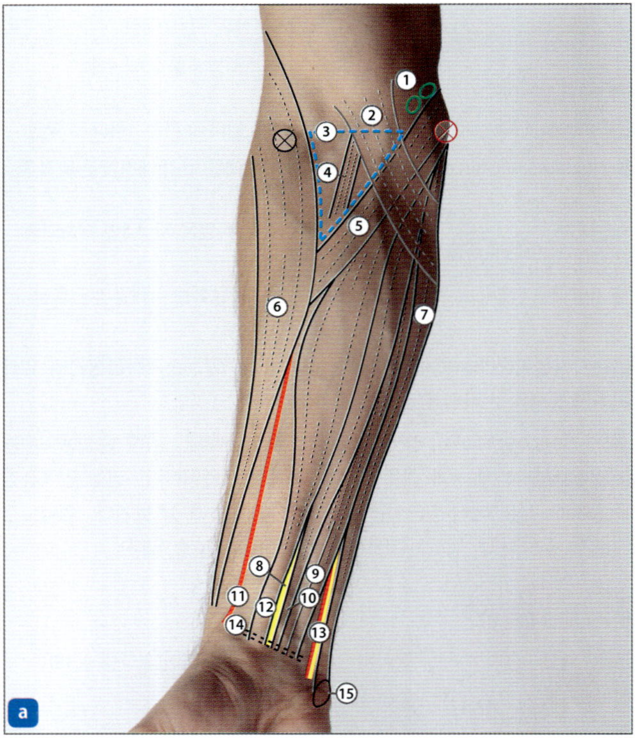

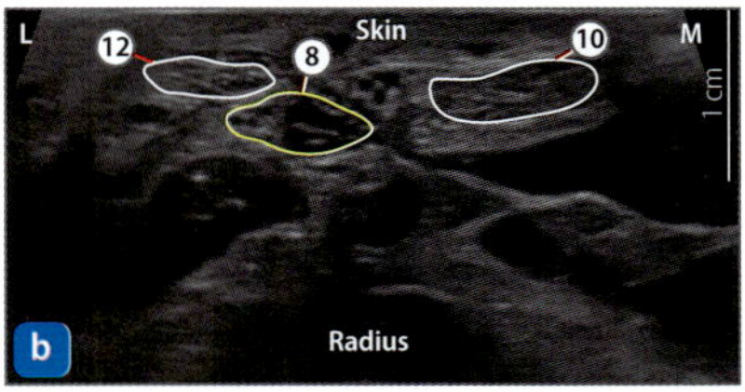

그림 4.13 팔오금과 얕은굽힘근과 아래팔 앞면의 신경혈관구조

① 팔오금 림프절(Cubital lymph nodes) ② 두갈래근 널힘줄(bicipital aponeurosis), ③ 팔오금(cubital fossa)의 경계(파란 점선), ④ 두갈래근힘줄(biceps tendon), ⑤ 원엎침근(pronator teres), ⑥ 위팔노근(brachioradialis), ⑦ 자쪽손목굽힘근(flexor carpi ulnaris), ⑧ 정중신경(median nerve), ⑨ 얕은손가락굽힘근(flexor digitorum superficialis), ⑩ 긴손바닥근(palmaris longus), ⑪ 노동맥(radial artery), ⑫ 노쪽손목굽힘근(flexor carpi radialis), ⑬ 자동맥(ulnar artery)과 자신경(ulnar nerve), ⑭ 초음파 탐촉자의 위치(b)(까만색 점선), ⑮ 콩알뼈(pisiform), ⑯ 가쪽위관절융기(lateral epicondyle), ⑰ 안쪽위관절융기(medial epicondyle) ⊗가쪽(lateral, L), ⊗안쪽(medial, M)

근육	표면상의 위치/주행
원엎침근 (Pronator teres)	노뼈의 중간 지점으로 아래가쪽을 향해 주행. 아래팔을 저항해 폈을 때 잘 만져짐
노쪽손목굽힘근 (Flexor carpi radialis)	아래가쪽으로 엄지손가락 시작부위/엄지손바닥주름으로 주행. 손목 가쪽에 튀어나온 힘줄을 볼 수 있음. 노동맥은 힘줄의 바로 가쪽에 위치
자쪽손목굽힘근 (Flexor carpi ulnaris)	콩알뼈를 향해 아래로 주행. 자동맥과 자신경은 몸쪽에서는 근육 밑에, 먼쪽에서는 근육 가쪽에 위치
얕은손가락굽힘근 (Flexor digitorum superficialis)	긴손바닥근과 노쪽손목굽힘근 밑을 따라 손목의 가운데로 주행. 손가락을 굽히거나 펼 때 힘줄이 만져진다.
긴손바닥근 (Palmaris longus)	얕은손가락굽힘근의 겉에 위치한 얇은 근육. 먼쪽에서는 근육 밑에 혹은 가쪽에 정중신경이 위치한다.

표 4.5 온손가락굽힘근 힘줄(common flexor tendon)을 공유하는 아래팔의 근육들

구조물	표면상의 위치/주행
두갈래근힘줄 (Biceps tendon)	오금 중앙을 지나 아래로 주행. 힘줄을 두드려 C5, C6 신경반사를 검사할 수 있다
위팔동맥 (Brachial artery)	두갈래근힘줄의 뒤안쪽. 두갈래근널힘줄 밑의 박동이 느껴지는 곳을 혈압 측정 시 청진하며, 정맥삽관 시 손상되기 쉬운 부위이기도 하다.
정중신경 (Median nerve)	위팔동맥의 안쪽. 맥박이 느껴지는 곳 바로 안쪽, 팔꿈치 주름 위 1~2cm 지점에서 신경 차단술을 할 수 있다.
노신경 (Radial nerve)	두갈래근 힘줄과 위팔노근 사이 고랑의 두갈래근 가쪽으로 1cm 이내에 위치. 고랑 사이 팔꿈치 주름 위 1~2cm 이내 지점에서 신경차단술을 할 수 있다.
두갈래근널힘줄 (Bicipital aponeurosis)	두갈래근에서 아래안쪽으로 주행해 팔오금의 덮개를 가로지는 섬유질 띠. 안쪽으로 뚜렷한 능선을 이룬다. 정맥삽관 시 위팔동맥과 정중신경을 보호한다.
팔오금림프절 (Cubital lymph nodes)	자쪽피부정맥과 안쪽위관절융기 주변에 위치. 손과 아래팔의 림프액을 배액하며 연조직염 등의 염증시에 크기가 커진다.
노쪽피부정맥 (Cephalic vein)	오금덮개(fossa roof) 가쪽의 표면을 따라 몸쪽으로 주행
자쪽피부정맥 (Basilic vein)	오금덮개 안쪽의 표면을 따라 몸쪽으로 주행

표 4.6 팔오금(cubital fossa)과 그 주변의 구조물들

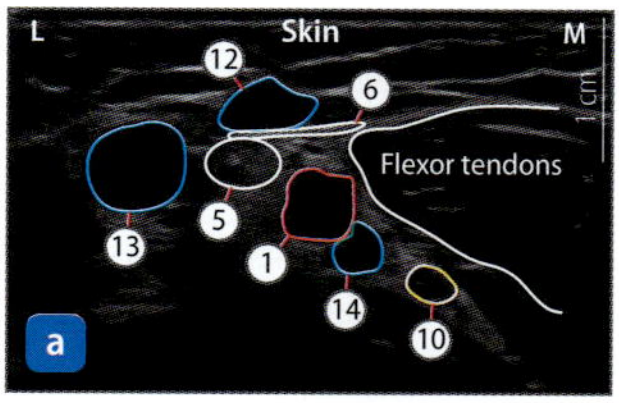

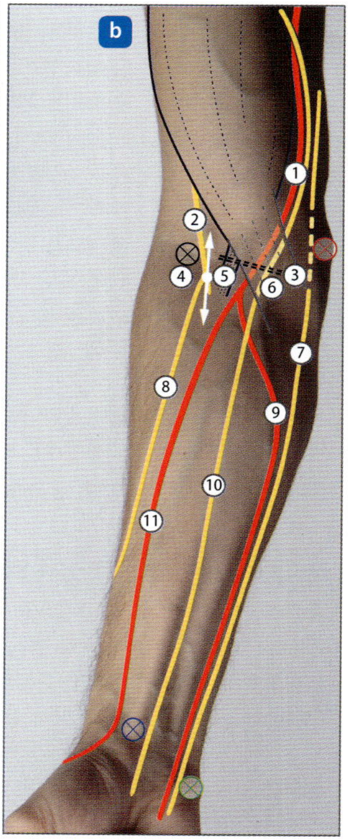

그림 4.14 팔오금과 아래팔의 신경혈관구조.

① 위팔동맥(Brachial a.), ② 노신경(radial n.), ③ 초음파 탐촉자의 위치(a)(검은색 점선)(그림 4.9 참고), ④ 노신경이 얕은 가지와 깊은 가지로 갈라지는 위치. 가쪽위관절융기(lateral epicondyle)로부터 1 ± 3cm(평균 ± 표준편차) 아래(하얀색 화살표), ⑤ 두갈래근힘줄(biceps tendon), ⑥ 두갈래근 널힘줄(biceps aponeurosis), ⑦ 자신경(ulnar n.), ⑧ 노신경의 얕은 가지(superficial branch of radial n.), ⑨ 자동맥(ulnar a.), ⑩ 정중신경(median n.), ⑪ 노동맥(radial a.), ⊗ 가쪽위관절융기(lateral epicondyle), ⊗ 안쪽위관절융기(medial epicondyle), ⊗ 노쪽손목굽힘근힘줄(flexor carpi radialis tendon), ⊗ 콩알뼈(pisiform)와 자쪽손목굽힘근힘줄(flexor carpi ulnaris tendon). 초음파 사진에만 표기 된, ⑫ 자쪽피부정맥(basilic v.), ⑬ 팔오금중간정맥(median cubital v.), ⑭ 위팔정맥(brachial v.), L 가쪽(lateral), M 안쪽(medial)

- **자동맥**(ulnar artery)은 아래 안쪽으로 주행하다 아래팔의 위쪽 1/3지점, 자쪽손목굽힘근(flexor carpi ulnaris) 밑에서 자신경과 만난다. 자동맥과 자신경은 함께 자뼈의 경계를 따라 아래쪽으로 콩알뼈의 가쪽을 향한다. 자동맥의 박동이 콩알뼈와 자쪽손목굽힘근의 힘줄 가쪽에서 만져지는 경우도 있다.

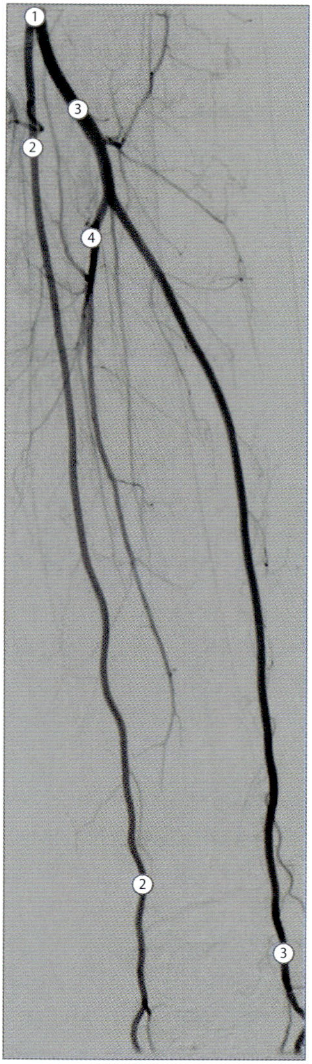

그림 4.15 오른쪽 팔뚝의 동맥조영술 영상.

① 위팔동맥(Brachial artery)

② 노동맥(radial artery)

③ 자동맥(ulnar artery)

④ 온뼈사이동맥(common interosseous artery)

- **노동맥**(radial artery)은 노쪽손목굽힘근힘줄(flexor carpi radialis)과 노뼈붓돌기 사이(radial styloid process)의 중간지점과 두갈래근 힘줄을 연결한 선을 따라서 아래가쪽으로 손목을 향해 주행한다. 노쪽손목굽힘근힘줄과 노뼈붓돌기 사이 중간지점은 맥박이 잘 만져지므로 여러 술기(혈액가스검사, 혈관조영술, 투석)가 행해진다. 아래팔에서 노동맥은 주로 위팔노근의 밑에 위치한다.

> **임상에서의 활용**
>
> 알렌검사(Allen test)를 통해 손목의 노동맥과 자동맥을 막았을 때의 손의 혈액공급 상태를 파악할 수 있다. 동맥을 동시에 검사자의 엄지손가락으로 누른 다음 한 쪽씩 떼서 손이 재관류되는 것을 관찰한다.

신경(Nerves)

정중신경(Median nerve)은 팔오금의 위팔동맥 안쪽면에서부터 긴손바닥근(palmaris longus)힘줄의 아래 혹은 바로 가쪽인 손목 중간을 향해 아래로 뻗어나간다(그림 4.13, 4.14). 정중신경을 주로 얕은손가락굽힘근(flexor digitorum superficialis)의 밑에 위치하며 팔오금이나 손목에서 행해지는 술기 중에 손상될 위험이 있다(표 4.3). 손목의 관통상을 입어도 정중신경이 손상될 수 있으며 정중신경의 위치를 알아두면 손목굴(carpal tunnel) 감압술의 절개부위를 정하는데 도움이 된다.

자신경(Ulnar nerve)은 안쪽위관절융기(medial epicondyle)와 콩알뼈(pisiform bone)의 가쪽을 연결하는 선을 따라 아래팔 안쪽에서 아래쪽으로 주행한다. 몸쪽에서는 자쪽손목굽힘근(flexor carpi ulnaris)의 밑에, 먼쪽에서는 자쪽손목굽힘근의 가쪽에 위치한다.

노신경(Radial nerve)은 두갈래근힘줄과 위팔노근(brachioradialis) 사이의 고랑을 따라 두갈래근 힘줄의 가쪽 1cm이내에 위치한다. 노신경은 관절경이나 시술을 위해 마취되기도 하지만 시술 중 손상될 위험 또한 있다(표 4.3). 노신경은 노뼈위팔관절 가까이를 지나 가쪽위관절융기 아래의 1 ± 3 cm(평균± 표준편차) 지점에서 얕은 가지와 깊은 가지로 나뉜다:

- **깊은(뒤뼈사이)가지**[deep(posterior interosseous) branch]는 노갈래(radial head)에서 평균 2.5cm(1~3.5cm범위) 아래의 노뼈목(radial neck)/줄기(radial shaft)의 가쪽을 감아 돌아가며, 노뼈골절, 노자관절 탈구, 수술적 절개로 인해 손상 받기도 한다. 노갈래와 손목의 4번째 손가락폄근을 잇는 선을 따라 아래팔의 뒷면을 따라 아래로 주행한다(그림 4.12).

임상에서의 활용
자신경과 노신경의 얕은 피부가지들은 손목 관절경을 삽입할 때, 특히 3, 4번 손가락 폄구획 사이에 넣을 때 손상될 위험이 있다(그림 4.21).

- **얕은 가지**(superficial branch)는 위팔노근의 밑을 지나 먼쪽으로 가다가 위팔노근과 긴노쪽손목폄근(extensor carpi radialis longus) 사이 노뼈붓돌기에서 몸쪽으로 8.5 ± 1.5cm (평균 ± 표준편차)(6~10cm 범위) 이내 지점에서 아래팔의 등가쪽 표면으로 나오며 붓돌기에서 몸쪽으로 4~5cm 이내 지점에서 분지한다(그림 4.21). 이 지점에 신경차단술을 하면 첫번째 등쪽뼈사이와 1~3번 손가락등쪽 피부를 마취할 수 있으며, 근처의 노쪽피부정맥(cephalic vein)에 삽관을 하다가 손상되기도 한다(그림 4.22).

얕은정맥과 피부신경(Superficial veins, cutaneous nerves)

팔의 얕은정맥들은 쉽게 접근 가능한 손의 등쪽 정맥들이 모여서 이룬다(그림 4.16, 4.17). 몇몇 피부신경들은얕은 정맥 가까이에서 주행하기 때문에 정맥삽관시 손상시키지 않도록 주의해야 한다(표 4.7). 팔꿈치관절 시술이나 수술시 가쪽, 안쪽으로 접근할 수 있으며 각각 그 주변의 피부신경을 손상시킬 위험이 있다.

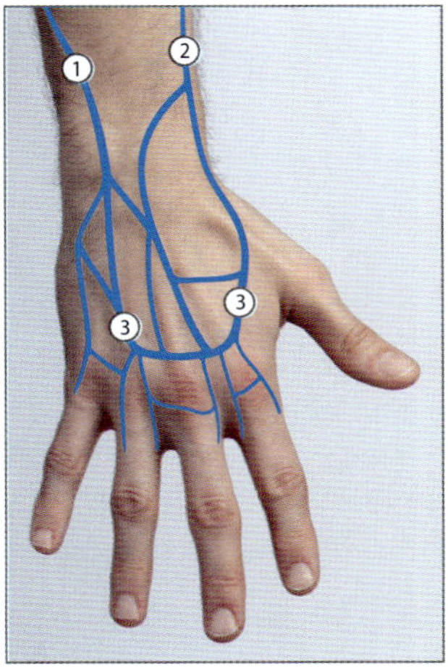

그림 4.16 손등의 정맥망

① 자쪽피부정맥(basilic vein)

② 노쪽피부정맥(cephalic vein)

③ 손등의 정맥망(활)

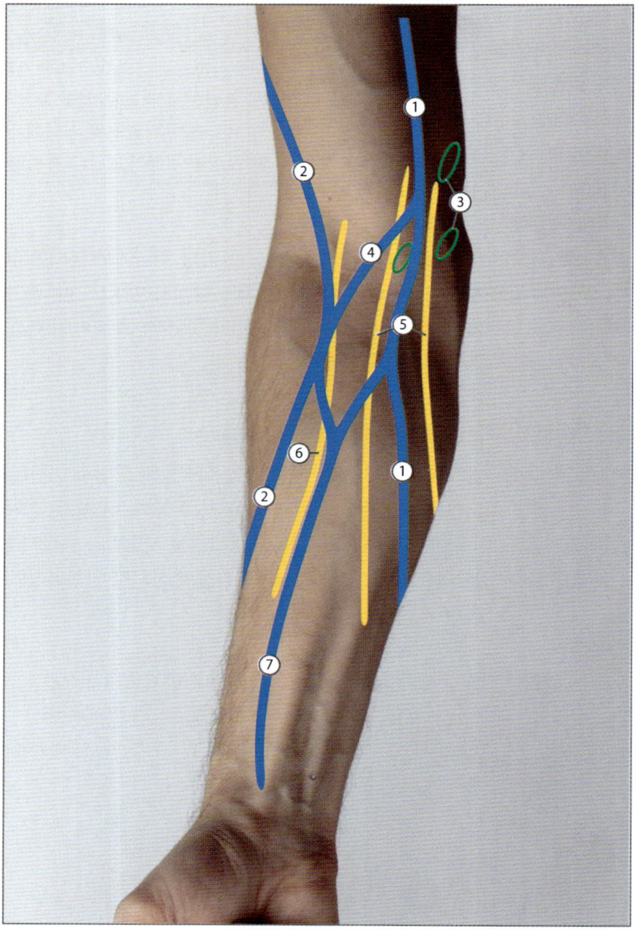

그림 4.17 아래팔의 얕은정맥과 피부신경(cubital fossa).

① 자쪽피부정맥(Basilic vein), ② 노쪽피부정맥(cephalic vein), ③ 팔오금 림프절(cubital lymph nodes), ④ 팔오금중간정맥(median cubital vein), ⑤ 안쪽아래팔피부신경(medial cutaneous nerve)(앞쪽 가지와 뒤쪽 가지), ⑥ 가쪽아래팔피부신경(lateral cutaneous nerve), ⑦ 아래팔중간정맥(median vein)

정맥	기원	표면 위치와 주변의 신경
노쪽피부정맥 (Cephalic)	손등의 가쪽 정맥그물	얕은 노신경과 함께 해부학적 코담배갑을 지나감. 먼쪽에서는 아래팔의 가쪽 등에서 올라가다가 앞쪽으로 주행해 아래팔의 가쪽 피부신경과 함께 팔오금의 가쪽을 지나감.
자쪽피부정맥 (Basilic)	손등의 안쪽 정맥그물	먼쪽 아래팔의 안쪽등 표면을 따라 올라옴. 앞쪽으로 와서 아래팔의 안쪽피부신경 혹은 그 앞가지나 뒷가지와 함께 안쪽 팔오금을 지나감.
팔오금중간정맥 (Median cubital)	가쪽위관절융기에서 먼쪽 5cm 이내의 노쪽피부정맥	위안쪽으로 주행해 팔오금을 지나 안쪽위관절융기 높이에서 자쪽피부정맥과 만남. 정맥삽관이나 정맥절제술에 가장 자주 쓰이는 정맥.
아래팔중간정맥 (Median of forearm)	아래팔 앞쪽의 손바닥정맥	아래팔의 앞 가운데에서 올라와 몸쪽에서 팔오금중간정맥이나 자쪽피부정맥과 만남. 아래팔의 가쪽 피부정맥과 나란히 주행하기도 함,

표 4.7 팔(upper limb)의 얕은정맥과 피부신경.

4.3 손목과 손(Wrist and hand)

뼈, 관절, 인대(Bones, joints and ligaments)

자뼈와 노뼈(Ulna and radius)

노뼈 붓돌기(radial styloid process)는 먼쪽 노뼈의 가쪽에서 먼쪽으로 돌출되어 있으며(그림 4.18~4.21) 해부학적 코담배갑의 몸쪽에서 만져진다. 등쪽 노뼈결절(dorsal radial tubercle)(리스터 결절)은 노뼈 등쪽의 튀어나온 부분으로 검지와 중지 사이의 물갈퀴 공간 선상에 위치한다. 이곳은 손목폄근 힘줄 구획들의 위치이기도 하며 손목의 주사 위치 이기도 하다. 팔을 뻗은 상태에서 손을 짚으며 넘어지면 먼쪽 노뼈 조각이 손등 쪽으로 떨어져나가며 골절되며(콜리스 골절, 포크 모양 변형) 손목을 구부린 상태에서 손등 쪽으로 떨어지면 노뼈 조각이 손바닥쪽으로 떨어져 나간다(스미스 골절).

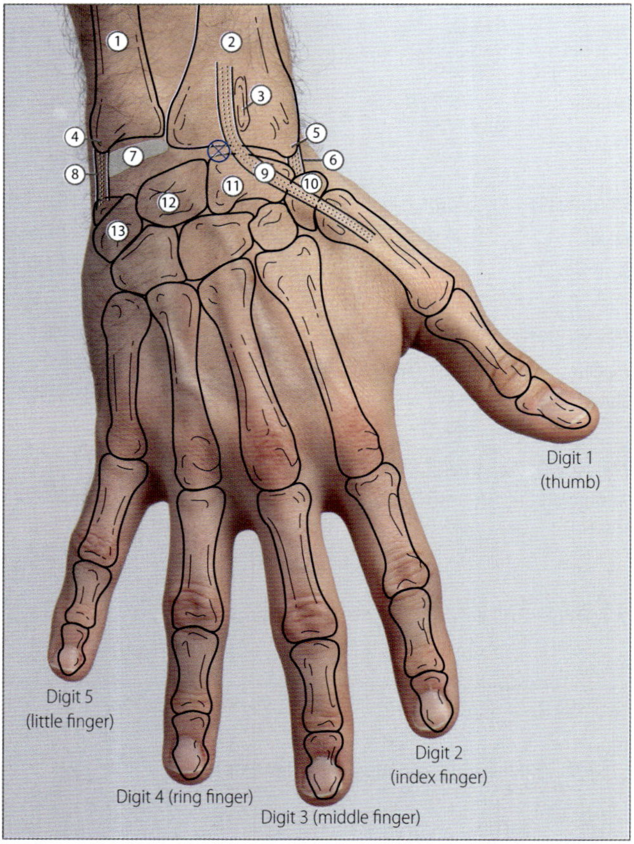

그림 4.18 손등 쪽에서 본 손목과 손의 뼈와 인대.

① 자뼈(Ulna), ② 노뼈(radius), ③ 노뼈 등쪽(리스터)융기(Lister's tubercle), ④ 자뼈붓돌기(ulna styloid process), ⑤ 노뼈붓돌기(radial styloid process), ⑥ 가쪽곁인대(radial collateral ligament), ⑦ 관절원반(articular disc)(삼각섬유연골)(triangular fibrocartilage), ⑧ 안쪽곁인대(ulna collateral l.), ⑨ 긴엄지폄근(extensor pollicis longus)의 힘줄, ⑩ 큰마름뼈(trapezium), ⑪ 손배뼈(scaphoid), ⑫ 반달뼈(lunate), ⑬ 세모뼈(triquetrum)
⊗ 손목(노손목) 관절의 주사 흡인 부위. 손가락의 번호와 이름들이 표기되어 있다.

자갈래(ulnar head)는 손목의 등쪽과 안쪽에서 둥근 모양으로 잘 만져진다. 자뼈 붓돌기는 자뼈의 안쪽에서 먼쪽을 향해 튀어나와 있다.

손목관절(Wrist joint)

손목관절면은 두 손목 주름 중 몸쪽 주름과 일치한다(손목 주름이 세 줄이면 가운데 주름). 손목관절은 자뼈와 노뼈 붓돌기의 먼쪽에서 바로 만져진다. 손목관절 주사나 흡인은 등쪽 노뼈융기(dorsal radial tubercle)의 바로 먼쪽의 안쪽과 긴엄지폄근 힘줄 안쪽의 쏙 들어간 곳에서 이루어진다.

인대, 삼각섬유연골복합체(Ligaments and triangular fibrocartilage complex) 손목을 지지하는 두 개의 인대는 인대 부착부위의 안쪽과 가쪽에서 만져진다. 이곳을 촉진했을 때 통증을 호소한다면 인대의 손상을 의미하며 필요하다면 주사를 놓을 수 있다.

- **가쪽곁인대**(radial collateral ligament)는 해부학적 코담배갑 바닥을 따라 노뼈 붓돌기와 손배뼈를 연결한다.
- **안쪽곁인대**(ulnar collateral ligament)는 자뼈 붓돌기와 세모뼈(triquetrum)를 연결한다. 인대 밑에는 손목의 삼각섬유연골복합체[관절원반(articular disc)]이 있으며 이곳에 누름 통증이 있으면 손상을 의심해볼 수 있다.

손목뼈(Carpal bones)

손목뼈는 손목의 몸쪽에 있는 뼈들이다(그림 4.18~4.20). 이 중 몇 개는 겉에서 만져지므로 신경혈관구조물의 기준점이 되며 굽힘근지지띠는 손목굴의 지붕 역할을 한다. 손을 뻗은 상태로 넘어지면 손목뼈의 골절상을 입을 수 있다(표 4.8).

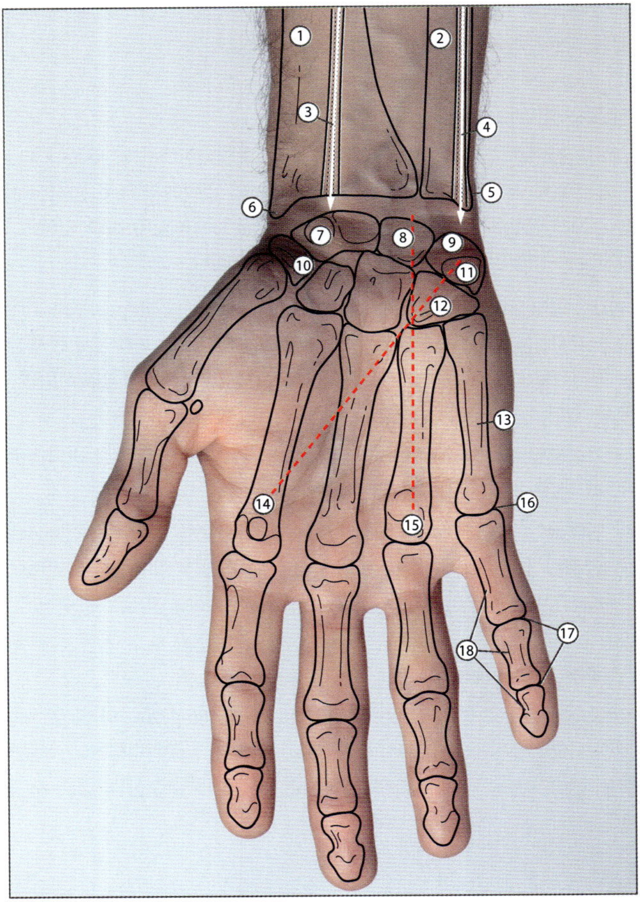

그림 4.19 손목과 손 앞면의 뼈와 인대 구조.

① 노뼈(Radius), ② 자뼈(ulna), ③ 노쪽손목굽힘근힘줄(flexor carpi radialis t.)의 방향(화살표), ④ 자쪽손목굽힘근힘줄(flexor carpi ulnaris t.)의 방향(화살표), ⑤ 자뼈 붓돌기(ulna styloid process), ⑥ 노뼈 붓돌기(radial styloid process), ⑦ 손배뼈 결절(scaphoid tubercle), ⑧ 반달뼈(lunate), ⑨ 세모뼈(triquetrum), ⑩ 세모뼈 결절(trapezium tubercle), ⑪ 콩알뼈(pisiform), ⑫ 갈고리뼈(hamate)의 갈고리, ⑬ 5번 손허리뼈(5th metacarpal bone), ⑭ 검지-손허리뼈-콩알뼈 선과, ⑮ 약지-손허리뼈 선의 교차점에 갈고리뼈의 갈고리가 위치한다. ⑯ 5번 손허리뼈손가락 관절(metacarpophalangeal joint), ⑰ 5번 손가락뼈사이관절(interphalangeal joints)(몸쪽, 먼쪽), ⑱ 5번 손가락뼈(첫마디, 중간마디, 끝마디)

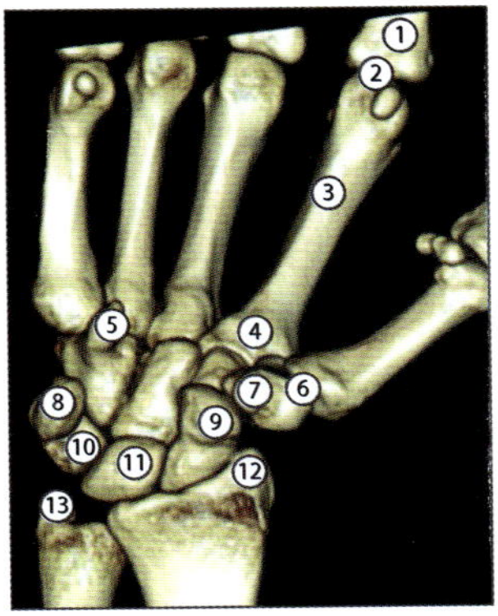

그림 4.20 손목과 손 닿면(손목굴) 뼈의 3D CT 영상

① 첫마디뼈(Proximal phalanx)(2번 손가락)
② 2번 손허리손가락관절(metacarpophalangeal joint) ③ 2번 손허리뼈(metacarpal), ④ 2번 손허리뼈의 몸쪽 끝, ⑤ 갈고리뼈(hamate)의 갈고리, ⑥ 1번 손목손허리관절(carpometacarpal joint), ⑦ 큰마름뼈 결절(trapezium tubercle), ⑧ 콩알뼈(pisiform), ⑨ 손배뼈 결절(scaphoid tubercle), ⑩ 세모뼈(triquetrum)(손목굴(carpal tunnel)의 바닥), ⑪ 반달뼈(lunate)(손목굴의 바닥), ⑫ 노뼈의 붓돌기(radial styloid process), ⑬ 자뼈의 붓돌기(ulnar styloid process)

뼈/뼈구조물	표면상의 위치	다른 구조물과의 연관성
손배뼈(Scaphoid)	노뼈 붓돌기 바로 먼쪽으로 해부학적 코담배갑의 바닥	촉진이나 손등굽힘 시 통증이 느껴진다면 골절일 가능성이 있음
손배뼈 결절 (Scaphoid tubercle)	노쪽손목굽힘근이 손바닥에서 엄지두덩과 만나는 곳	굽힘근지지띠의 부착부위
큰마름뼈 결절 (Trapezium tubercle)	손바닥쪽에서 손배뼈결절의 바로 먼쪽	굽힘근지지띠의 부착부위
콩알뼈(Pisiform)	손목 앞 안쪽의 둥근 뼈. 먼쪽 손목 주름과 자쪽손목굽힘근 힘줄의 선상에 위치	가쪽으로 자동맥과 자신경이 위치. 굽힘근지지띠의 부착부의
갈고리뼈의 갈고리 (Hook of hamate)	손바닥쪽에서 콩알뼈 먼쪽으로 2cm 이내에서 만져지며, 약지선상 혹은 검지-손허리뼈-콩알뼈 선과 약지-손허리뼈 선의 교차점에 위치(그림 4.19)	안쪽으로 자동맥과 자신경이 위치. 자신경의 얕은 가지가 앞으로 지나고 갈고리의 위에서 만져짐. 굽힘근지지띠의 부착부위
세모뼈 (Triquetrum)	자뼈 붓돌기의 바로 먼쪽 손목 안쪽면에서 만져짐	손목굴에서 부러지는 뼈

표 4.8 손쪽 손목뼈.

손허리뼈, 손가락뼈, 손가락 관절(Metacarpals, phalanges, joints)

> **임상에서의 활용**
>
> 주먹을 쥐면 2~4 번째 손가락의 중간마디뼈가 손배뼈를 향하게 된다. 이 정렬이 무너져있다면 손가락의 회전탈구를 의심해 볼 수 있다.

손허리뼈는 손등에서 만져진다(그림 4.18). 손허리뼈는 몸쪽에서는 손목뼈와 등노뼈융기(dorsal radial tubercle)에서 먼쪽으로 2~3cm 이내의 선상에서 손목손허리관절을 이룬다. 엄지의 손목손허리관절은 해부학적코담배갑의 먼쪽에서 만져진다(그림 4.21). 손을 많이 쓰거나 뼈관절염이 있을 때 이곳에 통증이 있을 수 있다. 엄지 손목손허리관절 공간에 주사를 놓으려면 엄지를 구부리고 틈을 벌려서(잡아당겨서) 관절 공간을 노출시켜야 한다.

손허리손가락관절면(metacarpophalangeal joint line)은 손등에서 폄근육힘줄(extensor tendon)의 양 옆에서 만져진다. 둥근 모양의 손허리뼈머리(metacarpal head)는 손가락을 구부렸을 때 주먹결절(knuckle)에서 만져진다. 통증이나 염증 발생 시 손허리손가락관절 안쪽이나 가쪽에서 주사를 놓을 수 있다.

손가락뼈(phalanges)는 손 등쪽에서 만져진다. 각각의 손가락뼈는 손가락뼈사이관절을 이루는 몸쪽이 제일 넓은 모양으로 생겼다. 손가락 관절면은 손가락 안쪽-가쪽으로 가장 넓은 부위의 몸쪽에서 만져진다. 손가락뼈사이관절(interphalangeal joint) 주사는 관절의 가쪽이나 안쪽에서 모두 놓을 수 있다.

근육, 힘줄, 특징적 부위(Muscles, tendons and regions)

해부학적 코담배갑(Anatomical snuffbox)

해부학적 코담배갑은 손목 가쪽의 움푹한 부위이다(그림 4.21, 4.22). 손목와 엄지를 폈을 때 제일 잘 보이며 그 경계는:

- 앞으로는 긴엄지벌림근(abductor pollicis longus)과 짧은엄지폄근(extensor pollicis brevis)의 힘줄
- 뒤로는 긴엄지폄근(extensor pollicis longus)의 힘줄

해부학적 코담배갑의 바닥은 뼈로 만져지는데 몸쪽에서 먼쪽으로:

- 노뼈 붓돌기(Radial styloid process)
- 가장오목한 곳의 손배뼈(Scaphoid)

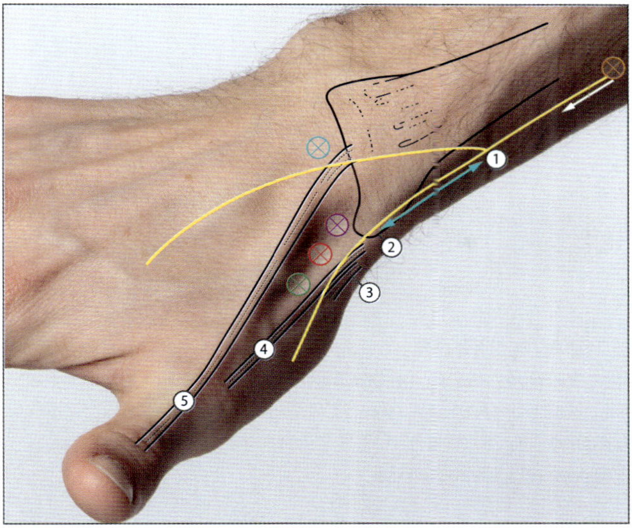

그림 4.21 해부학적 코담배갑(anatomical snuffbox)의 경계와 뼈들과 얕은 노신경.
① 노뼈 붓돌기(radial styloid process)의 몸쪽으로 4~5cm 이내에 분지하는 노신경(radial nerve)의 얕은 가지(하늘색 화살표), ② 노뼈 붓돌기(radial styloid process), ③ 긴엄지벌림근 힘줄(abductor pollicis longus tendon), ④ 짧은엄지폄근 힘줄(extensor pollicis brevis tendon), ⑤ 긴엄지폄근 힘줄(extensor pollicis longus tendon), ⊜ 손배뼈(scaphoid), ⊗ 큰마름뼈(trapezium), ⊗ 1번 손허리뼈(metacarpal)의 몸쪽 끝, ⊗ 위팔노근(brachioradialis)과 긴노쪽손목폄근(extensor carpi radialis longus) 사이에서 얕은 노신경이 빠져 나오는 지점. 노뼈 붓돌기에서 몸쪽으로(8.5 ± 1.5cm(6~10cm 범위)(하얀색 화살표는 먼쪽으로의 신경의 위치적 변이(표준편차 1.5cm), ⊗ 3, 4번 구획 사이의 손목관절경이 삽입되는 위치

- 세모뼈(Trapezium)와 1번 손목손허리관절(carpometacarpal joint)
- 1번 손허리뼈(metacarpal)의 몸쪽 끝

구성(Contents)

- 노동맥(radial artery)이 코담배갑 바닥 먼쪽을 모든 힘줄들 밑으로 지나 뒤쪽으로 간 다음 1번 등쪽 뼈사이의 몸쪽 부분을 거쳐 손바닥으로 들어간다. 1번 손목손허리관절에 주사할 때 노동맥을 피해서 놓도록 주의해야 한다.

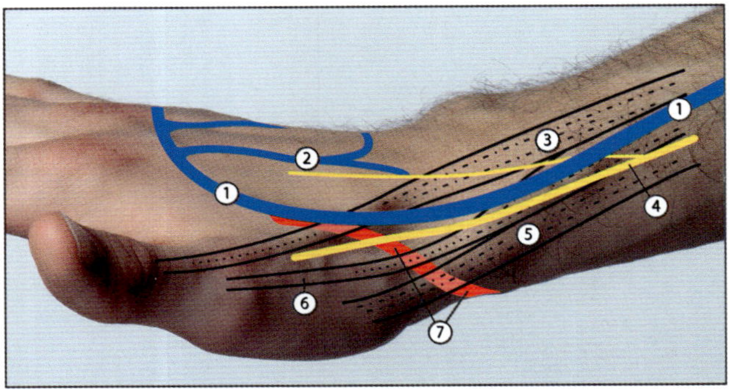

그림 4.22 코담배갑의 신경혈관계.

① 노쪽피부정맥(cephalic vein), ② 손등정맥그물(dorsal venous network), ③ 긴엄지폄근 힘줄(extensor pollicis longus tendon), ④ 노신경의 얕은가지(superficial), ⑤ 긴엄지벌림근 힘줄(branch of radial nerve), ⑥ 짧은엄지폄근 힘줄(abductor pollicis longus tendon), ⑦ 노동맥(extensor pollicis brevis tendon)

- 노쪽피부정맥(cephalic vein)은 코담배갑의 중앙을 지나 몸쪽으로 향한다. 노쪽피부정맥은 사람마다 위치가 비교적 비슷하기 때문에 정맥삽관에 주로 쓰여 연수생(인턴)정맥이라고 불리기도 한다.
- 노신경 얕은가지(superficial branch of the radial nerve)는 손등의 노쪽피부정맥(cephalic vein) 가까이에 위치해 정맥 삽관시 손상되기 쉽다(표 4.3). 이 신경이 손상되면 1번 등쪽 뼈사이와 가쪽 손가락 3.5개(1~3번 손가락과 약지의 가쪽 절반)을 덮고 있는 피부에 통증, 저림, 이상감각이 느껴질 수 있다.

손목 폄구획(Extensor compartments of the wrist)

> **임상에서의 활용**
>
> 부드럽고 둥글고 단단하지만 통증이 없는 신경종이 손목이나 손의 힘줄 위에 생길 수 있다. 신경종은 주로 짧은노쪽손목폄근 힘줄에 생긴다.

폄인대(extensor tendons)들은 6개의 구획 안에서 손목을 지난다(그림 4.23). 이 구획들과 그 안의 구조물에 대해 알고 있으면 손목 통증을 진단하는데 도움이 된다(표 4.9). 예를 들어, 드퀘르벵 힘줄윤활막염(Quervain's tenosynovitis)은 노뼈붓돌기(radial styloid) 위의 1번 구획의 통증을 유발하며 스테로이드 주사로 치료할 수

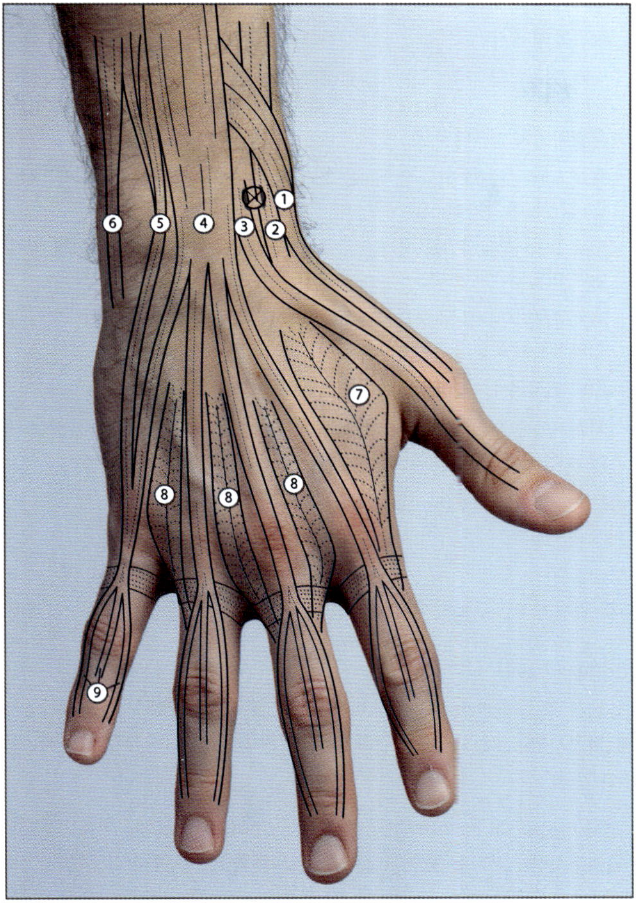

그림 4.23 손목의 폄 구획(extensor compartments).

① 긴엄지벌림근((abductor pollicis longus)과 짧은엄지폄근(extensor pollicis brevis)(구획 1), ② 긴/짧은노쪽손목폄근(extensor carpi radialis longus and brevis)(구획 2), ③ 긴엄지폄근(extensor pollicis longus)(구획 3), ④ 손가락폄근과 집게폄근(extensor digitorum and indicis)(구획 4), ⑤ 새끼폄근(extensor digiti minimi)(구획 5), ⑥ 자쪽손목폄근(extensor carpi ulnaris)(구획 6), ⑦ 첫번째 등쪽뼈사이근(dorsal interosseous muscle), ⑧ 등쪽뼈사이근(dorsal interosseous muscles), ⑨ 손가락폄근힘줄의 연장, ⊗ 노뼈 등쪽 결절(dorsal radial tubercle)

구획	표면상의 위치와 구성
1	노뼈 붓돌기의 가쪽. 긴엄지벌림근과 짧은엄지폄근을 포함. 특발성(드퀘르벵) 혹은 과사용(엄지로 핸드폰 사용)으로 인해 통증을 유발하는 힘줄 윤활막염이 발생하는 곳
2	등쪽 노뼈 결절의 바로 안쪽. 2, 3 번 손허리뼈를 향해 먼쪽으로 향하는 긴/짧은노쪽손목폄근을 포함.
3	등쪽 노뼈 결절의 바로 안쪽. 긴엄지폄근을 포함하며 노뼈 결절에 의해 닳아 파열되기도 한다.
4	3번 구획과 자뼈머리 사이에 위치. 손가락쪽으로 향하는 손가락폄근과 집게폄근을 포함
5	자뼈 머리의 뒤쪽. 새끼폄근을 포함
6	자뼈머리과 자뼈 붓돌기의 안쪽 표면. 자쪽손목폄근을 포함하며 붓돌기에 의해 닳아 파열되기도 한다.

표 4.9 손목 등쪽의 폄 구획(extensor compartments).

있다. 주사 위치는 1번 구획의 두 힘줄 사이이다.

손등(Dorsal hand)

손가락폄근 힘줄(digital extensor tendons)은 손가락을 쫙펴서 손가락폄근을 편평하게 확장시켰을 때 4,5번 폄구획에서 손가락의 첫마디뼈까지 이어져 있는 것을 볼 수 있다.

등쪽뼈사이근(dorsal interossei)은 인접한 두 손허리뼈 사이에 위치한 세로모양의 근육덩이이다. 엄지를 모으면 첫번째 등쪽뼈사이근을 튀어나오게 만들 수 있다. 자뼈나 1번 등뼈 척수신경의 손상으로 인해 엄지를 벌리거나 모으는 힘이 약해지면서 뼈사이근이 위축되어 손허리뼈 사이가 움푹 패일(쏙 들어갈) 수 있다.

손목과 손바닥[Palmar(volar) wrist and hand]

긴손바닥근(palmaris longus)은 비교적 얇은, 손바닥 가운데 위치한 얕은 근육으로 손목을 약간 구부린 상태에서 엄지와 다른 손가락 끝을 마주 댔을 때 잘 보인다(그림 4.24). 이 근육이 없는 사람도 있다. 정중신경이 긴손바닥근 힘줄의 바

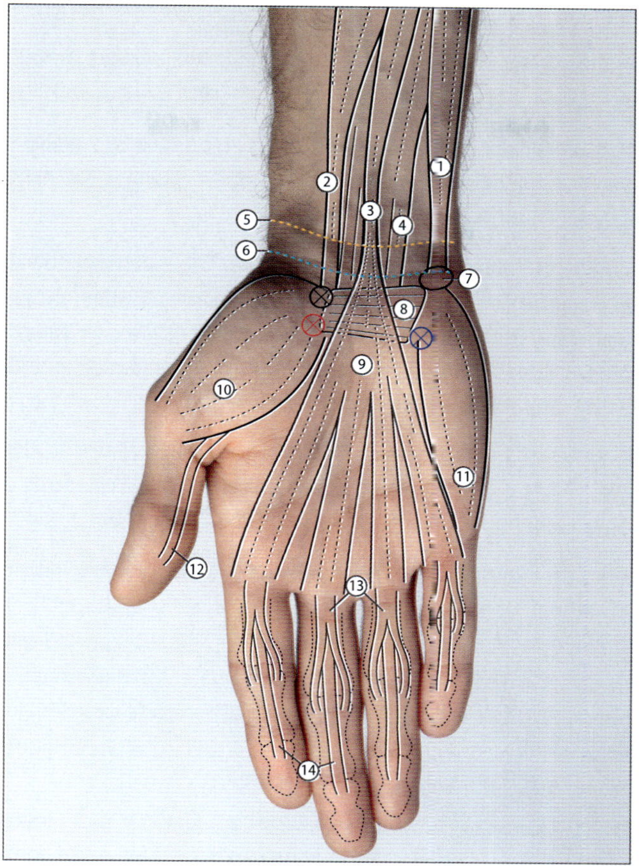

그림 4.24 손목과 손 앞면의 근육과 뼈 기준점.

① 자쪽손목굽힘근(Flexor carpi ulnaris), ② 노쪽손목굽힘근(flexor carpi radialis), ③ 긴손바닥근(palmaris longus), ④ 얕은손가락굽힘근(flexor digitorum superficialis), ⑤ 몸쪽손목주름(proximal wrist crease), ⑥ 먼쪽손목주름(distal wrist crease), ⑦ 콩알뼈(pisiform), ⑧ 굽힘근지지띠((flexor retinaculum)[가로손목인대(transverse carpal l.)] 손목굴의 지붕을 이룬다. ⑨ 손바닥널힘줄(palmar aponeurosis), ⑩ 엄지두덩(thenar eminence), ⑪ 새끼두덩(hypothenar eminence), ⑫ 긴엄지굽힘근(flexor pollicis longus)의 힘줄, ⑬ 얕은손가락굽힘근(flexor digitorum superficialis)의 힘줄, ⑭ 깊은손가락굽힘근(flexor digitorum profundus)의 힘줄. ⊗ 손배뼈결절(scaphoid tubercle), ⊗ 큰마름뼈 결절(trapezium tubercle), ⊗ 갈고리뼈(hamate)의 갈고리

로 밑이나 가쪽에 있기 때문에 손목굴 수술을 할 때 힘줄의 안쪽에서 접근한다.

자쪽손목굽힘근(flexor carpi ulnaris)은 손목의 안쪽을 지나 콩알뼈에 부착되어 있는 인대는 겉에서 보이고 만져진다. 근육 가쪽에 자동맥과 자신경이 있다.

노쪽손목굽힘근(flexor carpi radialis) 손목 앞쪽의 가장 가쪽에 있는 힘줄에 연결되어 엄지두덩손바닥(thenar palmar crease) 주름쪽으로 향한다. 근육 가쪽에 노동맥이 있다.

얕은손가락굽힘근(flexor digitorum superficialis), 깊은손가락굽힘근(flexor digitorum profundus)은 노쪽손목굽힘근(flexor carpi radialis)과 자쪽손목굽힘근(flexor carpi ulnaris) 사이에 있으며 손목굴(carpal tunnel)을 통과해 손바닥과 손가락으로 향한다. 얕은손가락굽힘근은 손가락 중간마디뼈의 양옆에, 깊은손가락굽힘근은 손가락 끝마디뼈의 몸쪽 끝에 부착되어있다.

엄지두덩(thenar)과 새끼두덩(hypothenar eminences)은 각각 손바닥의 가쪽, 안쪽에 있는 두툼한 근육덩이다. 둘 다 벌림근(abductor), 맞섬근(opposer)과 그 겉의 굽힘근(flexor)의 엄지와 새끼손가락을 움직이는 세 근육을 포함하고 있다.

손목굴(carpal tunnel)은 U자 모양의 손목뼈들과 굽힘근지지띠(flexor retinaculum)(가로손목인대) 사이를 말한다.(그림 4.20, 4.24, 4.28). 손목굴의 입구는 먼쪽 손목주름의 먼쪽으로 0~0.5cm에 위치하며, 출구는 먼쪽으로 2.5~3.5 cm에 위치한다. 손목굴의 지붕은 굽힘근지지띠이며 안쪽 경계는 콩알뼈(pisiform)와 갈고리뼈(hamate)의 갈고리 사이, 가쪽 경계는 손배뼈결절(scaphoid tubercles)과 큰마름뼈(trapezium)이다. 손목굴 안에는 손가락굽힘근 힘줄, 온굽힘근집(common flexor sheath), 정중신경이 위치한다.

손목굴증후군(carpal tunnel syndrome)은 정중신경이 눌려 주로 밤에 심해지는 가쪽 손가락의 통증과 엄지두덩 근육의 위축이나 위약으로 인해 손쓰는 작업에 어려움을 유발한다. 긴손바닥근(palmaris longus)의 안쪽, 먼쪽 손목주름에서 몸쪽으로 1cm 지점에 마취제나 스테로이드를 주사해 치료해 볼 수 있다. 바늘은 피부와 30° 각도로 약지를 향해 찌르고 2cm 진입시킨다.

손바닥널힘줄(palmar aponeurosis)은 섬유질의 널힘줄로 손바닥을 덮고 있어 손바닥을 관통상으로부터 보호하며 손바닥 피부에 뿌리내리고 있다. 굽힘근지지띠(flexor retinaculum)에서 시작하여 펼쳐지면서 손가락의 섬유집과 유합된다. 뒤

뒤트랑구축은 손바닥널힘줄이 두꺼워지고 짧아져 손과 손허리의 굽힘 변형을 일으키는 특발성 질환으로 손의 힘을 약하게 만들기도 한다.

손의 윤활집과 공간(Synovial sheaths and spaces of the hand)

손의 윤활집과 공간은 염증과 염증과 동반된 부종이 퍼지는 길 역할을 한다(그림 4.25). 그래서 그 위치와 통하는 길에 대한 이해가 필요하다.

윤활집(synovial sheaths)(윤활주머니)는 길쭉한 모양으로 굽힘 힘줄들을 덮고 있다. 윤활주머니는 몸쪽 굽힘 손목주름(proximal flexor wrist crease)에서 몸쪽으로 1~2cm에서 시작해 손목굴을 통해 손바닥으로 향한다.

- 자쪽윤활주머니(ulna bursa)는 몸쪽 손바닥의 2~5번 손가락 굽힘 힘줄과 새끼손가락의 굽힘 힘줄 연장을 따라 새끼손가락 끝마디뼈까지 덮고 있다.
- 노쪽윤활주머니(radial bursa)는 긴엄지굽힘근(flexor pollicis longus) 힘줄 위를 따라 엄지 끝마디뼈까지 간다.
- 손가락 윤활집(digital synovial sheaths)은 2~4번 손가락뼈의 위를 지나 먼쪽으로 가며 손가락의 굽힘 힘줄을 덮고 있다.

손바닥 공간(palmar spaces)은 손바닥 깊숙이 위치해 손바닥 널힘줄과 세번째 손허리뼈를 연결하는 섬유질의 사이막을 경계로 둘로 나뉜다.

- 손바닥중간공간(midpalmar space)은 3~5번 손가락 굽힘 힘줄 밑의 손목굴에서부터 손허리뼈 머리(metacarpal heads)까지 공간이다. 손목굴을 통해 아래팔의 앞면과 통할 수 있다.
- 엄지두덩공간(thenar space)은 2번 손가락 굽힘 힘줄 밑의 3번째 손허리뼈와 엄지두덩 사이의 공간이다.

> **임상에서의 활용**
>
> 방아쇠 손가락(협착윤활막염)은 첫번째 손가락 주름 근처의 굽힘 힘줄에 만져지는 결절과 손가락의 피동 움직임을 유발한다.

속질공간(pulp spaces)과 손톱주름(nail fold) 몸쪽, 가쪽 손톱주름은 손톱을 U자로 감싸고 있다. 몸쪽 주름은 위손톱허물에서 손톱과 만난다(그림 4.26). 손가락 속질공간은 손가락의 손바닥쪽 표면을 덮고 있으며 결합조직으로 구분 지어져 있다(그림 4.27). 그래서 속질공간의 염증(생인손)과 손톱주름의 염증(손톱주위염)은 대부분 국소적이다.

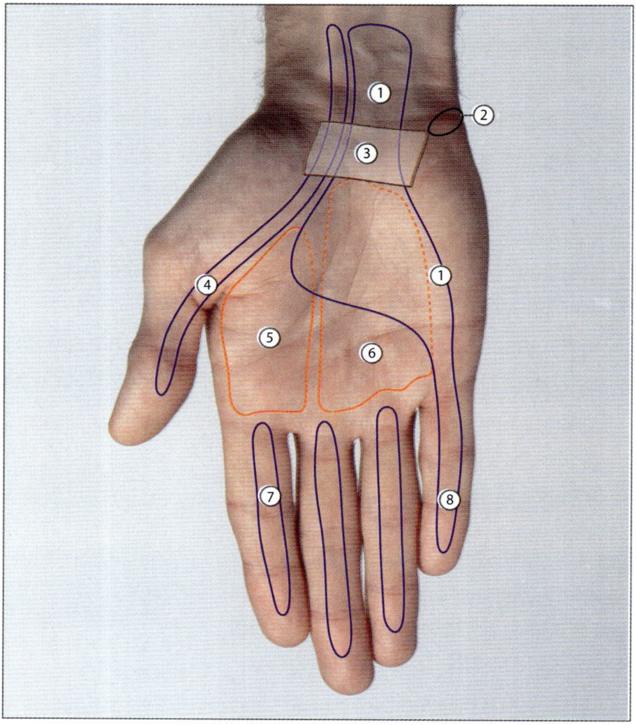

그림 4.25 손바닥의 윤활 주머니 혹은 윤활낭(보라색)과 공간(주황색)

① 자쪽 윤활주머니(Ulna bursa), ② 콩알뼈(pisiform), ③ 손목굴(carpal tunnel)의 지붕을 이루는 굽힘근지지띠(flexor retinaculum)(수평손목인대), ④ 노쪽 윤활주머니(radial bursa), ⑤ 엄지두덩공간(thenar space), ⑥ 손바닥중간공간(midpalmar space), ⑦ 손가락윤활집(digital synovial sheaths), ⑧ 자쪽 윤활주머니(ulna bursa)와 연결되어 있는 새끼손가락의 손가락윤활집(digital synovial sheath)

날개 차단술로 손톱바닥을 마취한다. 몸쪽 손톱주름과 가쪽 손톱주름의 교차점으로부터 3mm 몸쪽 지점에 바늘을 삽입한다. 몸쪽 손톱주름과 가쪽 손톱과 나란히 마취제를 주사하고 반대쪽도 똑같이 한다.

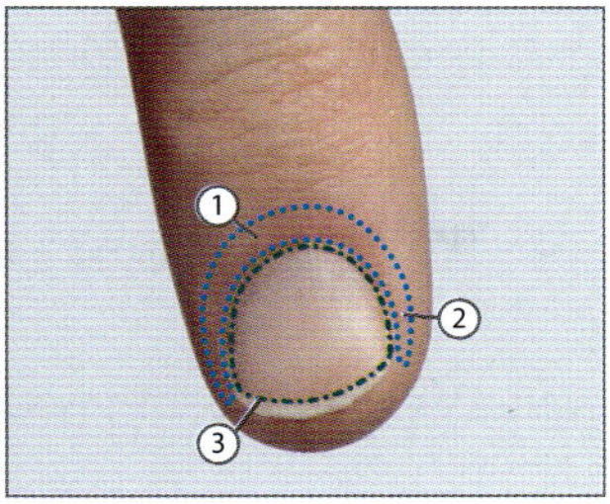

그림 4.26 손톱주름과 손톱바닥.

① 몸쪽 손톱주름(Proximal nail fold)

② 가쪽 손톱주름(Lateral nail fold)

③ 손톱바닥의 경계

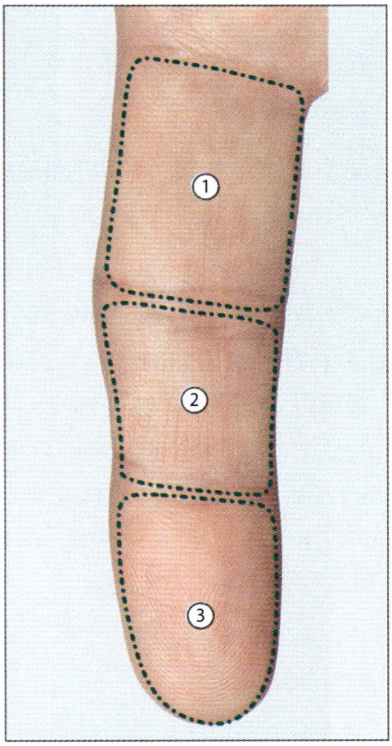

그림 4.27 손가락의 속질공간(pulp spaces)

① 손가락 첫마디 속질공간

② 손가락 중간마디 속질공간

③ 손가락 끝마디 속질공간

신경혈관구조(Neurovasculature)

신경(Nerves)

정중신경은 긴손바닥근 힘줄의 면과 나란하게 손목굴을 통해 손바닥으로 간다 (그림 4.28). 먼쪽 손목주름으로부터 2~3cm 먼 곳에서 분지한다.

- 바닥쪽손가락신경 가지(palmar digital branches)는 1~3번 손가락의 안쪽과 가쪽, 4번 손가락의 가쪽을 따라 간다.
- 되돌이신경 가지(recurrent branch)는 엄지두덩 근육을 지배하기 위해 되돌아 간다

손바닥피부신경 가지(palmar cutaneous branch)는 긴손바닥근면의 바로 가쪽에서 굽힙근지지띠의 표면을 따라 간다.

자신경(ulnar nerve)은 콩알뼈 가쪽, 갈고리뼈의 갈고리 안쪽의 기윰관(Guyon's canal)을 통해 손바닥으로 간 다음, 콩알뼈에서 먼쪽으로 1cm 이내에서 두 갈래로 분지한다.

- 등자쪽피부신경(dorsal ulnar cutaneous) 가지는 자뼈 가시돌기(ulnar styloid process)로부터 몸쪽 5~10cm 지점에서 자신경으로부터 갈라져 나와 먼쪽 자뼈의 안쪽 혹은 자뼈 가시돌기 바로 몸쪽을 자쪽손목굽힘근(flexor carpi ulnaris)의 겉을 따라 지난다. 그리고 손등으로 진행하여 자뼈 붓돌기(ulnar styloid)와 4번째 갈퀴막공간(약지와 새끼손가락 사이)을 잇는 선의 1/4정도를 가다가 손가락 신경으로 갈라져 안쪽 손가락 1.5개(새끼손가락과 약지의 안쪽 절반)를 지배한다. 손목 관절경을 삽입 중에 손상되기도 한다.
- 얕은 가지(superficial branch)는 갈고리뼈의 갈고리 표면을 지나 안쪽 1.5개 손가락 옆을 따라 가며 바닥쪽손가락신경 역할을 한다.
- 깊은 가지(deep branch)는 손바닥 중간 공간을 가로질러 가쪽으로 휘어 엄지갈퀴막공간으로 주행하여 손의 근육에 분포한다.

기윰관(Guyon's canal)(자뼈굴, ulnar tunnel)은 콩알뼈(pisiform)와 갈고리뼈(hamate) 사이로, 굽힘근지지띠(flexor retinaculum)의 겉을 따라 먼쪽 손목주름에서 먼쪽으로 1.5cm 이내까지를 말한다. 이곳을 지나는 자신경과 자동맥이 결절종, 골절, 구조적 이상에 의해 압박을 받으면 안쪽 1.5개 손가락의 감각 이상, 통증, 위약감, 손안의 근육들의 위약과 위축(엄지두덩은 제외)을 일으켜 4, 5번 손

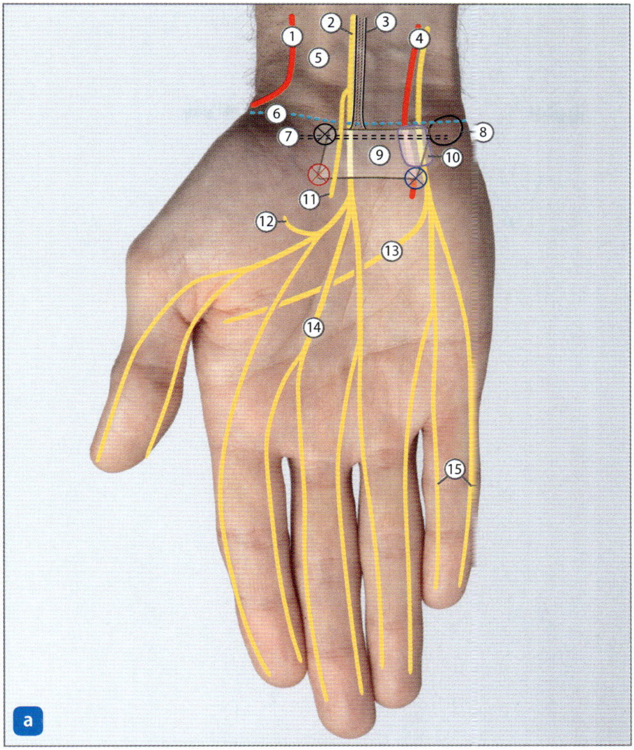

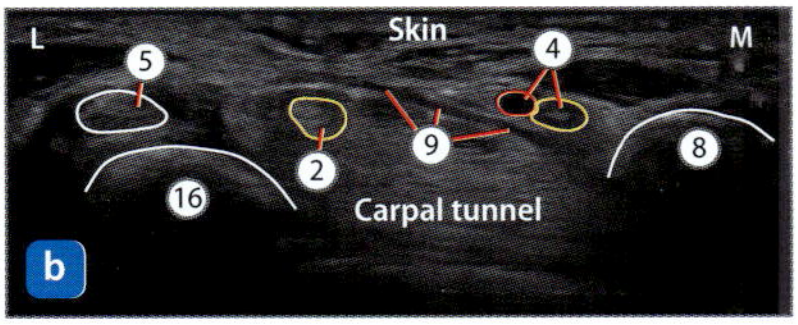

그림 4 28 손목굴, 기욤관(Guyon's canal)과 손바닥의신경.

① 노동맥(Radial a.), ② 정중신경(median n.), ③ 긴손바닥근(palmaris longus), ④ 자동맥(ulnar a.)과 자신경(ulnar n.), ⑤ 자쪽손목굽힘근(flexor carpi radialis), ⑥ 먼쪽손목주름(distal wrist crease), ⑦ 초음파 탐촉자의 위치(b)(까만색 점선), ⑧ 콩알뼈(pisiform), ⑨ 손목굴(carpal tunnel)의 지붕을 이루는 굽힘근지지띠(flexor retinaculum)(가로손목인대, transverse carpal l.) ⑩ 기욤관(Guyon's canal)(자뼈굴, ulnar tunnel)(보라색선), ⑪ 손바닥신경(palmar n.), ⑫ 정중신경(median n.)의 되돌이 가지(recurrent branch), ⑬ 자신경의 깊은 가지(deep branch), ⑭ 온손바닥신경(common palmar), ⑮ 바닥쪽손가락감각신경(palmar digital sensory n.), ⑯ ⊗ 손배뼈 결절(scaphoid tubercle), ⊗큰마름뼈결절(trapezium tubercle), ⊗ 갈고리뼈의 갈그리 L: 가쪽, M: 안쪽.

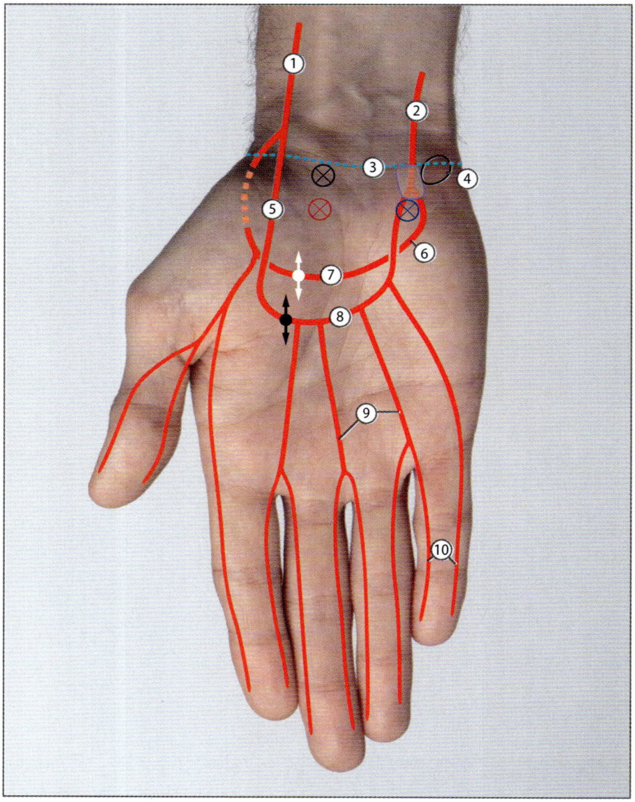

그림 4.29 손바닥의 동맥.

① 노동맥(Radial artery), ② 기융관(Guyon's canal)(자뼈굴, ulnar tunnel)을 통해 먼쪽으로 가는 자동맥(ulnar artery)의 위치(보라색 테두리선의 흰색 음영), ③ 먼쪽 손목주름(distal wrist crease) ④ 콩알뼈(pisiform), ⑤ 노동맥의 얕은 손바닥 가지(superficial palmar branch), ⑥ 자동맥 깊은 가지(deep branch), ⑦ 깊은손바닥동맥활((deep palmar arterial arch); 먼쪽 손목주름으로부터 4.0 ± 0.8 cm(평균 ± 표준편차, 하얀색 화살표) 거리에 위치, ⑧ 얕은 손바닥동맥활(superficial palmar arterial arch); 먼쪽 손목주름으로부터 5.2 ± 0.8 cm(평균 ± 표준편차 까만색 화살표) 거리에 위치, ⑨ 온바닥쪽손가락동맥(common palmar digital arteries), ⑩ 바닥쪽손가락동맥(palmar digital arteries)

⊗손배뼈 결절(scaphoid tubercle), ⊗세모뼈 결절(trapezium tubercle), ⊗갈고리뼈(hamate)

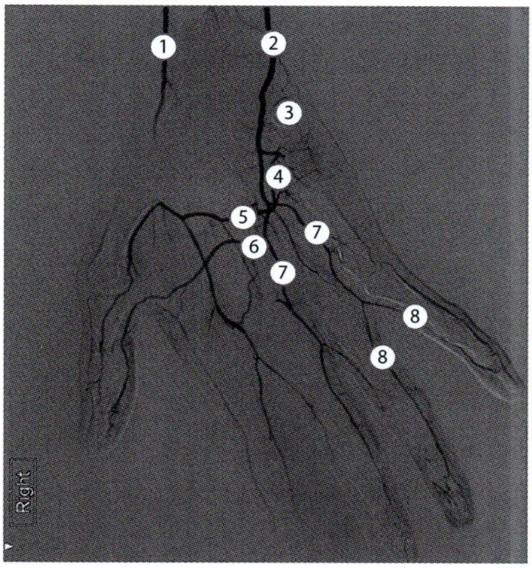

그림 4.30 오른손의 동맥조영상.
① 노동맥(Radial a.)
② 자동맥(ulnar a.)
③ 콩알뼈(pisiform)
④ 자동맥의 깊은가지(deep branch)
⑤ 깊은손바닥동맥활(deep palmar arch)
⑥ 얕은손바닥동맥활(superficial palmar arch)
⑦ 온바닥쪽손가락동맥(common palmar digital arteries)
⑧ 바닥쪽손가락동맥(palmar digital arteries)

가락의 갈퀴손 변형을 유발하기도 한다.

동맥(Arteries)

자동맥(ulnar artery)은 자신경의 가쪽을 따라 기용관을 통해 손바닥으로가 갈고리뼈 근처에서 분지한다(그림 4.28~4.30).

- 깊은 가지(deep branch)는 손바닥 중간공간을 지나 깊은 손바닥동맥활(deep palmar arch)과 만난다.
- 얕은손바닥동맥활(superficial palmar arch)은 손바닥널힘줄(palmar aponeurosis)을 밑에서 곡선을 이루며 대부분의 손가락의 안쪽, 가쪽 손바닥면으로 가는 손가락 동맥으로 분지한다. 동맥활의 면은 먼쪽 손목주름에서 먼쪽으로 5.2 ± 0.8cm(평균 ± 표준편차)까지 펼쳐져 있다(그림 4.29).

노동맥(radial artery) 노동맥의 얕은손바닥가지는 느쪽손목굽힘근의 가쪽 1cm 이내의 평면상에서 엄지두덩 근육을 넘어 손바닥으로 가 얕은손바닥동맥활과 연결된다. 노동맥은 첫번째 등쪽뼈사이근의 몸쪽 부분을 지나 손바닥으로 가 깊은 손바닥동맥궁을 이룬다. 깊은손바닥동맥궁은 얕은손바닥동맥궁에서 몸쪽으로 1.2cm, 먼쪽손목주름에서 먼쪽으로 4.0 ± 0.8cm(평균 ± 표준편차)거리의 평면상에서 엄지모음근(adductor pollici)의 두 개의 갈래(two heads) 사이와 두 손바닥 공간을 모두 지난다.

손가락동맥(digital arteries)과 **신경**(digital nerves)은 손가락의 손바닥과 손등의 안쪽과 가쪽면을 따라가며 손가락 끝뼈마디까지 이어진다. 이 위치를 잘 알고 있으면 손가락 신경차단술을 효과적으로 할 수 있고 침습적 술기시 동맥손상을 피할 수 있다. 손가락신경차단술을 할 때는 손허리뼈머리 근처의 갈퀴막공간 손등쪽에서 손가락과 수직방향으로 바늘을 찌른다음, 손바닥을 향해 진입해 손가락신경의 손등쪽 가지와 손바닥쪽 가지가 모두 마취될 수 있도록 한다. 손가락의 양쪽(안쪽과 가쪽)면 모두 마취해야 한다.

정맥(Veins)

147페이지, 표 4.7, 그림 4.16, 4.22 참조

척추와 등 (Vertebral column, back)

chapter 5

해부학적으로 등은 가슴과 배의 뒷면을 말한다. 편의상 이번 장에서 다뤄지는 등은 뒷목에서 엉치뼈까지이며 이들은 해부학적으로 유사한 점이 있기 때문이다. 등은 몇 개의 층으로 구성되어 있다:

- 척추뼈(vertebral column), 척수막(meninges), 척수(spinal cord)
- 뒤가슴벽[갈비뼈와 갈비사이근(intercostal muscles)]
- 어깨뼈와 가슴지지대를 움직이는 얕은 근육들
- 척추뼈를 움직이는 깊은내재근(intrinsic muscles)

기능(Function)

척추는 등의 중심선을 이루며 여기에 머리, 팔다리, 가슴우리(thoracic cage), 배벽(abdominal wall)이 붙어 있다. 척추는 동적인 체중부하 구조물로 충격을 흡수하고 윗몸과 다리 사이에 힘을 전달한다. 뿐만 아니라 척수막과 함께 척수와 척수신경을 보호하고 운반하는 수송관의 역할을 한다. 등과 척추는 그 동적인 충격완화라는 특성으로 인해 통증과 신경 손상이 잘 발생하는 부위이기도 하다.

5.1 척추(Vertebral column)

척추는 일반적으로 33개의 척추뼈와 그 주변의 인대, 추간판, 돌기사이관절(후관절)로 이루어져 있다. 척추는 다섯 부분으로 나눈다(표 5.1, 그림 5.1).

척추뼈(Vertebrae)

척추뼈의 신경활(neural arch)은 가시돌기(spinous process), 척추뼈몸통의 뒷면, 가로돌기(transverse process), 척추뿌리(pedicles)로 이루어져 있다. 이 중 일부는 겉에서 만져지므로 신체검사나 척수신경차단, 경질막외마취 같은 시술시 기준점이 된다.

구분	척추뼈의 개수	표기법
목(Cervical)	7	C1～C7
등(Thoracic)	12	T1～T12
허리(Lumbar)	5	L1～L5
엉치(Sacral)	5(하나로 유합)	S1～S5
꼬리(Coccygeal)	4(개수 다양)	Co1～Co4

표 5.1 척추: 구분과 표기법

가시돌기 식별(Identification of spinous processes)

가시돌기의 끝은 등 중심선의 고랑에서, 특히 척추를 굽혔을 때 잘 만져진다. 위쪽 목뼈들의 가시돌기는 각각의 척추뼈와 같은 높이에 있지만 아래 척추로 갈수록 가시돌기가 길어지고 아래쪽으로 비스듬하게 뻗어있어 한층 아래의 척추뼈 높이에서 끝난다. 허리뼈와 아래쪽 등뼈에서는 다시 가시돌기가 짧아져 각각의 척추뼈의 아래쪽이나 아래 추간판 높이에 위치한다(그림 5.2). 주요 가시돌기들은 표 5.2에 정리되어 있다.

가시돌기의 높이(Spinous process levels)

가시돌기와 가시돌기 사이의 공간은, 뒤에서 접근하는 수술이나 마취를 할 때 좋은 위치 기준점이 된다(표 5.3, 그림 5.3).

엉치뼈삼각(Sacral triangle)과 엉치뼈틈새(sacral hiatus)

엉치뼈삼각은 성인, 특히 촉진이 어려운 덩치가 큰 환자나 특정 인종(예: 아메리카 인디언)의 꼬리경막외마취 시 엉치뼈틈새의 위치를 가늠하는 기준이 된다(그림 5.4). 좌우 위아래엉덩뼈가시(posterior superior iliac spine) 사이를 이은 선을 바닥으로 하고 엉치뼈 아래 끝을 꼭지점으로 하는 이등변삼각형이다.

> **임상에서의 활용**
>
> - **척추뼈 높이**는 척추뼈 몸통의 높이를 말하며 만져지지 않는다.
> - **가시돌기**와 **가시사이 공간**은 등의 중심선상에서 만져지며 가시돌기의 방향 때문에 그 위치가 각각의 척추뼈나 추간판의 위치와 늘 일치하지는 않다.

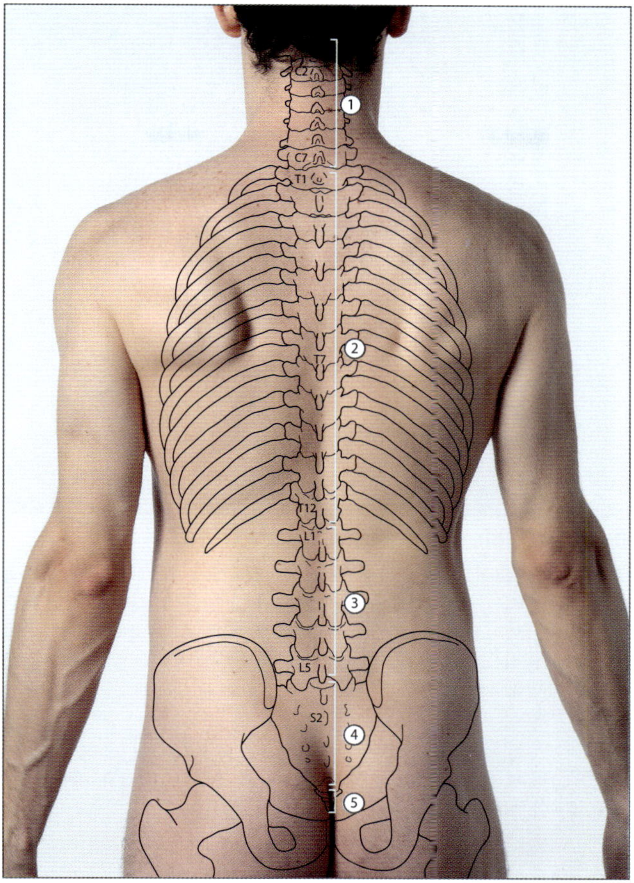

그림 5.1 척추뼈의 구분.

① 목뼈(C1∼C7), ② 등뼈(T1∼T12), ③ 허리뼈(L1∼L5), ④ 엉치뼈(S1∼S5),
⑤ 꼬리뼈(Co1∼Co4)

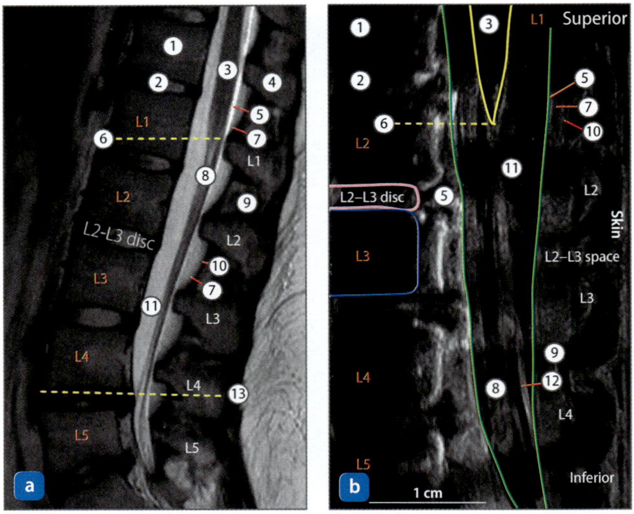

그림 5.2 허리뼈의 MRI. 앞뒤 세로영상(a)과 초음파영상(b).

① 척추뼈 몸통(Vertebral body), ② 추간판(intervertebral disc), ③ 척수관(vertebral canal) 안의 척수(spinal cord) , ④ 가시돌기(spinous process), ⑤ 경질막(dura mater), ⑥ 척수가 끝나는 위치(노란점선), ⑦ 경막외공간(epidural space), ⑧ 말총(cauda equina), ⑨ 인접한 두 가시돌기 사이의 공간, ⑩ 황색인대(ligamentum flavum), ⑪ 거미막밑공간(subarachnoid space), ⑫ 종말끈(filum terminale), ⑬ L4～L5 추간판(intervertebral disc)을 가로지르는 L4의 가시돌기의 위치

중요: 허리뼈의 가시돌기(흰색글씨 L1～L5)는 각각의 허리뼈 몸통(빨간색글씨 L1～L5)의 아랫부분 혹은 그 아래 추간판의 높이와 일치한다. 인접한 두 가시돌기 사이의 공간은 아래쪽 척추뼈 몸통의 높이에 위치한다.

> **임상에서의 활용**
>
> 복강신경얼기(Coeliac plexus) 차단술은 12번 갈비뼈와 1번 허리척추뼈의 가로돌기를 위치 기준으로 삼아 뒤에서 접근한다.

엉치뼈틈새(Sacral hiatus)는 삼각형의 아래꼭지점에 위치한다. 하지만 신생아나 유아, 일부 성인들에서는 엉치삼각이 엉치뼈틈새의 위치를 정확히 예측하지 못한다. 엉치뼈 틈새는 척추관의 아래쪽 출구로 엉치뼈 꼭지점과 볼기사이틈새 근처에 위치한다. 엉치뼈틈새는 S4 가시돌기의

가시돌기	위치
C2	뒤통수에서 중심선을 따라 내려가다 제일 먼저 만져지는 덩이; 뒤통수밑삼각(suboccipital triangle)의 꼭지점을 이룸
C7	아랫목(inferior neck)의 가장 튀어나온 가시 돌기[솟을뼈(vertebra prominens)]
T12	12번 갈비뼈를 따라 위안쪽으로 향했을 때의 안쪽 끝
L4	주로 능선위면(supracristal plane)(좌/우 엉덩뼈능선(iliac crests)의 가장 높은 곳을 이은 선)과 같은 높이
S2	주로 좌/우 위뒤엉덩뼈가시(posterior superior iliac spines)를 이은 선상, 혹은 바로 아래 위치(주의: 이 선은 L5~S1 가시사이 공간에서 S3 가시돌기까지 그 위치가 다양.)
S3	볼기사이(항문) 틈새의 꼭대기에서 만져짐

표 5.2 가시돌기(spinous processes)의 위치 기준점.

아래, 겉에서도 만져지는 엉치뼈뿔(sacral apex)의 뼈 능선 사이에 위치 한다. 꼬리경질막 마취(caudal epidural anaesthesia)를 할 때 엉치뼈틈새에 바늘을 삽입한다. 바늘로 엉치꼬리인대(sacrococcygeal ligament)를 뚫고 경질막 바깥공간까지 진입하며 이때 경질막밑 공간은 S2에서 끝나고 엉치뼈에서 3.5 ± 1.2cm에 위치함을 기억해야 한다.

가로돌기(Transverse processes)와 척추고리판(Laminae)

척추고리판(Laminae)은 가시돌기와 가로돌기를 연결하는 뼈의 편평한 부분이다(그림 5.5). 척추고리판은 중심고랑 양옆의 근육 밑에 있다. 허리천자나 경질막 마취를 할 때 바늘을 틀린 각도로 삽입하면 척추고리판에 닿기도 한다. 척수관 협착과 그로 인한 신경 압박 치료를 위한 감압술로 척추고리판을 제거하기도 한다(고리판절제술).

가로돌기(Transverse processes)는 국소마취나 신경총마취 같은 술기를 할 때 척수신경의 위치 기준점이 된다(표 5.4, 그림 5.5).

돌기사이공간	척추높이	구조물/해부학적 의미
C7	C7 또는 C7~T1추간판	뒤목삼각 내에서 허파 꼭지점의 위 경계
T3	T4(위)	어깨뼈가시의 안쪽 끝;(왼쪽)폐 빗틈새의 위쪽 연장선
T3~T4	T4(위)~T5(위)	일반적으로 복장뼈면이 척추와 만나는 위치의 범위
T5 또는 T5~T6 사이	T6(위)	기관갈림(Tracheal bifurcation)(이 높이의 중심선 오른쪽에서 기관지음이 들릴 수 있음); ~ 복장뼈면 아래 3cm 이내
T7	T8(위)	어깨뼈의 아래각; 청진 삼각형(가쪽에 위치)
T10~T11 사이	T11(위)	아래대정맥이 가로막을 관통하는 높이 (전통적으로는 T8로 알려져 있었음)
T11	T11(아래) 또는 T11~T12 추간판	식도가 가로막을 관통하는 높이 (관행적으로는 T10 높이로 알려져 있었음)
T11~T12 사이	T11~T12 추간판 또는 T12(위)	대동맥이 가로막을 관통하는 높이(T12 위); 복강동맥과 복강신경얼기(T12)
T12~L1 사이	L1(위)	갈비가로막오목과 가슴막 아래 경계의 대략적 위치(뒤가슴벽에서); 성인에서 척수가 끝나 는 위치
L1	L1(아래) 또는 L1~L2 추간판	위날문가로면(Transpyloric plane)(더 낮을 수 있음); 위창자간동맥(superior mesenteric a.)과 신경얼기;(관행적으로 알려진) 콩팥문(kidney hilum)의 위치
L1~L2 사이	L2(위/중간)	갈비밑면, 간혹 위날문가로면;(CT에서 확인된) 콩팥문의 위치
L2~L3 사이	L3(위)	아래창자간동맥과 신경얼기; 소아 허리천자 위치의 하한선
L3~L4 사이	L4(위)	대동맥갈림; 허리천자 위치(성인)
L4	L4(아래)혹은 L4~L5 추간판	주로 능선위면(supracristal plane)(L4~L5 사이도 가능); 허리천자위치(성인)
S2	S2	거미막밑공간이 끝나는 위치

그림 5.3 가시돌기와 인접한 두 가시돌기사이공간 높이에 위치한 구조물들과 해부학적 의미.'위'와 '아래'는 척추뼈 몸통의 위 절반과 아래 절반을, '사이'는 가시돌기사이공간을 의미한다

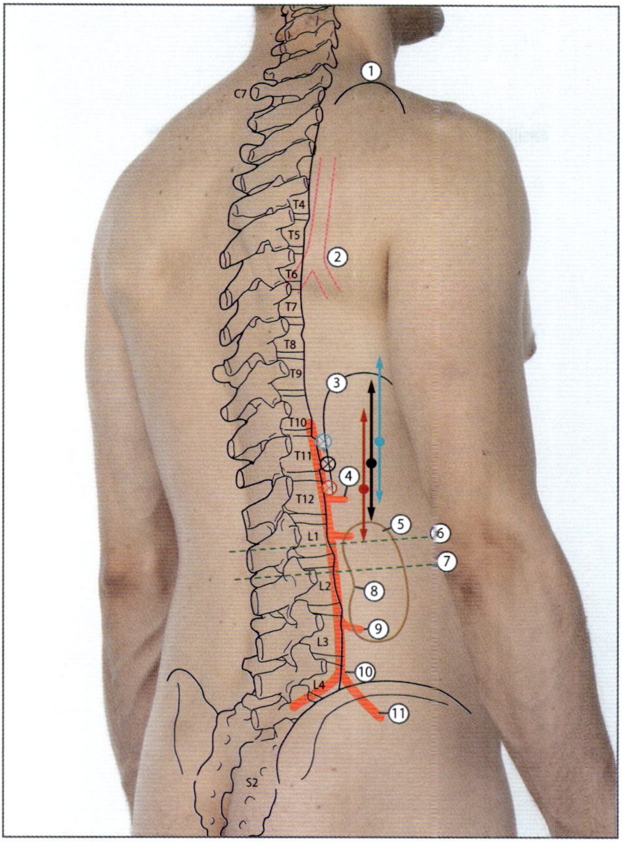

그림 5.3 가로막을 관통하는 구조물들의 가로돌기 높이와 척추 높이.

① 허파 꼭대기(C7), ② 기관갈림(tracheal bifurcation)(T6), ③ 가로막(T9에 가로막 가장 높은 곳이 위치(칼몸통(xiphisternal) 관절 높이), ④ 복강동맥(coeliac trunk), ⑤ 오른쪽 콩팥(right kidney) ⑥ L1의 아래 절반에 위치한 날문가로면(transpyloric plane)(초록선), 관행적으로 콩팥문(renal hilum)의 위치라고 알려져 있던 위치, 위창자간막동맥(superior mesenteric artery)이 시작되는 부위, ⑦ L2 높이의 갈비밑면(관행적으로는 L3)(초록색 점선), ⑧ L1~L2추간판 혹은 L2에 위치한 콩팥문,(관행적으로는 L1) ⑨ 아래창자간막동맥(inferior mesenteric artery), ⑩ 대동맥갈림(aortic bifurcation), ⑪ 오른쪽 온엉덩이동맥(common iliac artery). ⊗ 아래대정맥(IVC) ⊗ 식도 ⊗ 대동맥이 가로막을 관통하는 일반적인 높이(의 범위는 같은 색의 화살표로 표시)(표 6.8 참고)

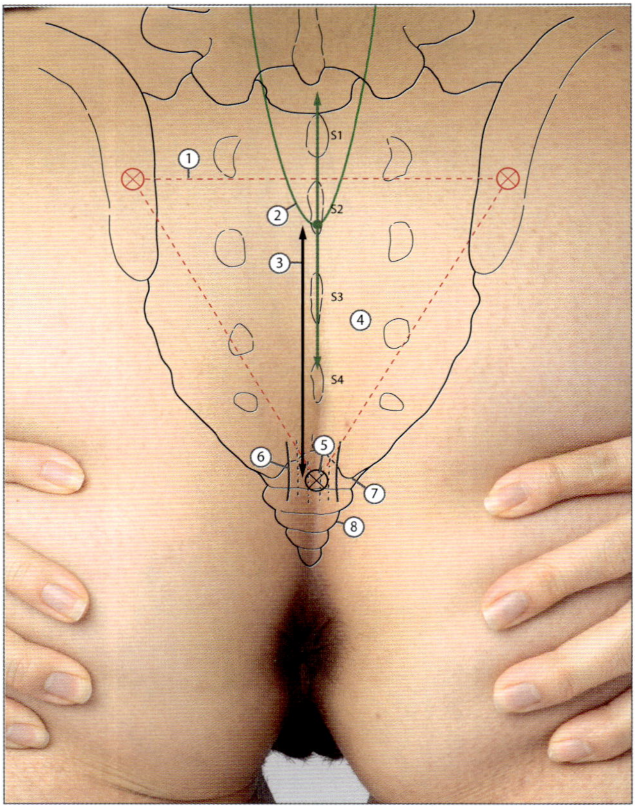

그림 5.4 볼기사이(항문) 틈새(intergluteal cleft)에 위치한 엉치삼각(sacral triangle)과 엉치뼈 틈새(sacral hiatus)

① 이등변삼각형(equilateral sacral triangle)의 경계(빨간색선), ② 거미막밑공간(subarachnoid space)의 하한선인 S2(L5∼S1 추간판∼ S4 척추뼈 몸통까지 다양. **초록색** 화살표, ③ 엉치뼈 틈새에서 경질막주머니가 끝나는 곳까지의 거리(평균 ± 표준편차,3.5 ± 1.2 cm; 까만색 화살표는 평균거리), ④ 엉치뼈(sacrum), ⑤ 엉치뼈틈새(sacral hiatus), ⑥ 엉치꼬리인대(sacrococcygeal l.), ⑦ 엉치뼈 뿔(sacral cornua), ⑧ 꼬리뼈(coccyx), ⊗ 위뒤엉덩뼈가시(posterior superior iliac spine), ⊗ 엉치삼각(sacral triangle)의 아래 끝(꼭지점)

가로돌기	위치와 기준점이 되는 구조물들
C1	꼭지돌기(mastoid process)의 아래 목빗근(sternocleidomastoid)의 밑으로 만져지는 단단한 덩이; 척추동맥(vertebral artery)이 지나감; 단단입천장의 높이
C2~C5	피부에서 2~3cm 이내 깊이에서 목근육 밑으로 C1가로돌기에서부터 뒤바깥쪽을 향해 가며 목의 바깥쪽을 지나감; 목의 구조물들에서 수평으로 그은 선으로 위치를 파악 할 수 있음; 목신경얼기(cervical plexus)차단술의 위치
C6	돌기 앞면에 겉에서 만져지는 결절이 있고 온동맥(common carotid artery)의 뒤, 여성의 경우 반지연골(cricoid)의 바깥쪽, 남성의 경우 반지연골의 바로 위 바깥쪽에 위치; 별신경절(stellate ganglion)과 팔얼기신경(brachial plexus) 차단술의 위치
등뼈	척추중심선으로부터 2~3cm 이내 거리의 선을 말하는 시상 염면에 위치; 척추옆등신경마취를 할 때 척수 위치 의 기준이 된다. 주의: 등뼈가시돌기(thoracic spinous process)의 끝은 한 층 아래 등뼈의 가로돌기의 높이와 일치한다.
허리뼈	위뒤엉덩뼈가지(posterior inferior iliac spine)에서 수직위로 그은 선(척추 주위선) 상에 위치; 허리근 구획차단 /신경얼기차단 시에 허리 척수와 허리신경얼기 위치의 기준점이 됨

표 5.4 척추뼈 가로돌기(vertebral transverse processes) 끝의 위치와 그 곳의 구조물(그림 5.5 참고).

관절(Joints)

등 표면에서는 세 가지 관절의 위치를 파악할 수 있다. 세 관절의 통증 모두 그 위 조직에 국한된 연관통을 유발할 수 있다(그림 5.5). 방사선 유도 하에 관절에 주사를 함으로써 다양한 효과를 기대할 수 있다.

임상에서의 활용

척추갈림증(Spina bifida occulta)은 L5~S1 근처의 신경활이 제대로 형성되지 않은 상태로 대개 신경계의 장애는 동반하지 않는다. 가끔 척추갈림증 위의 피부에 털이 모여 나있기도 하다.

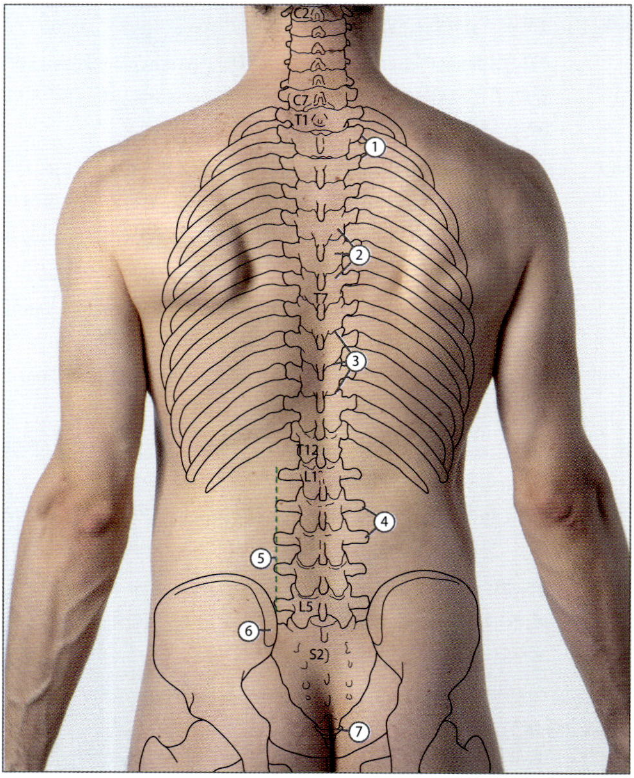

그림 5.5 뒤에서 본 척추뼈와 척추뼈사이 관절(intervertebral joints)들.

① 갈비가로돌기관절(Costotransverse joints), ② 척추고리판(vertebral laminae), ③ 돌기사이관절(facet)(후관절, zygapophyseal joints), ④ 가로돌기(transverse processes), ⑤ 허리뼈 가로돌기(lumbar vertebral transverse processes)들의 끝이 위치하는 뒤엉덩뼈가시(posterior superior iliac spine)에서 수직으로 위로 그은 선(척추주위선), ⑥ 뒤엉덩뼈가시(posterior superior iliac spine) ⑦ 엉치꼬리관절(sacrococcygeal joint)

- **갈비가로돌기(윤활)관절**(Costotransverse joints)은 갈비뼈와 가로돌기 사이에 있으며 등뼈 가로돌기(thoracic transverse process) 끝의 밑, 척추 중심선으로부터 가쪽으로 2.5cm 이내 거리에 위치한다.

- 돌기사이(윤활)관절(후관절) [Facet(zygapophyseal joints]은 인접한 두 척추 사이의 위후관절과 아래후관절 사이에 있으며 척추중심선에서 1~2cm가쪽, 가시돌기과 가로돌기 사이에 있다.
- 엉치꼬리관절(sacrococcygeal joint)(2차 연골)은 엉치뼈와 꼬리뼈 사이에 있으며 엉치삼각의 아래꼭지점의 밑에서 고랑으로 만져진다. 홑신경절 주사를 놓는 위치이기도 하며 심각한 꼬리뼈 통증이 발생하는 위치이기도 하다.

인대(Ligaments)

가시돌기와 인접한 척추의 고리판 사이에는 인대가 지난다(그림 5.6, 5.7).

- 가시끝인대(supraspinous ligament)는 인접한 가시돌기의 끝을 이어주면서 중간선에서 만져지는 죽 이어지는 등성이를 이룬다.
- 가시사이인대(interspinous ligament)는 가시끝인대의 밑에서 인접한 두 가시돌기를 연결한다.
- 황색인대(Ligamentum flavum)는 탄력성이 있으며, 인접한 척추의 두 고리판을 연결하며 중간선에서 융합되어 있다.
- 목덜미인대(ligamentum nuchae)는 중간선상의 큰 인대로 목척추의 가시돌기와 뒤통수점에서 큰구멍에 이르는 머리뼈 바닥에 붙어있다. 목을 굽혔을 때 중간 척추선에서 만져진다.

허리천자나 경질막 마취를 위한 중간척추선 접근을 할 때 가시끝인대, 가시사이인대, 황색인대를 뚫고 지나가야 한다(그림 5.12). 바늘로 황색인대를 뚫고 경질막 바깥공간에 도달할 때 바늘에 저항감이 풀리는 느낌('톡'하는 느낌)이 든다. 가시사이인대와 목덜미인대는 척추세움근 사이에서 상대적으로 혈관이 적기 때문에 뒤쪽에서 접근하는 척추수술의 경로가 된다.

척추 굴곡(Curvatures)

척추뼈는 시상면 상에서 곡선을 이루고 있다(표 5.5, 그림 5.8). 출생 시에 척추는 1차 굴곡(그림 9.17)으로 완만한 C자 모양[앞굽음(kyphosis)]이다. 2차 굴곡은 성장기 초기에 목과 허리에서 일어난다. 뒤에서 봤을 때 등과 엉치는 뒤쪽으로

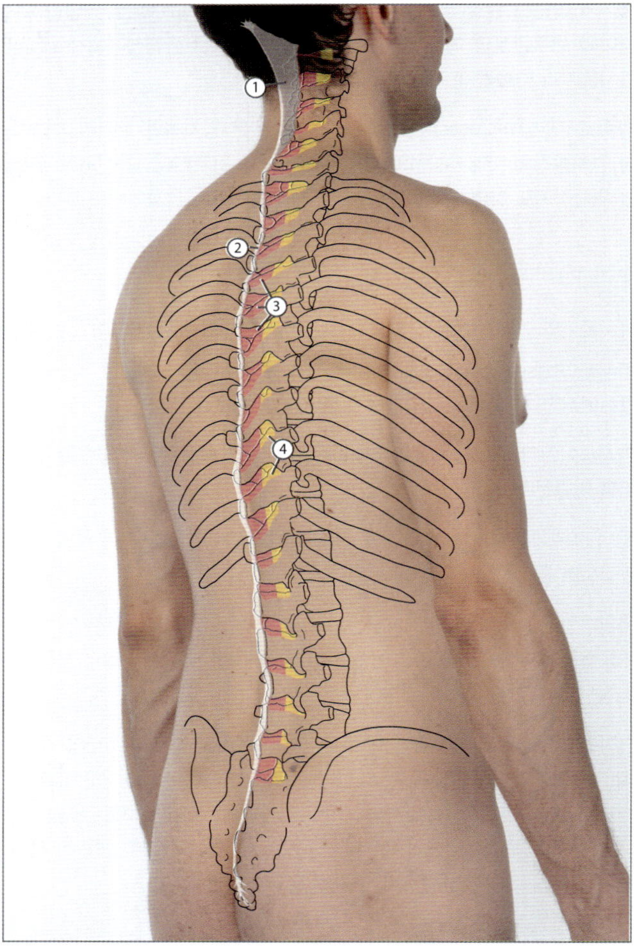

그림 5.6 척추뼈 인대(vertebral column ligaments).

① 목덜미인대(Ligamentum nuchae)

② 가시끝인대(supraspinous ligament)(하얀색)

③ 가시사이인대(interspinous ligament)(분홍색)

④ 황색인대(ligamentum flavum)(노란색)

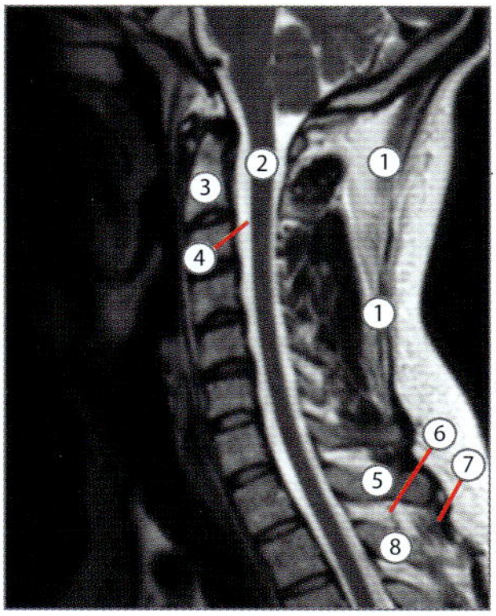

그림 5.7 목뼈 MRI 시상면.

① 목덜미인대(Ligamentum nuchae)
② 척수(spinal cord)
③ C2 척추뼈 몸통과 치아돌기
④ 뇌척수액(cerebrospinal fluid)(흰색)
⑤ T1 가시돌기(T1 spinous process)
⑥ 가시사이인대(interspinous ligament)
⑦ 가시끝인대(supraspinous ligament
⑧ T2 가시돌기(T2 spinous process)

척추	굴곡	종류
C1~T2	목뼈 앞굽음(Cervical lordosis)	2차(Secondary)
T2~T12	등뼈 뒤굽음(Thoracic kyphosis)	1차(Primary)
T12~L5	허리뼈 앞굽음(Lumbar lordosis)	2차
L5~S5	엉치뼈 뒤굽음(Sacral kyphosis)	1차

그림 5.5 성인 척추의 정상 굴곡(normal curvatures).

휘어 볼록[뒤굽음증(kyphosis)] 해지고 목과 허리는 앞쪽으로 오목[앞굽음(lordosis)] 해진다(그림 5.5).

비정상적인 굴곡은 선천적으로, 발달과정에서, 또는 질환에 의해 발생할 수 있다. 예를 들어, 뼈엉성증(osteoporosis)은 등뼈의 과도한 뒤굽음(thoracic kyphosis)[척추뒤굽음증(humpback)]을 유발할 수 있고 임산부 혹은 과체중한 환자에서 보상적으로 과도한 허리 앞굽음(lumbar lordosis)이 올 수 있다. 척추가 비정상적으로 바깥쪽으로 휘는 척추옆굽음증(scoliosis)은 약한 등근육, 척추뼈 성장부전, 척수종양에 의해 발생할 수 있다.

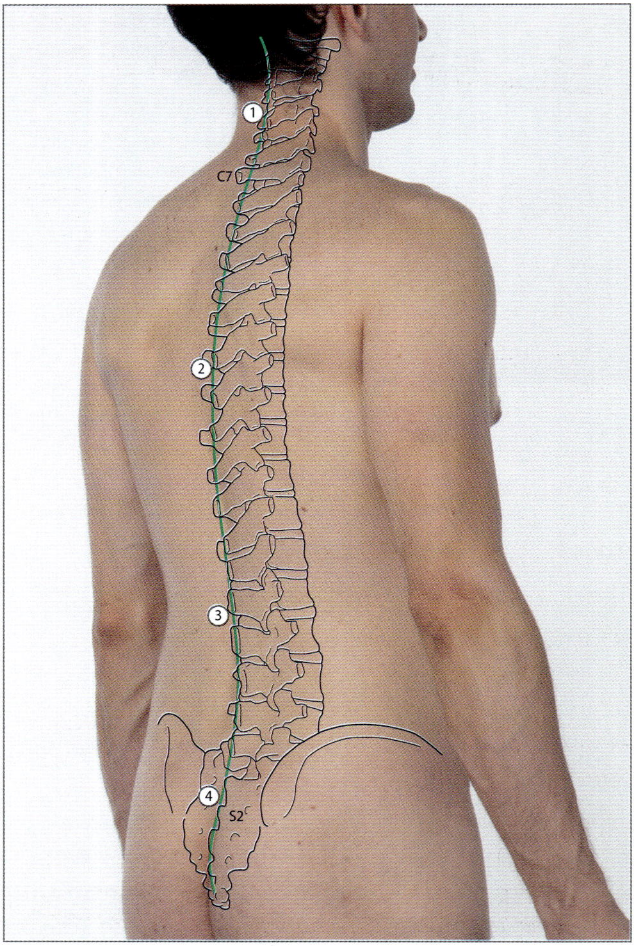

그림 5.8 성인 척추뼈의 정상 굴곡.

① 목뼈 앞굽음(Cervical lordosis), ② 등뼈 뒤굽음(thoracic kyphosis)
③ 허리뼈 앞굽음(lumbar lordosis), ④ 엉치뼈 뒤굽음(sacral kyphosis)

척추관(Vertebral canal)

척추관은 척수와 척수신경, 수막과 그에 관련된 기관들을 수송한다(그림5.9). 척추관은 위로는 큰구멍에서부터 아래로는 엉치뼈틈새까지 이어지고 뒤로는 척추뼈가시돌기(vertebral spinous processes), 뒤고리(lamina), 거기에 부착된 인대들로 덮여있다. 척추관 안의 구조물의 표면상에서의 우치와 정렬들에 대한 지식은 안전한 요추천자와(경질막 혹은 척수)마취를 위해 필요하다.

수막(Meninges)

척수와 척수신경의 뿌리는 척추관과 척추사이구멍 내에서 수막으로 덮여있다(그림 5.9). 표 5.6에 척추관의 수막과 수막공간이 피부 쪽에서 안쪽 층의 순서로 정리되어 있다.

공간/층	위치와 구성
경질막바깥공간 (Epidural space) (가장 겉 쪽)	지방과 정맥으로 찬 공간으로 경질막의 밖에 위치; 척추뼈를 따라 엉치뼈틈새까지 이어짐; 경질막바깥주사를 놓는 위치
경질막(Dura mater)	큰구멍(foramen magnum)에서 꼬리뼈막(coccygeal periosteum)까지 이어짐; 뇌 를 싸고 있는 경질막의 연장.
경질막밑공간 (Subdural space)	경질막과 거미막(arachnoid) 사이의 공간; 이 공간에 출혈이 발생하면 급성통증과 말총증후군(cauda equina lesion) 증상이 나타날수 있음
거미막 (Arachnoid mater)	경질막 안쪽을 덮고 있음
거미막밑공간 (Subarachnoid space)	거미막과 연질막 사이; 척수관을 따라 S2(L5~S3 범위)에서 끝남; 엉치뼈 틈새에서 몸쪽으로 3.5 ± 1.2cm 이내; 뇌척수액으로 채워져 있음
연질막(가장 속) (Pia mater)	신경조직(척수, 척수신경)의 바로 겉면을 덮고 있음.

표 5.6 척수를 감싸고 있는 수막(층)과 공간들. 위에서 아래 순서대로 얕은 층(표 첫째 칸)에서 깊은 층(표의 마지막 칸)이다.

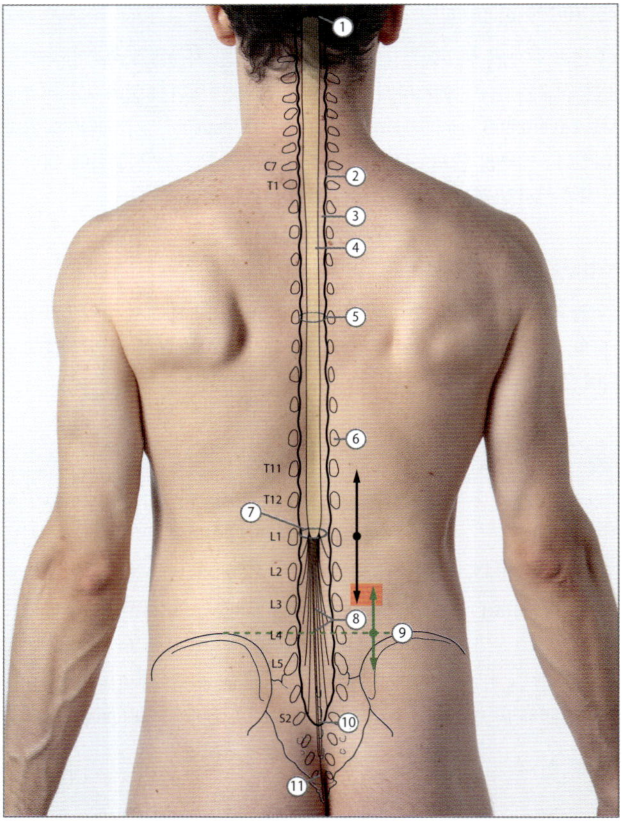

그림 5.9 뇌척수막 척추관 안의 척수와 척수신경(고리판은 제거된 모습).

① 큰구멍(Foramen magnum), ② 안쪽으로는 거미막으로 덮혀있는 경질막(dura mater), ③ 뇌척수액(cerebrospinal fluid)으로 차있는 거미막밑공간, ④ 연질막(pia mater)으로 감싸여있는 척수, ⑤ 뇌척수막으로 감싸여 있는 척수와 척수신경을 수송하는 척추관, ⑥ T10 척추뿌리(T10 척추뼈 몸통과 같은 높이), ⑦ L1중간에서 끝나는 척수(범위: T11의 가운데 1/3~L3의 가운데 1/3; **검정색** 화살표) ⑧ 말총(cauda equina), ⑨ L4 가시돌기 혹은 L4~L5 가시사이공간 높이에서 척추뼈를 가로지르는 능선위면(튀피에 선, Tuffier's line)(범위: L2~L3 가시사이공간~L5 가시돌기; **초록색** 화살표), ⑩ 거미막밑공간(subarachnoid space)이 끝나는 위치, ⑪ 엉치뼈틈새(sacral hiatus), ■ 위험구역: 능선위면(supracristal plane)을 허리천자 위치의 기준으로 잡았을 때 능선위면이 위치할 수 있는 가장 높은 곳과 척수가 끝나는 부위가 겹칠 수 있어 주의해야 하는 지역

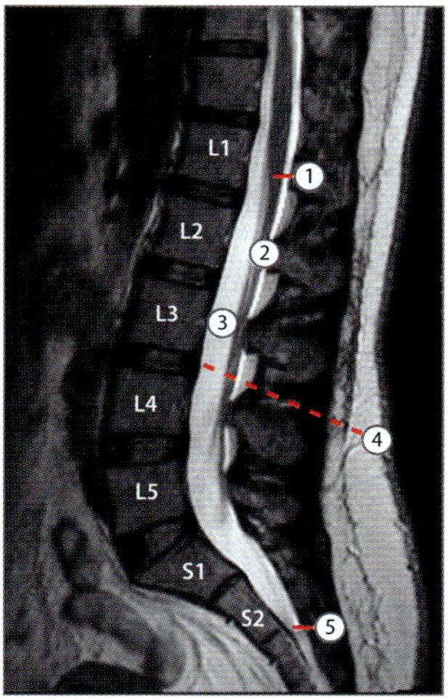

그림 5.10 허리엉치뼈의 MRI 시상면.
① 척수가 끝나는 곳(척수원뿔, conus medullaris)
② 말총(cauda equina)
③ 거미막밑공간(밝은 회색/흰색)
④ L3~L4 가시돌기 사이로 허리천자를 할 때 바늘이 진입하는
⑤ 거미막밑공간이 끝나는 지점

척수(Spinal cord)

성인의 척수는 L1 높이에서 척수원뿔(medullary cone)로 끝나며 거미막밑공간(subarachnoid space)은 그보다 아래인 S2에서 끝난다 그림 5.9, 5.10). 일반적으로 척수원뿔의 끝은 L1 척추뼈몸통의 중간 1/3내에 있지만, T11의 중간 1/3에서 L3의 중간 1/3까지의 범위에 걸쳐 나타난다. 척추 높이는 가시돌기로 파악하며 일반적으로는 척수가 끝나는 위치는 T12와 L1 가시돌기 사이라고 보면 된다.

태아의 발생초기에 척수와 척추뼈는 비슷한 길이로 자라다가 점차 커지는 속도가 달라져 신생아 때는 척수가 L2 근처(L1~L2)에서 끝난다(그림 9.14참고). 신생아 허리천자를 할 때 이점을 반드시 알고 있어야 한다.

척수신경(Spinal nerves)

한 쌍의 척수신경은 위에서는 C1부터 아래로 S5나 Co0(꼬리뼈, coccygeal)까지 순차적으로 척수로부터 갈라져 나온다(그림 5.11). 한 쌍의 척수신경은 척추사이구멍을 통해 척추관 양쪽으로 각각 빠져나오며, 척수신경차단술을 할 때 그 표

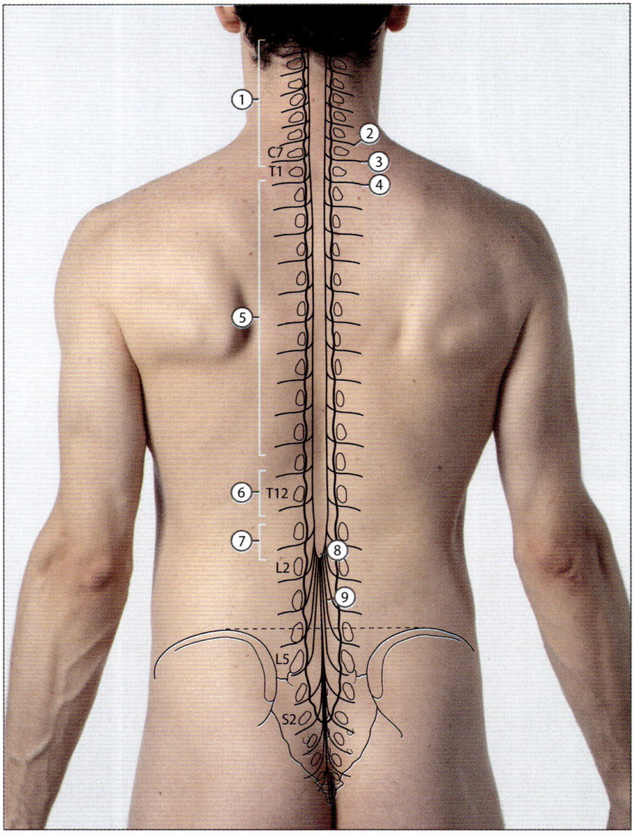

그림 5.11 척수와 척수신경(고리판은 제거된 모습).

① 목부위 척수(spinal cord), ② C7 척수신경(C7 spinal nerve), ③ C8 척수신경(C8 spinal nerve), ④ T1 척수신경(T1 spinal nerve), ⑤ 등부위 척수, ⑥ 허리부위 척수, ⑦ 엉치부위 척수, ⑧ 척수원뿔(conus medullaris)(척수의 끝 주의: 그림보다 아래에서 척수가 끝나는 정상변이도 있음) ⑨ 말총(cauda equina)

주의: 그림보다(L2 위절반)아래에서 척수가 끝난다면, 척수로부터 엉치 척수신경(sacral spinal nerves)이 갈라져 나오는 높이도 따라서 아래쪽이 된다.

면상의 위치는 척추뼈 가로돌기로 대략적으로 파악할 수 있다. 척수신경은 표 5.7에 나와 있는 것처럼 척추관으로부터 빠져 나오는 높이의 척추뼈를 기준으로 명명된다.

척수는 그곳에서 갈라져 나오는 척수신경의 종류에 따라 네개의 구역으로 나뉠 수 있다. 예를 들어, 척수의 엉치 영역에서는 척수 신경 S1~S5가 기시한다(표 5.8, 그림 5.11). 척수가 L1 근처에서 끝나기 때문에 꼬리쪽의 척수 신경들은 척수로부터 갈라져 나오는 높이가 척추사이구멍을 통해 척추관을 빠져나오는 높이보다 높다. 이는 척수의 특정 부분이 손상되었을 때의 결과를 예측할 때 중요하다.

척수신경	척추관으로부터 나오는 위치
C1~C7	각각 C1~C7의 위
C8	C7의 아래
T1~S5	각각 T1~S5의 아래

표 5.7 척수신경이 척수관으로부터 나오는 척추뼈를 기준으로 한 위치

척수신경	척수의 기원	(대략적인) 척추뼈를 기준으로 한 높이
C1~C8	목(Cervical)	C1~C7
T1~T12	등(Thoracic)	T1~T10
L1~L5	허리(Lumbar)	T11~T12
S1~S5	엉치(Sacral)	T12~L1

표 5.8 척수로부터 척수가 갈라져 나오는 척추뼈를 기준으로 한 높이. 척수가 L1높이에서 끝난다고 가정했을 때의 수치. 변이에 의해 척수가 끝나는 위치가 달라지면 허리척수신경(lumbar spinal nerve)과 엉치척수신경(sacral spinal nerve)이 갈라져 나오는 높이도 달라짐을 기억해야 한다(그림 5.11참고).

말총(Cauda equina)

말총은 척수가 끝나는 곳인 L1 아래부터 거미막밑공간을 지나는 척수신경들의 다발을 총칭하는 용어이다(그림 5.10, 5.11). L1보다 먼 쪽의 거미막밑공간이 허리천자를 할 때 안전한 지역이며 멀어질수록 안전하다. 경질막주머니가 끝나는 S2에서 말총도 끝난다(그 범위는 L5~S1 추간판에서 S4까지 다양). 말총(압박)증후군은 다리 근육의 위약, 배변과 방광기능의 이상, 항문괄약근의 위약, 샅부위의 무감각, 등의 국소통증과 다리로 퍼지는 방사통(신경뿌리병)을 유발할 수 있다.

허리천자(Lumbar puncture)와 경질막 마취(epidural anaesthesia)

허리천자와 경질막 마취는 접근법이 같으며 등은 최대한 굽히고 능선위면(튀피에)선을 기준으로 L4 가시돌기의 위치를 찾는다(그림 5.12). 주의: 일반적으로 능선위면(supracristal plane)(Tuffier's line)은 L4 가시돌기 혹은 L4~L5 가시사이공간과 같은 선상이지만 L2~L3 가시사이공간에서 L5 가시돌기까지 다양할 수 있다. 촉진으로 능선위면을 찾아보면 일반적으로 알려진 것보다 높은 위치의 척추를 가

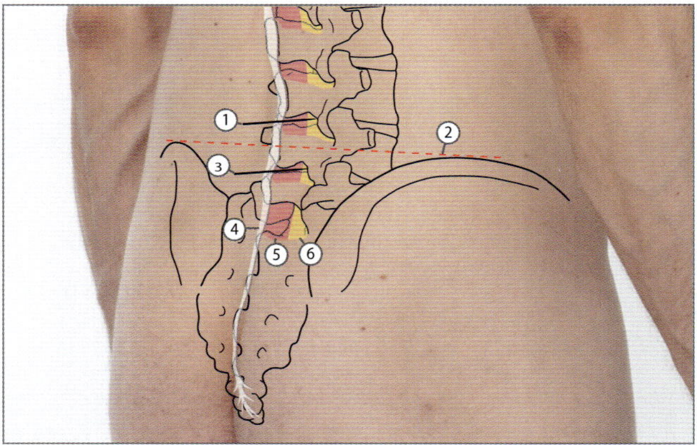

그림 5.12 허리천자시 바늘을 삽입하는 위치와 방향.

① L3~L4 가시돌기(spinous processes) 사이 접근 ② 능선위면(튀피에 선, Tuffier's line)은 L4 가시돌기 혹은 L4~L5 가시사이공간을 지난다(척추뼈 높이로는 L4 아래 절반~L5 위 절반), ③ L4~L5 가시돌기 사이 접근, ④ 가시끝인대(supraspinous ligament)(흰색) ⑤ 가시사이인대(interspinous ligament)(분홍색), ⑥ 황색인대(ligamentum flavum)(노란색)

로지르는 경우가 흔하며(예: L3~L4 가시사이공간 혹은 L3가시돌기), 특히 여성이나 과체중인 환자에서 더 그렇다. 신생아 때는 능선위면이 L3~L4 혹은 L4~L5 가시사이공간에 위치하다가(그림 9.14 참고) 성장하면서 등을 굽혔을 때를 기준으로 L5 척추몸통 위절반 부근까지 아래로 내려온다. 바늘은 L3~L4 가시돌기사이 혹은 L4~L5 가시사이 공간의 중간선상에 위앞방향으로 비스듬히 꽂아 대략 보통 성인의 배꼽을 향하도록 한다. 바늘은 가시끝인대, 가시사이인대, 황색인대를 차례로 지나 탄력 있게 '톡'하고 저항감이 풀리는 느낌이 들면서 경질막밑공간에 도달한다. 경질막밑마취가 여기서 이루어진다. 뇌척수액을 체취하려면 경질막과 거미막을 뚫는 두 번째 '톡'하는 느낌이 들며 거미막밑공간에 도달할 때까지 바늘을 더 진입해야 한다.

5.2 근육(Muscles)

등을 덮고 있는 근육들에 대해 알고 있으면 신체진찰에 도움이 되고 척추 수술시 손상을 최소화 할 수 있다. 등의 외재근(extrinsic muscle)과 내재근(intrinsic muscle)은 크게 다음의 세 개 층으로 나뉜다:

- 얕은외재근(superficial extrinsic)
- 중간외재근(intermediate extrinsic)
- 깊은내재근(deep intrinsic)(깊은근막으로 둘러싸여 있음)

얕은외재근층(Superficial extrinsic layer)

얕은외재근층은 팔과 어깨뼈를 움직이는 편평한 판근육들로 이루어져 있으며 등세모근(trapezius), 마름근(rhomboids), 넓은등근(latissimus dorsi)(129쪽 참고)이 여기에 포함된다. 청진삼각과 두 개의 허리삼각형은 임상적으로 의미가 있으며 근육들의 경계를 그 면으로 한다(그림 5.13).

청진삼각(triangle of auscultation)은 어깨뼈 아래각의 안쪽에 위치한다. 겉에 근육이 없어 허파 아래엽의 소리가 잘 들리는 부위이다. 청진삼각의 경계는:

- 아래로는 넓은등근(latissimus dorsi)
- 위가쪽으로는 큰마름근(rhomboid major)(간단하게 어깨뼈의 안쪽 경계라고 하기도 함)

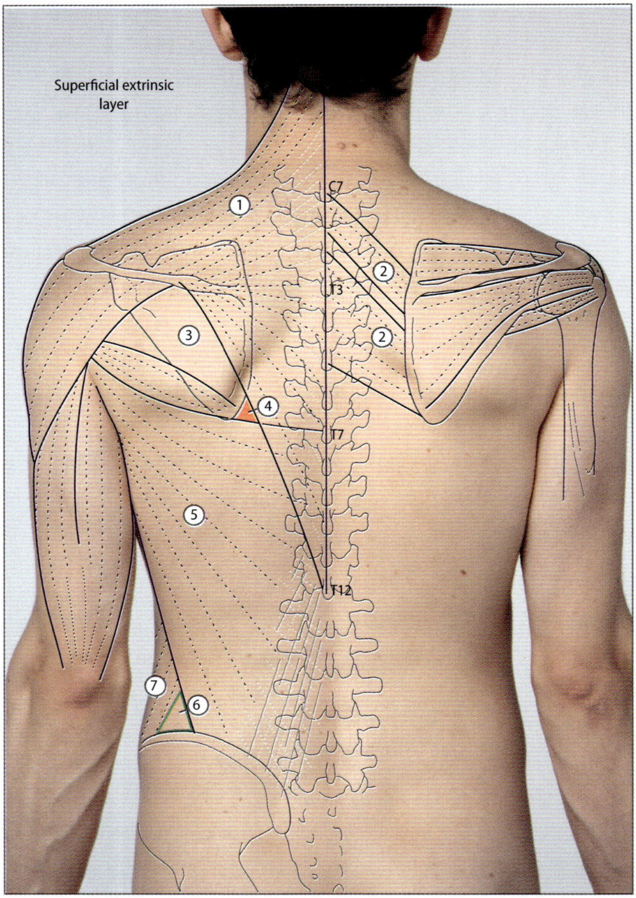

그림 5.13 뒤에서 본 등근육: 얕은 외재근층(superficial extrinsic layer).

① 등세모근(Trapezius), ② 작은마름근(rhomboids minor)/큰마름근(rhomboids major)
③ 어깨뼈(scapula), ④ 청진삼각(triangle of auscultation), ⑤ 넓은등근(latissimus dorsi)
⑥ 아래허리삼각(쁘띠 삼각, Petit's triangle), ⑦ 배바깥빗근(external oblique)

- 위안쪽으로는 등세모근(trapezius)

아래허리(쁘띠) 삼각[inferior lumbar(Petit's) triangle]은 엉덩뼈능선의 위, 가장 높은(능선위면)지점의 바로 바깥쪽에 위치한다. 이 삼각형을 통해 탈장이 생길 수 있고 특히 노인 남성에서 흔하다. 삼각형의 경계는:

- 아래로는 엉덩뼈능선(iliac crest)
- 위가쪽으로는 배바깥빗근(external oblique)
- 위안쪽으로는 넓은등근(latissimus dorsi)

위허리(그린펠트-르샤프트) 삼각[superior lumbar(Grynfeltt-Lesshaft) triangle)]은 12번 갈비뼈의 가쪽 아래에 위치한다(그림 5.14). 아래허리삼각보다 넓기 때문에 상대적으로 탈장이 더 많이 발생하는 곳이다. 삼각형의 경계는:

- 위로는 12번 갈비뼈
- 아래안쪽으로는 허리네모근(quadratus lumborum)
- 아래가쪽으로는 배속빗근(internal oblique)

중간외재근층(Intermediate extrinsic layer)

위뒤톱니근(serratus posterior superior)과 아래뒤톱니근(serratus posterior inferior)은 편평한 판근육으로 각각 마름근(rhomboids)과 넓은등근(latissimus dorsi)의 안쪽에 위치한다(그림 5.14). 톱니근은 갈비뼈가시돌기(spinous processes)와 갈비뼈를 연결하며 등의 국소 통증을 유발하는 부위이기도 하다.

깊은근막과 등허리근막(Deep and thoracolumbar fascia)

깊은근막은 깊은내재근층을 덮고 있으며 깊은근막은 척추의 가로돌기와 가시돌기, 가시인대, 갈비각(rib angles), 엉치뼈, 엉덩허리인대에 부착되어 있다(그림 5.14). 등허리부의 깊은근막(등허리근막)은 아래 가쪽으로 뻗어나가 엉덩뼈능선에 붙는다. 척추뼈 수술 시 수술경로 확보를 위해 근막을 절개하거나 가시돌기로부터 잘라내기도 한다.

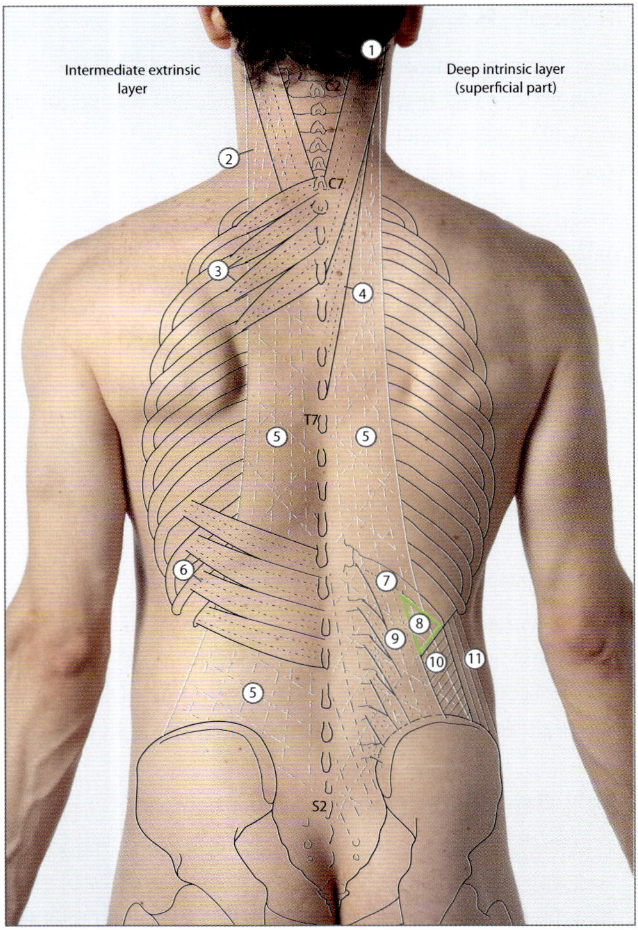

그림 5.14 뒤에서 본 등근육: 중간외재근층과 깊은내재근층(의 얕은 부분).

① 머리널판근(Splenius capitis), ② 깊은목근막(deep neck fascia), ③ 위뒤톱니근(serratus posterior superior), ④ 목널판근(splenius cervicis), ⑤ 등허리근막(thoracolumbar fascia)(회색선), ⑥ 아래뒤톱니근(serratus posterior inferior), ⑦ 12번 갈비뼈, ⑧ 위허리(그린펠트-르샤프트) 삼각(초록색)(superior lumbar(Grynfeltt-Lesshaft) triangle), ⑨ 허리네모근((quadratus lumborum)(등허리근막(thoracolumbar fascia)과 깊은등근육 밑에 위치) ⑩ 속빗근(internal oblique)(등허리근막 밑에 위치) ⑪ 바깥빗근(external oblique)

깊은내재근층(Deep intrinsic layer)

깊은내재근층은 등의 중심고랑 양 옆에 세로로(시상 주위의) 융기된 근육을 이룬다(표 5.9, 그림 5.14~5.16).

척추세움근(Erector spinae)(중간부분)

척추세움근은 돌출된 척추옆근육 덩어리의 대부분을 구성한다. 아래쪽에서는 바깥쪽경계가 뚜렷하게 만져지므로 콩팥 검사와 수술 절개부위의 위치 기준이 되어준다(그림 6.19). 척추세움근의 세 개의 근육기둥으로 이루어지며 그 중 일부는 아래쪽의 큰 척추세움 널힘줄(large erector aponeurosis)에서 시작된다(표 5.10, 그림 5.15). 척추세움근의 세 개의 기둥은 그 부착 위치와 걸쳐있는 부위에 따라 다시 세분된다(표 5.11).

부분/층	근육	위치
얕은층 (그림 5.14)	머리널판; (Splenius capitis); 목널판근 (splenius cervicis)	목등뼈의 가시돌기(cervicothoracic spinous processes)에서 꼭지뼈(mastoid), 위목덜미선, C1~C3을 향해 위바깥쪽으로 뒷목을 지남; 근육질인 사람들에서 '황소 목' 같이 보이는 굵은 목을 구성하는 근육들이다.
중간층 (그림 5.15)	척추세움근 그룹 (Erector spinae)	척추고랑의 양 옆에서 척추 길이만큼 길게 세로로 주행하는 돌출된 근육띠
깊은층 (그림 5.16)	반가시근; (Semispinales) 돌림근(rotatores); 뭇갈래근(multifidus)	가시돌기와 가로돌기 사이에 위치; 머리반기시근은 뒷목 중심선의 양옆에서 세모모양으로 만져지는 근육띠를 이룬다

표 5.9 세 층/부분으로 나뉘는 등 근육의 깊은내재근

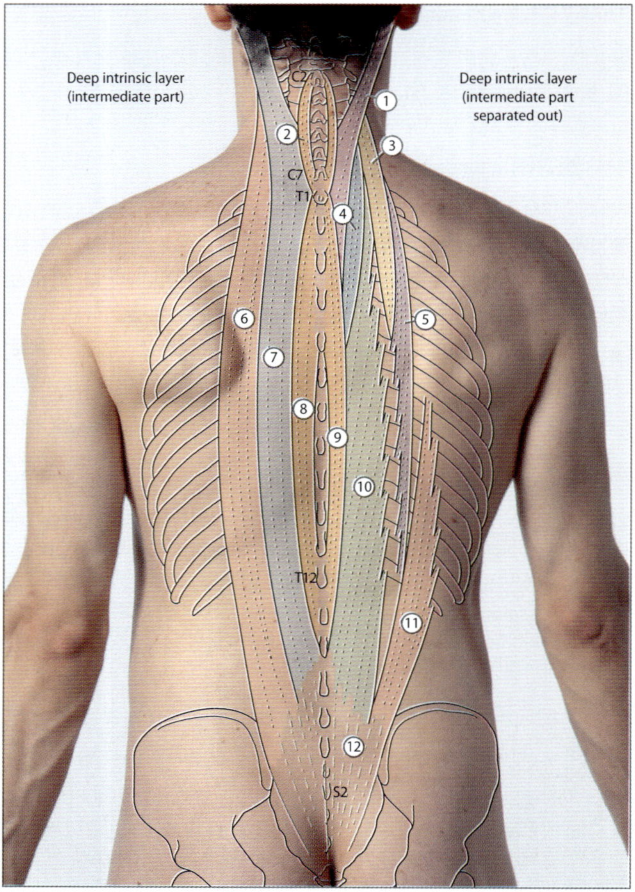

그림 5.15 뒤에서 본 등근육: 깊은내재근(중간층).

① 머리가장긴근(Longissimus capitis), ② 목가시근(spinales cervicis), ③ 목엉덩갈비근(iliocostalis cervicis), ④ 목가장긴근(longissimus cervicis), ⑤ 등엉덩갈비근(iliocostalis thoracis), ⑥ 바깥기둥(엉덩갈비근, iliocostalis muscle), ⑦ 중간기둥(가장긴근, longissimus muscle), ⑧ 안쪽기둥(가시근, spinalis muscle), ⑨ 등가시근(spinales thoracis), ⑩ 등가장긴근(longissimus thoracis), ⑪ 허리엉덩갈비근(iliocostalis lumborum), ⑫ 척추세움근널힘줄(erector spinae aponeurosis) **참고**: 안쪽기둥, 중간기둥, 바깥기둥의 근육들이 모여 척추세움근을 이룬다.

기둥(Column)	근육 모음	위치
안쪽	가시근 (Spinalis)	목과 등척추 가시돌기의 옆
중간	가장긴근 (Longissimus)	척추세움근의 널힘줄, 가로돌기, 갈비뼈각 근처의 갈비뼈 안쪽, 꼭지뼈 사이에 위치
바깥	엉덩갈비근 (Iliocostalis)	척추세움근의 널힘줄, 갈비뼈각, 목척추 사이에 위치

표 5.10 척추세움근(erector spinae)의 세 기둥의 위치.

가시근(Spinalis)	가장긴근(Longissimus)	엉덩갈비근(Iliocostalis)
머리(Capitis)※	머리	목
목(Cervicis)※	목	등
등(Thoracis)	등	허리

※ 없거나 거의 없는 경우가 흔하다

표 5.11 척추세움근의 세부 근육들.

뒤통수밑삼각(Suboccipital triangle)

뒤통수밑삼각은 뒷목의 머리널판근(splenius capitis)과 반가시근(semispinalis)의 속에 위치한다(그림 5.17). 그 경계는:

- 위안쪽으로는 큰뒤머리곧은근(rectus capitis posterior major)
- 위가쪽으로는 위머리빗근(obliquus capitis superior)
- 아래쪽으로는 아래머리빗근(obliquus capitis inferior)

삼각형의 경계는 겉에서 만져지는 세 개의 뼈돌출을 통해 찾아낼 수 있다; C2 가시돌기, C1 가로돌기(꼭지돌기 아래), 위목덜미선의 가쪽. 뒤통수밑삼각은 다음과 같은 중요한 구조물(그림 5.18)들의 유용한 위치 기준점이 된다:

> **임상에서의 활용**
>
> C2 혹은 C3 등쪽가지(dorsal ramus)가 압박받으면 두통이나 뒤통수신경통이 올 수 있다. 계속 재발하는 경우 국소신경차단술이나 수술적 감압술을 고려해 볼 수 있다.

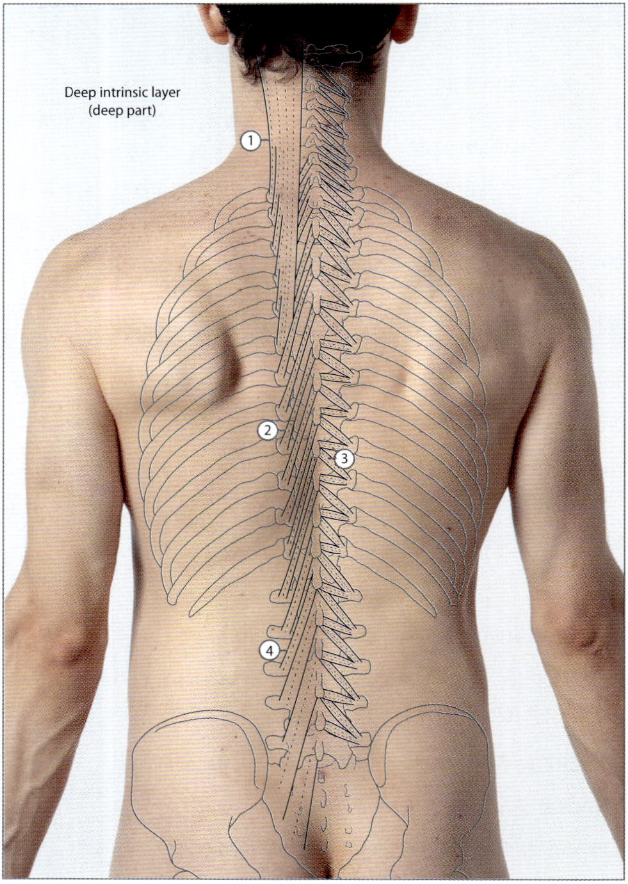

그림 5.16 뒤에서 본 등 근육: 깊은내재근(깊은 층):

① 머리반가시근(semispinales capitis)
② 등반가시근(semispinales thoracis)
③ 돌림근(rotatores)
④ 뭇갈래근(multifidus)

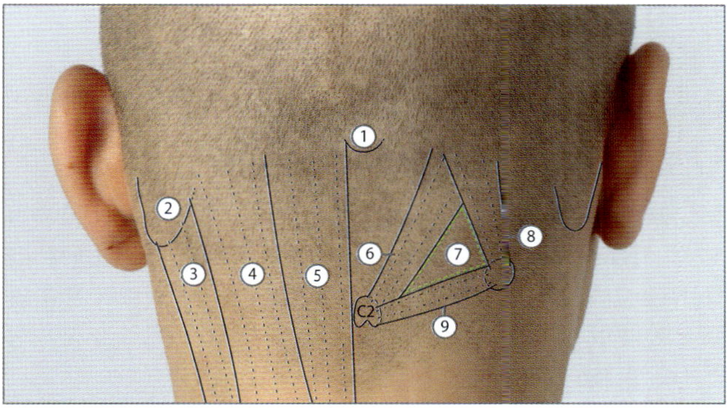

그림 5.17 뒷목의 중간층 깊은층 근육과 뒤통수밑 삼각(suboccipital triangle).

① 바깥뒤통수뼈융기(External occipital protruberance)(뒤통수 점), ② 꼭지돌기(mastoid process), ③ 머리가장긴근(longissimus capitis), ④ 머리널판근(splenius capitis), ⑤ 머리반가시근(semispinalis capitis), ⑥ 큰뒤머리곧은근(rectus capitis posterior major), ⑦ 뒤통수밑삼각(suboccipital triangle)(**초록색** 점선), ⑧ 위머리빗근(obliquus capitis superior), ⑨ 아래머리빗근(obliquus capitis inferior)

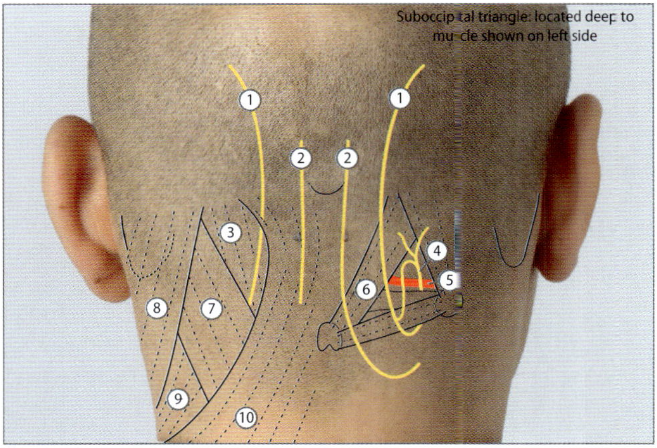

그림 5.18 목 뒤편의 옅은 근육과 뒤통수밑 삼각의 혈관신경구조.

① 큰뒤통수신경(Greater occipital nerve)(C2의 등쪽가지), ② C3의 등쪽가지(dorsal ramus), ③ 머리반가시근(semispinalis capitis), ④ 뒤통수밑신경(suboccipital nerve)(C1의 등쪽가지), ⑤ 척추동맥(vertebral artery), ⑥ C1의 뒤고리(고리뼈, atlas), ⑦ 머리널판근(splenius capitis), ⑧ 목빗근(sternocleidomastoid), ⑨ 어깨올림근(levator scapulae), ⑩ 등세모근(trapezius)

- C1의 뒤고리(posterior arch)
- C1 위에 위치한 척추동맥(vertebral artery)
- 뒤통수밑신경(suboccipital nerve)(C1 등쪽 가지)
- 뒤 고리뒤통수막(posterior atlanto−occipital membrane)

C2의 등쪽가지[큰뒤통수신경, greater occipital nerve)]는 C2 가시돌기 가쪽으로 1~2cm 지점에서 아래머리빗근(obliquus capitis inferior) 밑으로 빠져 나와 뒤통수밑삼각을 가로질러 위안쪽으로 주행해 뒤통수뼈로 간다. C3의 등쪽 가지는 그 안쪽으로 나란히 주행한다. C2 혹은 C3의 등쪽 가지가 뒷목 수술 중에 장시간 눌리면 수술 후 통증이 유발될 수 있다.

배(Abdomen)

chapter 6

배는 몸통의 아랫부분으로 가슴(thorax cavity)과 골반(pelvic cavity) 사이에 위치한다. 배안(abdominal cavity)은 가로막(diaphragm)의 아랫면, 가슴벽의 아랫부분, 배벽(abdominal wall), 골반뼈, 허리뼈와 추간판(intervertebral discs), 근육과 근막으로 경계지어져 있다. 배 안은 아래 쪽으로 위골반입구(pelvic inlet)를 통해 골반 안과 연결 되어 있다.

배안은 소화기 내장, 비뇨생식 내장과 그와 연관된 혈관과 신경으로 이루어져 있다.

범위(Regions)

배벽은 뒤겨드랑선으로 기준으로 크게 앞가쪽(anterolateral)벽과 뒤벽으로 나뉜다. 배벽의 앞면은 서로 교차하는 표준화된 수직선과 수평선으로 4등분 혹은 9등분으로 나뉜다(그림 6.3, 6.4 참고). 이러한 등분은 내장, 병변, 술기, 통증의 위치를 표준화하고 기술하는데 필요하다.

기능(Function)

배벽은 배의 내장을 보호하고 척추를 움직이고 지지하며 배뇨, 배변, 구토, 출산 시 복압을 상승 시키는 역할을 한다. 배벽은 기능적 단위로 다뤄져야 하므로 수술 시 그 단위의 온전함과 신경을 보존하는 것이 중요하다. 배벽은 임신, 내장의 팽창, 복수나 공기배증(pneumoperitoneum) 같은 병적 상태에 의해 늘어날 수 있다. 배벽이 약해지면 탈장이 발생하기도한다.

변이(Variability)

이번 장에서 기술된 표면 위치는 평균 체격의 환자가 바로 누운 자세로 부드럽게 호흡할 때를 기준으로 한다; CT 기반의 위치가 통상적으로 알려진 위치와 다를 때는 따로 기술하였다.

타진, 촉진, 청진, 초음파검사가 표면 해부학으로 찾아낸 구조물의 위치를 더 정확히 파악하는 데 사용될 수 있다. 복부 장기의 표면상의 위치는 다음 변수에 따라 달라진다:

- 자세와 그로 인한 중력의 방향
- 장기의 크기와 배치
- 병적 상태(가슴부위의 병적 상태도 포함, 예: 과다팽창)
- 깊은 날숨(inspiration)이나 들숨(expiration)
- 신체질량

6.1 뼈 기준점, 관절, 인대(Bony landmarks, joints, ligaments)

배벽의 경계(Margins of the abdominal wall)

배벽의 위/아래 뼈인대 경계는 겉에서 잘 만져진다(그림 6.1).

- 위 경계(superior margin)는 칼돌기(xiphoid process)에서 갈비모서리(costal margin)(갈비활)을 따라 뒤의 11, 12번 갈비뼈까지
- 아래 경계(inferior margin)는 앞으로는 두덩뼈결합(pubic symphysis)(의 윗부분), 능선, 결절에서 샅굴인대(inguinal ligament)를 따라 위앞엉덩뼈시(anterior superior iliac spine)까지, 뒤로는 엉덩뼈 능선(iliac crest)을 따라 L4 가로돌기와 엉덩뼈 능선을 연결하는 엉덩이허리인대(iliolumbar ligament)까지이다.

가로막은 배안의 위 경계로, 대략 빗장중간선상에서는 5번 혹은 6번갈비뼈까지, 중간선상에서는 T9 척추높이(칼몸통관절, xiphisternal joint) 까지이다(94쪽 참고). 아래로는 큰골반의 윗면과 그 곳의 근육들이다. 배안은 앞아래쪽으로 비스듬한 위골반입구 면을 통해 골반안과 연결된다.

뼈 기준점(Bony landmarks)

가슴벽(Thoracic wall)

가슴벽의 아랫 부분이 배벽의 윗부분을 이룬다. 칼돌기(xiphisternum)는 T9 척추높이에 있으며 바로 그 바깥쪽에 7번 갈비연골이 있다(그림 6.2).

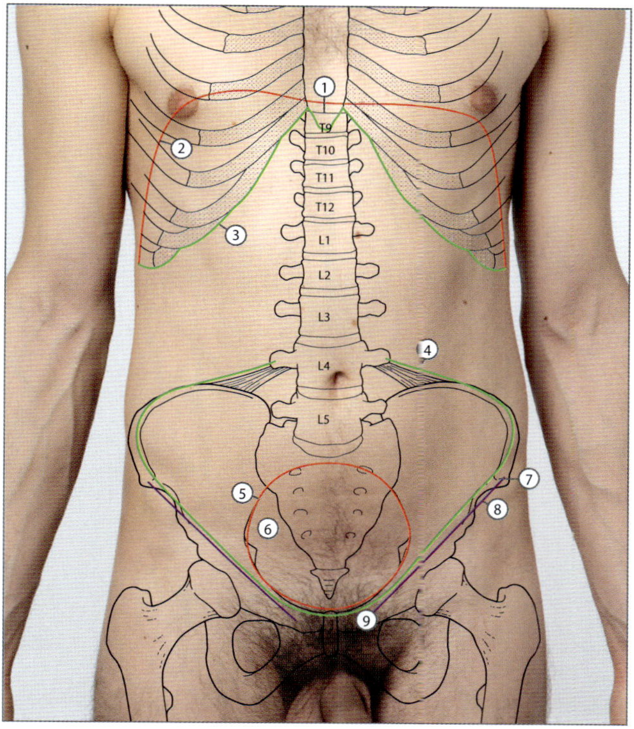

그림 6.1 배의 경계(Borders of the abdomen).

① 칼몸통관절(Xiphisternal joint)(T9), ② 가로막(diaphragm) ③ 근육배벽(muscular abdominal wall)의 위경계(초록색), ④ 근육배벽의 아래경계(초록색), ⑤ 위골반입구(pelvic inlet)의 면, ⑥ 골반안(pelvic cavity), ⑦ 위앞엉덩뼈가시(anterior superior iliac spine), ⑧ 샅굴인대(inguinal ligament), ⑨ 두덩뼈결절(pubic tubercle)

7~10번 갈비연골로 이루어진 갈비모서리(costal margin)(갈비활)가 가슴우리(thoracic cage)의 아래경계이다. 갈비모서리는 칼돌기에서 아래가쪽을 따라 10번 갈비뼈까지 만져지며 배를 진찰 할 때 유용한 기준점이 된다. 정상의 경우 간은 이 모서리 밑에서 만져지면 안 된다. 11, 12번 갈비뼈의 자유단(free ends)은 뒤가쪽(posterolaterally)과 뒤쪽에서 배벽 근육밑으로 만져지며, 갈비뼈를 따라가면 11번, 12번 척추뼈도 찾을 수 있다.

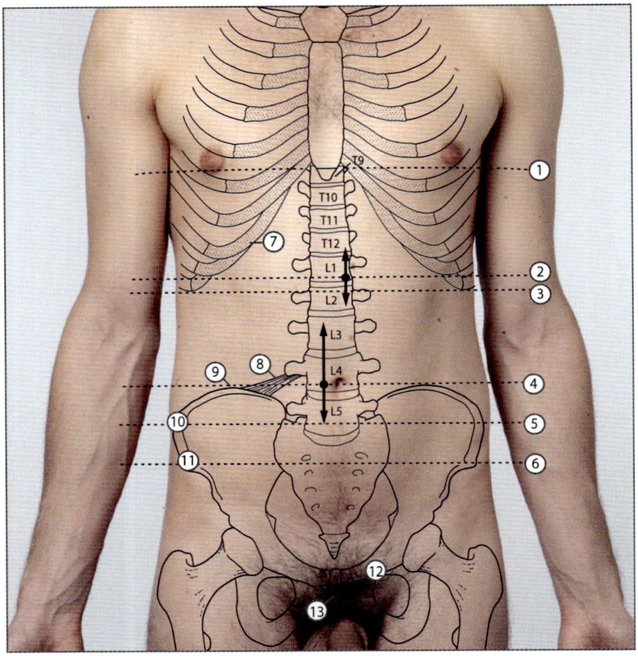

그림 6.2 가슴과 배의 수평면(horizontal planes)(표 6.1 참고).

① 칼몸통면(Xiphisternal plane)(T9), ② 위날문가로면(transpyloric plane); L1 아래 절반~L2 위 절반 높이(화살표는 가능한 범위, 관행적으로는 L1 높이라고 했었음), ③ 갈비밑면(subcostal plane); L2 높이(관행적으로는 L3), ④ 능선위면(supracristal plane)(튀피에 선; Tuffier's line)(위 그림의 경우에는 배꼽가로면(transumbilical plane)과 일치); 주로 L4 가시돌기에서 L4~L5 가시사이공간(L4 척추뼈와 L4~L5 추간판 높이와 일치)(화살표는 가능한 범위 L3에서 L5의 척추뼈몸통까지), ⑤ 결절사이면(transtubercular plane)(L5), ⑥ 가시사이면(interspinous plane)(S1), ⑦ 갈비모서리(costal margin)(갈비활), ⑧ 엉덩허리인대(iliolumbar ligament), ⑨ 엉덩뼈능선(iliac crest)(의 가장 높은 지점), ⑩ 엉덩뼈 결절(iliac tubercle), ⑪ 위앞엉덩뼈가시(anterior superior iliac spine), ⑫ 두덩뼈결절(pubic tubercle), ⑬ 두덩결합(pubic symphysis)

엉덩뼈(Iliac bone)

엉덩뼈의 겉에서 보이고 만져지는 몇 가지 구조물들은 척추 높이의 기준점과 구역을 나누는 경계 역할을 한다(그림 6.2, 그림 5.4, 5.9 참고).

평면	위치	척추뼈 높이(범위)와 평면상의 구조물
칼몸통면 (Xiphisternal)	칼몸통관절	T9 가로막의 중심널힘줄; 심장의 가로막면; 간의 윗면
위날문가로면 (Transpyloric)	목아래패임과 두덩결합의 중간점; 칼몸통관절과 배꼽의 중간 혹은 바로 아래; 9번 갈비연골 끝을 가로 지른다 [갈비모서리의 각이 급격히 변하는 곳, 갈비모서리와 반달선이 교차하는 지점(그림 6.5)]	L1 아래절반에서 L2 위절반(T12 아래절반~L2 아래 절반 범위), 관행적으로는 L1; 남성에서 더 높이 위치, 위창자간막동맥이 시작되는 곳, 콩팥문, 척수가 끝나는 곳, 췌장목, 간문맥이 형성되는 곳, 위날문, 콩팥동맥과 정맥, 쓸개바닥, 샘창자(의 첫번째 부분); 가로주름창자간막의 부착부위
갈비밑면 (Subcostal)	갈비모서리의 앞쪽에서 가장 아래에 있는10번 갈비연골의 바로 밑	L2(T12~L1 추간판~L3 범위); 관행적으로는 L3
배꼽가로면 (Transumbilical)	배꼽(명확한 기준이지만 자세에 따라 위치가 변함)	L4(L2~L3 추간판~S1 위절반 범위)
능선위면 (Supracristal)	엉덩뼈에서 제일 높은 지점(등쪽에 위치)	L4~L4/5 추간판(L3~L5 범위); 등쪽에서의 L4 가시돌기 혹은 L4~L5 가시사이공간(L2~L3 가시사이공간~ L4~L5 가시사이공간 범위); 요추천자를 시행하는 높이
결절사이면 (Transtubercular)	엉덩뼈의 결절(위앞엉덩뼈가시에서 뒤로 5~7cm 즈음에서 만져짐)	L5; 중심선 바로 왼쪽에서 아래대정맥이 형성됨
가시사이면 (Interspinous)	위앞엉덩뼈가시	S1; 작은창자간막이 끝나는 위치

표 6.1 배앞벽의 수평면들

- 위앞엉덩뼈가시(anterior superior iliac spine)는 엉덩뼈 능선의 가장 앞쪽에 위치한 앞쪽으로 돌출된 뼈이다. 샅굴인대(inguinal ligament)가 붙어 있는 부위이며 바로 아래안쪽에는 가쪽넓다리피부신경(lateral cutaneous nerve)이 위치한다(그림 8.18 참고).
- 위뒤엉덩뼈가시(posterior superior iliac spine)는 엉덩뼈 능선의 가장 뒤쪽에 위치한 뼈 돌출이며, 척추중심선 바깥쪽 3~4cm에 위치한다. 이 위의 피부가 움푹하게 들어가 있는 경우가 흔하며 '비너스의 보조개'라고도 부른다. S2 가시돌기의 높이(L5~S1 가시사이공간 ~S3 가시돌기 범위), 거미막밑공간의 하한선(은 L5~S1 추간판 ~S4 척추뼈 몸통 범위), 엉치엉덩관절(sacroiliac joint)의 기준점이 된다.
- 엉덩뼈능선(iliac crest)은 위앞엉덩뼈가시에서 뒤, 위, 안쪽으로 곡선을 이루며 위뒤엉덩뼈가시까지 이어진다. 엉덩뼈능선의 가장 높은 지점은 등쪽에 있으며 허리 천자를 위한 기준점인 능선위면(튀피에 선; L4 가시돌기 혹은 L4~L5 가시사이공간, L2~L3 가시사이 공간 ~L5 가시돌기 범위)의 기준이다.
- 엉덩뼈결절(iliac tubercle)은 위앞엉덩뼈가시에서 엉덩뼈능선을 따라 뒤쪽으로 5~7cm 지점에서 만져지며, 결절사이면의 기준이 된다(L5).

두덩뼈(Pubic bone)

두덩뼈결절(pubic tubercle)은 두덩뼈의 위쪽 겉면에서, 중심선에서 2~3cm 거리에서 만져진다(그림 6.2). 두덩뼈결절은 샅굴인대의 안쪽 부착부위이며 샅굴탈장이나 넓다리탈장(femoral hernias)을 기술할 때 기준이 된다. 두덩결합(pubic symphysis)은 좌우 두덩뼈를 중심선 상에서 연결하는 관절이다.

임상에서의 활용
넓다리탈장은 두덩결절의 아래 바깥쪽에서 발생하며, 샅굴탈장은 두덩결절의 위, 중간-바깥쪽에 걸쳐 다양한 위치에서 발생할 수 있다.

6.2 기준면과 구역(Reference planes and regions)

기준면(Reference planes)

여기서 정의하는 몇 개의 수평면들은 여러 구조물들의 높이 기준이 된다(표 6.1, 그림 6.2). 수평면을 정의할 때 말하는 척추높이(vertebral level)는 척추뼈 몸통의 높이를 말하며 겉에서 만져지지 않는다. 그에 반해, 등의 중심선상에서 만져지는 가시돌기와 가시사이공간(interspinous spaces)은 가시돌기가 뻗어나가는 방향의 차이로 인해 그에 상응하는 척추뼈나 추간판의 높이와 항상 일치하는 것은 아니다(표 5.3, 그림 5.3 참고).

> **임상에서의 활용**
>
> 허리천자와 같은 술기를 위해 촉진으로 능선위 면의위치를 파악할 때, 영상 유도하에 시술하는 것보다 높게(L3 가시돌기 혹은 L3~L4 가시사이공간) 위치를 잡는 경우가 흔하며, 특히 여성이나 과체중 환자에서 그렇다.

구역(Regions)

배앞벽은 정의된 수직면과 수평면으로(표 6.2) 네 구역(그림 6.3) 또는 아홉 구역(그림 6.4)으로 나뉠 수 있다. 이 구분법은 장기, 병변, 통증, 시술 위치의 표준화된 기술을 가능하게 한다. 갈비밑 부위(9분할법)는 작지만, 인접한 가슴벽의 아랫부분을 일부 포함한다.

	수평면	수직면
4 분할	배꼽면(Umbilical)	앞정중선(정심선)
9 분할	갈비밑선면과 결절사이면 (Subcostal, transtubercular)	(좌우) 빗장중간선 혹은(좌우) 정중옆 선; 빗장뼈의 중점과 샅굴 중간지점을 잇는 선

*9분할법에서의 수평면은 위날문가로면과 가시사이면으로 대신할 수 있다

표 6.2 배앞벽(anterior abdominal wall)의 4 분할, 9 분할법의 분할면들

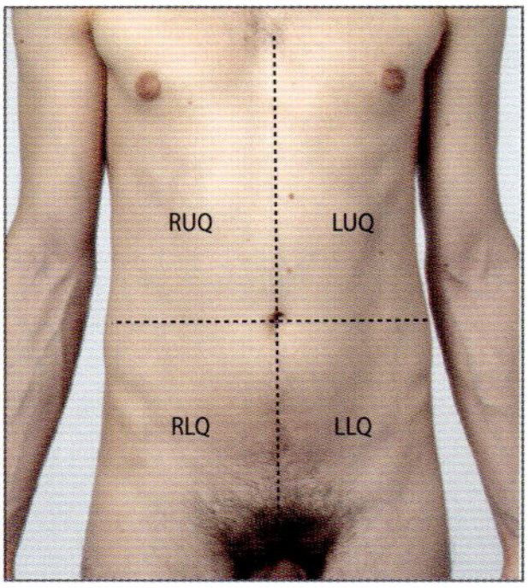

그림 6.3 배앞벽의 네 구역(4분할)

① 우상복부(Right upper quadrant(RUQ))
② 좌상복부(Left upper quadrant(LUQ))
③ 우하복부(Right lower quadrant(RLQ))
④ 좌하복부(Left lower quadrant(LLQ))

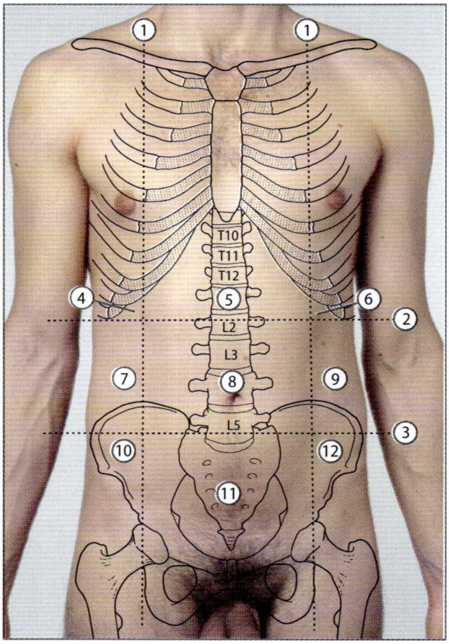

그림 6.4 배앞벽의 아홉 구역.

① 빗장중간선(Midclavicular line)(그림에 표시됨) 혹은 정중옆선(paramedian line),
② 갈비밑면(subcostal plane),
③ 결절사이면(transtubercular plane),
④ 오른쪽 갈비밑부위(hypochondrium),
⑤ 명치(epigastrium),
⑥ 왼쪽 갈비밑부위(hypochondrium),
⑦ 오른 바깥/허리/옆구리(right lateral/lumbar/flank),
⑧ 배꼽부위(umbilical),
⑨ 왼 바깥/허리/옆구리(left lateral/lum bar/flank),
⑩ 오른샅굴부위(사타구니)(right inguina l(groin)),
⑪ 두덩부위(하복부)(hypogastrium),
⑫ 왼샅굴부위(left inguinal)

6.3 근육, 힘줄, 널힘줄(Muscles, tendons, aponeuroses)

앞배벽과 바깥쪽 대부분은 갈비모서리(costal margin)와 골반이음구조(pelvic girdle) 사이를 지나는 세 개의 큰 편평한 근육판으로 이루어져 있다(그림 6.5, 6.6). 근육들은 빗장중간선에서 정중선 사이에서 널힘줄로 변한다. 근육 밑에는 배가로근막(transversalis fascia)과 벽쪽복막(parietal peritoneum)이 있다. 근육 층과 근섬유의 방향에 대한 이해는, 수술 시 절개 부위를 파악하고 손상을 최소화하는데 필요하다.

배바깥빗근(External oblique)은 가장 바깥쪽에 있는 근육이다. 근섬유가 5~12번 갈비뼈에서 백색선(linea alba), 엉덩뼈능선(iliac crest), 위앞엉덩뼈가시(anterior superior iliac spine), 두덩결합(pubic tubercle)을 향해 아래안쪽으로 간다.

배속빗근(Internal oblique)은 배바깥빗근의 밑에 있다. 아래쪽 근섬유는 안쪽을 향하고 위쪽 섬유는 등허리근막(thoracolumbar fascia), 엉덩뼈능선, 바깥샅고랑인대(lateral inguinal ligament)에서 백색선, 아래쪽 갈비뼈들, 두덩 위, 샅고랑낫힘줄(conjoint tendon) 쪽으로 위안쪽을 향한다.

배가로근(Transversus abdominis)은 가장 속에 있는 근육층이다. 근섬유는 7~12번 갈비연골, 등허리근막(thoracolumbar fascia), 엉덩뼈능선, 샅고랑인대(inguinal ligament)에서 수평하게 지나 백색선, 두덩위(upper pubis), 샅고랑낫힘줄(conjoined tendon)에 가서 붙는다.

배곧은근(Rectus abdominis)은 중심선에 있는 한 쌍의 띠모양의 근육으로, 5~7번 갈비연골과 칼돌기에서 두덩결합과 엉덩뼈능선까지 연결되어 있다. 힘줄이 근육 위를 교차하고 있어 특징적인 '식스팩' 모양을 이룬다. 환자를 바로 눕게 하고 머리를 들어 근육을 이완시켜 근육 기능을 시험해볼수 있다.

샅고랑낫힘줄(Conjoint tendon)은 두덩뼈에 붙어있는 배속빗근과 배가로근의 널힘줄이다. 얕은샅굴구멍(superficial inguinal ring) 밑의 조직을 강화하기 때문에, 이 힘줄이 약해지면 직접 샅굴탈장(direct inguinal hernia)이 발생할수 있다.

임상에서의 활용

앞쪽 복벽의 근막 결합들 때문에 이 곳에 염증이 발생하면 근막의 면을 타고 샅굴인대 아래에서 7cm 이내에서 관찰되는 앞넓다리주름까지 염증이 퍼질 수 있다.

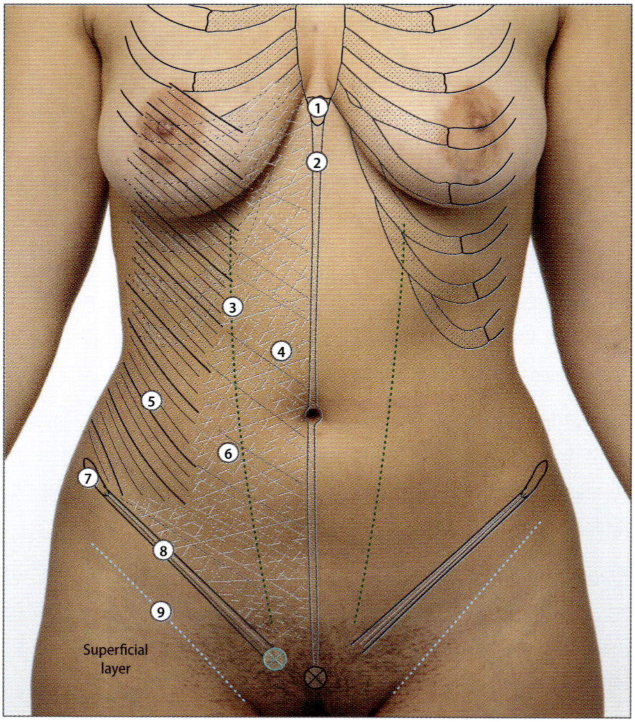

그림 6.5 배앞벽: 얕은 근육 층

① 칼돌기(Xiphoid process), ② 백색선(linea alba), ③ 반달선(**초록색**)(linea semilunaris), ④ 배곧은근집(rectus sheath), ⑤ 배바깥빗근(external oblique), ⑥ 배속빗근널힘줄(external oblique aponeurosis), ⑦ 위앞엉덩뼈가시(anterior superior iliac spine), ⑧ 샅고랑인대(inguinal ligament), ⑨ 앞넓다리(홀덴; Holden's) 피부주름
⊗ 두덩결절(pubic tubercle), ⊗ 두덩결합(pubic symphysis)

샅굴인대(Inguinal ligament)는 배바깥빗근의 널힘줄로 이루어져 위앞엉덩뼈가시와 두덩결절을 연결하며, 샅고랑 혹은 앞넓다리 피부주름(홀덴주름)위 7cm 이내에 위치한다. 샅굴인대는 샅굴 앞벽의 바닥과 일부를 이루고 있으며 넓다리삼각의 위쪽 경계를 이룬다.

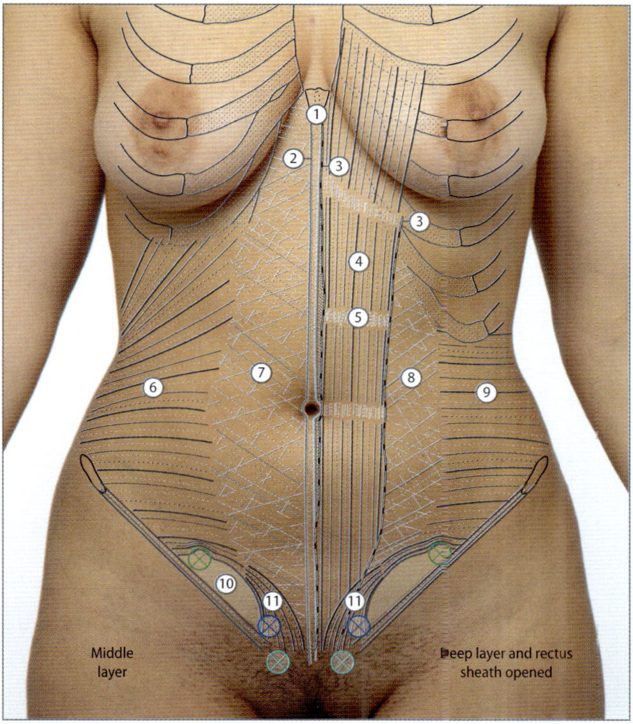

그림 6.6 배앞벽; 중간층과 깊은 근육 층

① 칼돌기(Xiphoid process), ② 백색선(linea alba), ③ 배곧은근집(rectus sheath)의 절단면, ④ 배곧은근(rectus abdominis), ⑤ 배곧은근(rectus abdominis)을 가로지르는 힘줄 ⑥ 배속빗근(internal oblique), ⑦ 배속빗근의 널힘줄(aponeurosis), ⑧ 배가로근의 널힘줄, ⑨ 배가로근(transversus abdominis), ⑩ 샅굴(inguinal canal)의 뒷벽을 이루는 배가로근막(transversalis fascia)(흰색 명암), ⑪ 샅고랑낫힘줄(conjoint tendon) ⊗ 깊은샅굴구멍(deep inguinal ring)의 위치, ⊗ 얕은샅굴구멍(superficial inguinal ring)의 위치 ⊗ 두덩결절(pubic tubercle)

백색선(Linea alba) 칼돌기와 두덩결합 사이에서 만져지는 중심선 상의 솔기(띠)이다. 편평한 배벽 근육들의 널힘줄로 이루어져 비교적 혈관과 신경이 거의 없는 면이기 때문에 복강에 접근해야 하는 수술시 절개 하는 부위이다.

배곧은근집(Rectus sheath)은 배곧은근과 배벽혈관을 둘러싸고 있으며 편평한 배벽근육들의 널힘줄로 이루어져 있다.

반달선(Linea semilunaris)은 배곧은근집(rectus sheath)으로 싸인 배곧은근의 바깥쪽 경계이며 9번 갈비연골에서 두덩결절을 향해 곡선의 고랑을 이루며 지나가는 것이 보이고 만져진다.

6.4 샅굴(Inguinal canal)

위치와 샅굴구멍(Location and inguinal rings)

샅굴구멍은 아래쪽 배앞벽의 층들을 통과하는 깊은샅굴구멍과 얕은샅굴구멍 사이의 길로, 샅굴인대 안쪽 절반의 바로 위(1~2cm)를 지난다(그림 6.7):

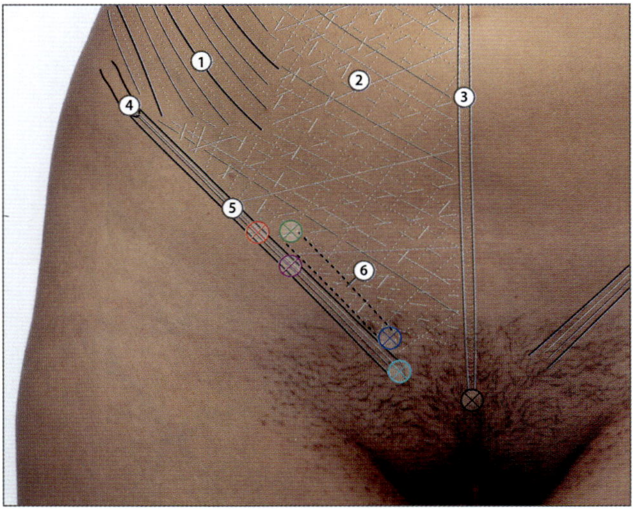

그림 6.7 샅굴: 깊은샅굴구멍(inguinal rings)과 얕은샅굴구멍

① 배바깥빗근(external oblique), ② 배바깥빗근의 널힘줄(external oblique aponeurosis), ③ 백색선(linea alba), ④ 위앞엉덩뼈가시(anterior superior iliac spine), ⑤ 샅굴인대(inguinal ligament), ⑥ 샅굴(inguinal canal)의 위치(까만점선), ⊗ 샅굴인대(inguinal ligament)의 중간점, ⊗ 깊은샅굴구멍(deep inguinal ring)의 위치, ⊗ 샅굴중간점(midinguinal point), ⊗ 얕은샅굴구멍(superficial inguinal ring)의 위치, ⊗ 두덩결절(pubic tubercle), ⊗ 두덩결합(pubic symphysis)

- 깊은샅굴구멍(deep inguinal ring)은 샅굴중간점과 샅굴인대 중간점의 사이, 샅굴인대 위로 1cm 이내에 위치한다. 배안에서 샅굴로 통하는 입구가 된다. 간접 샅굴탈장(inguinal hernias)은 깊은샅굴구멍을 통해 샅굴로 탈장이 일어난다. 샅굴중간점(혹은 최대 위아래 1.5cm)의 샅굴인대 바로 밑에서 넓다리동맥의 박동이 느껴진다. 깊은샅굴구멍의 안쪽 경계는 아래배벽동맥이 정삭 혹은 자궁의 원인대(round ligament)를 가로지르는 지점에 위치한다.

임상에서의 활용

배곧은근집혈종(rectus sheath haematoma)은 배벽혈관의 출혈에 의해 생기며 배의 국소 통증과 부종을 유발할 수 있다.

임상에서의 활용

손가락 함입 검사. 남성에서 샅굴탈장이 정복된 상태에서 손가락을 얕은샅굴구멍에 집어넣고 환자에게 기침을 해보라고 한다. 손가락 끝에 덩이의 박동이 느껴지면 간접샅굴탈장이다

- 얕은샅굴구멍(superficial inguinal ring)은 두덩결절(pubic tubercle)의 바로 위가쪽에 위치하며 남성의 경우 정삭이 만져지는 곳이다. 샅굴이 배바깥빗근을 뚫고 나오는 출구이다. 샅고랑낫힘줄(conjoint tendon)이 구멍 뒤를 보강하고 있다(그림 6.6).

샅굴구멍은 특히 남성에서 탈장이 잘 일어나는 약한 부위이다. 개복샅굴탈장수술(open inguinal hernia repair) 시에는 앞넓다리주름(anterior thigh crease) 위로 7cm이내 거리에서 얕은샅굴구멍에서 위앞엉덩뼈가시(anterior superior iliac spine) 방향으로 절개한다.

샅굴중간점(conjoint tendon)과 샅굴인대(inguinal ligament)의 중간점

샅굴중간점과 샅굴인대의 중간점은 그 밑의 구조물들의 위치를 알려주는 기준점으로 사용된다(그림 6.7):

- 샅굴중간점(midinguinal point)은 위앞엉덩뼈가시와 두덩결합(pubic symphysis) 중심선의 중간 지점이다. 여기(±1.5cm 안쪽이나 바깥쪽)에서 넓다리동맥의 박동이 느껴진다
- 샅굴인대의 중간점(midpoint of the inguinal ligament)은 위앞엉덩뼈가시와 두덩결절의 중간 지점이다. 빗장중간선이 여기를 가로지르는 경우가 많다.

샅굴의 내용물(Contents of the inguinal canal)

샅굴은 몇 개의 구조물을 수송한다:

- 엉덩샅굴신경(ilioinguinal nerves)과 생식신경(genital nerves)
- 남성의 경우 정삭(spermatic cord)과 정삭을 싸고 있는 구조물
- 여성의 경우 자궁의 원인대(round ligament)와 인대를 싸고 있는 구조물

정삭(Spermatic cord)

정삭은 부드러운 섬유다발 혹은 끈모양으로 만져지며 얕은샅굴구멍에서 고환의 위끝을 향해 아래쪽으로 주행한다(그림 6.8; 그림 7.20 참고). 정삭에는 다음의 구조물들이 들어 있다:

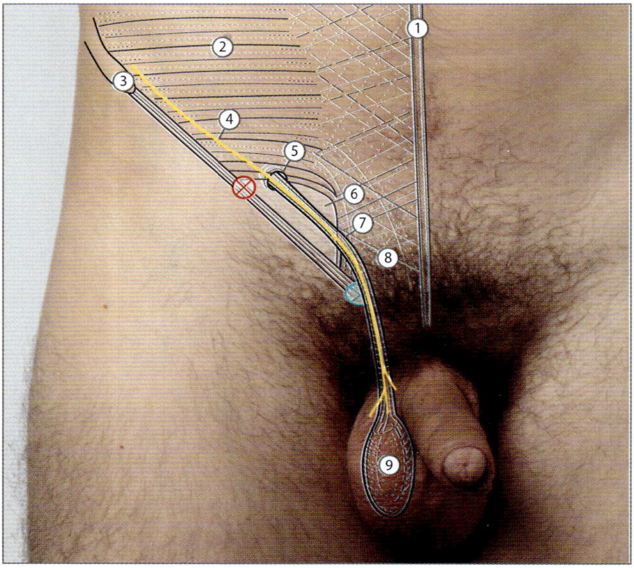

그림 6.8 샅굴구멍: 배바깥빗근과 널힘줄(aponeurosis)은 제거된 정삭의 모습.

① 백색선(Linea alba), ② 배속빗근(internal oblique), ③ 위앞엉덩뼈가시(anterior superior iliac spine), ④ 엉덩샅굴신경(ilioinguinal nerve), ⑤ 깊은샅굴구멍(deep inguinal ring), ⑥ 배가로근막(transversalis fascia), ⑦ 정삭(spermatic cord), ⑧ 샅고랑낫힘줄(conjoint tendon), ⑨ 고환(testicle) ⊗ 샅굴인대의 중간점(midpoint of inguinal ligament), ⊗ 두덩결절(pubic tubercle)

- 정관(ductus deferens)
- 고환(testicular)동맥/정맥, 정관(deferential)동맥/정맥, 고환올림근(cremasteric)동맥/정맥
- 생식신경(genital nerve), 엉덩샅굴신경(ilioinguinal nerve), 교감신경(sympathetic nerve)
- 정삭은 세 겹의 껍질-배바깥빗근 널힘줄의 연장[바깥정삭근막(external spermatic fascia)을 이룸], 주로 배가로근을 따라오는 배속빗근(고환올림근과 근막을 이룸), 배가로근막[속정삭근막(internal spermatic fascia)을 이룸]-이 감싸고 있다. 간접 샅굴탈장은 샅굴을 통해 나오기 때문에 정삭의 껍질로 싸여 있다. 정삭의 위치, 구조, 내용물에 대한 지식은 정관절제술과 신체검사에서 중요하다. 예를들어, 고환정맥(testicular vein) [덩굴정맥얼기(pampiniform plexus)]의 덩굴정맥류(varicocele)는 불규칙한 정삭의 부종을 유발한다.

6.5 신경혈관과 림프계(Neurovasculature and lymphatics)

피부 분절(Dermatomes)

배의 피부 분절은 배벽을 따라 척추중심선에서 앞정중선을 향해 앞아래쪽으로 곡선을 그리고 있다(그림 1.38 참고). 위쪽 등척수신경(superiorly thoracic spinal nerves)은 갈비모서리에서 배 앞면으로 나오기 때문에 수술절개나 투관침 삽입으로 인해 손상될 위험이 있다. 인접한 피부 분절끼리는 꽤 많이 중첩된다. 배 앞면에서는 세 개의 피부 분절 기준점이 있다:

- 칼돌기(xiphisternum)는 T6
- 배꼽은 T10
- 샅굴인대 바로 밑은 L1

배안 혈관구조(Intra-abdominal vasculature)

배안의 주요 혈관들은 가로막을 가로지르며(표 6.8 그림 5.3 참고), 중심선을 타고 가다가 골반 가장자리를 지나 다리로 간다(그림 6.9, 그림 6.20 참고). 배꼽 근처 피부에서 배대동맥(abdominal aorta)의 거리는 3cm가 채 안될 수도 있다.(그림 6.10); 배 안으로 수술 기구를 삽입할 때 이점을 기억해야 한다.

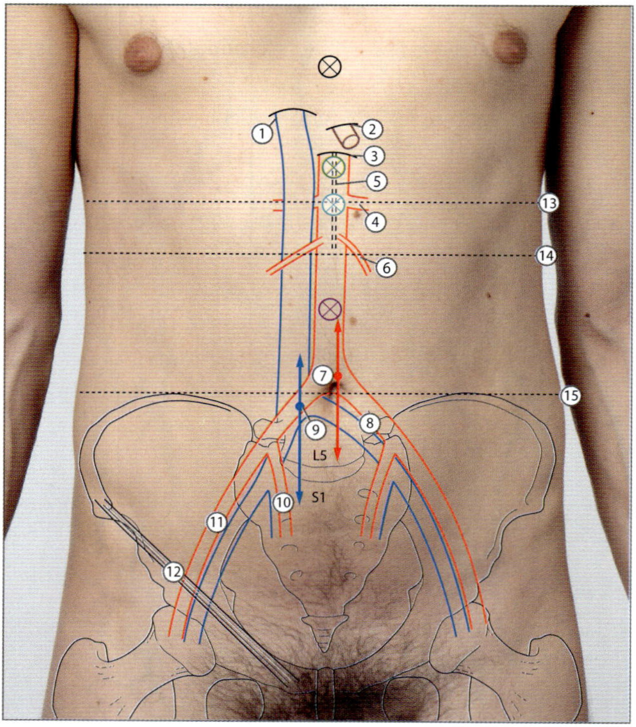

그림 6.9 배안의 혈관구조와 가로막을 가로지르는 구조물들(표 6.8 , 그림 5.3 참고). ① 아래대정맥(Inferior vena cava)(T11의 위 절반; 관행적으로는 T8), ② 식도(oesophagus)(T11의 아래 절반; 관행적으로는 T10), ③ 배대정맥(abdominal aorta)(T12의 위 절반; 관행적으로는 T12) ④ 콩팥동맥(renal a.)(L1, L1~L2 범위), ⑤ 그림 6.10에서 초음파 탐촉자의 위치, 똑바로 뒤쪽을 향한다(검은색 점선; 그림 6.15도 참고), ⑥ 생식샘동맥(gonadal a.),⑦ 배대동맥(abdominal aorta) 갈림 높이인 L4(L3~L5 범위 빨간색 화살표), ⑧ 왼쪽 온엉덩동맥과 정맥(common iliac a. and vein), ⑨ 아래대정맥이 형성되는높이인 L5(L4~S1 범위 파란색 화살표), ⑩ 오른 속엉덩동맥과 정맥(internal iliac a. and v.), ⑪ 오른 바깥엉덩동맥과 정맥, ⑫ 샅굴인대(inguinal l.), ⑬ 위날문가로면(transpyloric plane)(L1 아래절반~L2 위절반; 관행적으로는 L1), ⑭ 갈비밑면((subcostal plane)(L2; 관행적으로는 L3), ⑮ 능선위면(supracristal plane)(튀피에 선)(Tuffier's line), ⊗ 복강동맥(coeliac trunk)의 시작 부위(T12), ⊗ 위창자간막동맥(superior mesenteric a.) 시작 부위(L1), ⊗ 아래창자간막동맥(inferior mesenteric a.) 시작 부위(L3), ⊗ 칼몸통 관절(T9)(xiphisternal joint)

배대동맥과 가지들(Abdominal aorta and branches)

배대동맥은 T12에서 가로막을 통과하여 정중면 혹은 정중면의 바로 왼쪽을 따라 가며, 똑바로 누운 상태, 특히 마른 환자에서 박동이 촉진된다. 복부대동맥류도 이 면을 따라 만져질 수 있다. 대동맥 주요 가지들의 위치를 알아두면 혈관초음파, 청진, 동맥 주변에 위치해 위장관과 골반 장기들을 지배하는 자율신경얼기의 위치를 파악하는데 도움이 된다. 심한 통증이 지속되는 환자의 경우 방사선 유도하에 자율신경얼기를 마취하기도 한다.

앞 가지(anterior branches) 앞쪽으로 뻗어나가는 세 개의 주요 가지가 있으며 그 각각은 자유신경얼기(autonomic plexi)와 동반한다(표 6.3). 앞 가지들은 앞정중선 초음파를 통해 검사할 수 있다(그림 6.10).

가쪽 가지(lateral branches) 한쌍의 콩팥동맥(renal arteries)은 주로 날문가로면(transpyloric plane) 높이인 L1 아래 경계에서 정중선의 좌/우 바깥쪽으로 뻗어 나온다.(L1아래 절반~ L2 위 절반 범위). 콩팥동맥은 초음파로 검사할 수 있고, 협착이 있는 경우 잡음이 청진되기도 한다.

끝가지(terminal branches) 대동맥은 주로 L4 높이(대략 능선위면)의 정중선 혹은 정중선 바로 왼쪽에서 좌/우 온엉덩동맥(common iliac vessels)으로 갈라지지만, 그 범위는 L3 아래 절반에서 L5 아래 절반으로 다양하다. 엉덩동맥은 결절사

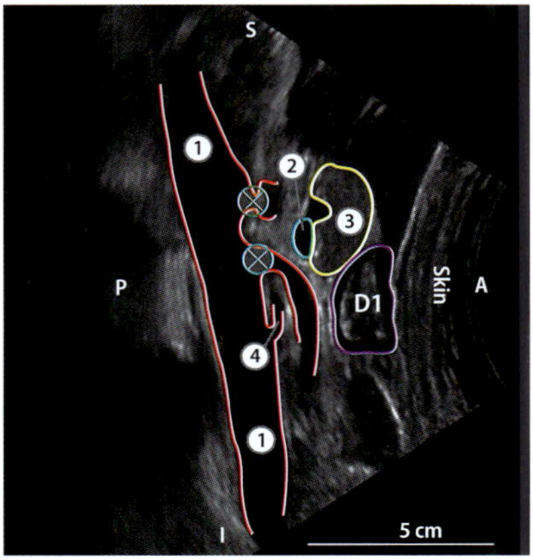

그림 6.10 초음파상의 배대동맥과 관련 구조물(초음파 탐촉자의 위치는 그림 6.9, 6.15에 표시).

① 배대동맥(Abdominal aorta)
② 간문맥(portal vein)
③ 췌장(pancreas)
④ 생식샘동맥(gonadal artery)
⊗ 복강동맥(coeliac trunk)의 시작부위
⊗ 위창자간막동맥(superior mesenteric artery)의 시작부위

A: 앞, I: 아래, P: 뒤, S: 위,
D1: 샘창자의 제 1부(샘창자팽대)

동맥과 신경얼기	갈라져 나오는 높이와 기준면	혈액공급 부위/신경지배
복강(Coeliac)	T12(위날문가로면에서 2~3cm 위)	앞창자(Foregut)
위창자간막 (Superior mesenteric)	L1(위날문가로면) (transpyloric plane)	중간창자(Midgut)
아래창자간막 (Inferior mesenteric)	L3(갈비밑면에서 2~3cm 아래) (subcostal plane)	뒤창자(Hindgut)

표 6.3 대동맥 앞가지가 갈라져 나오는 높이와 그와 동반된 자율신경얼기.

주의: 혈관 시작부위에는 변이가 있을 수 있다.

이면 위의 중심선 좌/우에서 청진할 수 있다. 대동맥이 갈라지는 곳과 샅굴 중심점 ± 1.5cm을 잇는 선의 위 1/3에는 온엉덩동맥(common external iliac arteries)이, 아래 2/3에는 바깥엉덩동맥(external iliac arteries)이 대략적으로 위치한다.

정맥(Veins)

아래대정맥(inferior vena cava)은 좌/우 온엉덩정맥(common iliac veins)이 주로 L5 높이(결절사이면. L4 위절반~S1 위절반 범위)에서 정중선 바로 오른쪽에서 만나 형성된다. 아래대정맥은 대동맥과 정중면의 오른쪽을 따라가다 T11 위절반(관행적으로는 T8)(표 6.8, 그림 5.3, 6.9은 참고) 높이인 칼몸통면(xiphisternal plane)에서 몇 cm아래에서 가로막을 통과하여 바로 우심방으로 들어간다. 콩팥정맥은 L1의 아래경계(위날문가로면 혹은 그 근처)에서 아래대정맥에 합류한다.

간문맥(portal vein)은 위날문가로면(transpyloric plane) 높이 즈음에서 췌장의 목(pancreatic neck) 뒤쪽에서 형성된다(그림 6.14 참고).

배벽의 신경혈관구조(Neurovasculature of the abdominal wall)

배벽의 혈관과 신경은 함께 앞아래쪽으로 곡선을 이루며 앞정중선을 향해 주행한다(그림 6.11). 일반적으로, 등배신경(thoracoabdominal nerves)과 혈관은 배

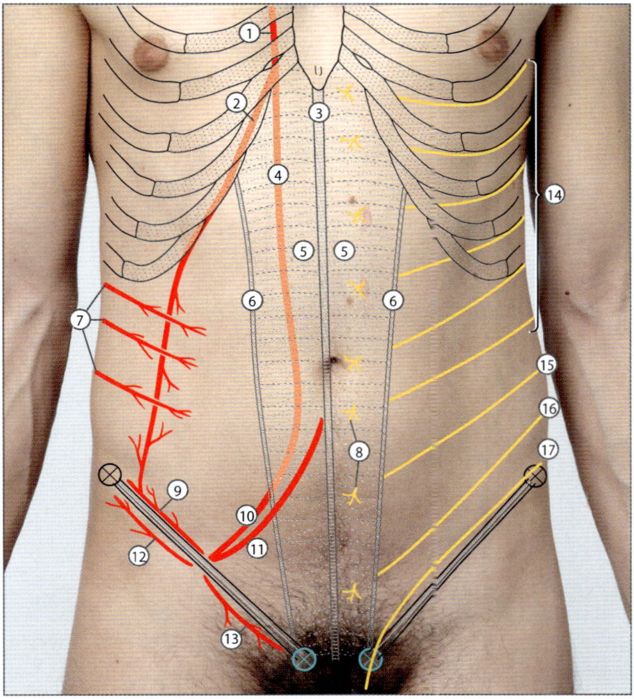

그림 6.11 앞배벽: 신경혈관구조.

① 속가슴동맥(Internal thoracic a.), ② 근육가로막동맥(musculophrenic a.), ③ 백색선(linea alba), ④ 위배벽동맥(superior epigastric a.), ⑤ 배곧은근집(rectus sheath)(회색선), ⑥ 반달선(linea semilunaris) ⑦ 갈비사이/갈비밑/허리 동맥, ⑧ 앞피부신경(anterior cutaneous nerve) 가지, ⑨ 깊은엉덩휘돌이동맥(deep circumflex iliac a.), ⑩ 아래배벽동맥(inferior epigastric a.), ⑪ 얕은배벽동맥(superficial epigastric a.), ⑫ 얕은엉덩휘돌이동맥(superficial circumflex iliac a.), ⑬ 얕은/깊은바깥음부동맥(external pudendal a.), ⑭ 갈비사이신경(intercostal nerves)(T6~T11), ⑮ 갈비밑신경(subcostal nerve)(T12), ⑯ 엉덩아랫배신경(iliohypogastric nerve)(L1), ⑰ 엉덩샅굴신경(ilioinguinal nerve)(L1)

⊗ 위앞엉덩뼈가시(anterior superior iliac spine), ⊗ 두덩결절 pubic tubercle)

벽 위에서 연관된 갈비뼈와 같은 기울기로 가다가 중심선 가까이에 와서는 수평에 가까워진다. 배벽의 주요 신경혈관 면은 배속빗근과 배가로근 사이에 있다. 신경과 혈관은 배곧은근을 뚫고 지나가 그 위의 조직을 지배하거나 혈액을 공급한다.

신경은 수술중이나 복강경 투관침을 삽입할 때 손상될 수 있다(그림 6.12, 표 6.4). 신경손상은 만성 통증 혹은 배벽근육의 마비를 유발할 수 있고, 탈장으로 이어지는 소인이 되기도 한다.

배벽의 동맥(Arteries of the abdominal wall)

갈비밑동맥(subcostal arteries)과 허리동맥(lumbar arteries)은 내림대동맥에서부터 배벽을 따라 앞아래쪽으로 휘어 앞 정중선으로 향한다. 다른 동맥들은 불규칙한 경로를 보인다(그림 6.11):

- 위배벽동맥(superior epigastric artery)은 배곧은근집(rectus sheath) 안, 배곧은근 밑에서 정중선의 바깥쪽을 따라 아래로간다.
- 아래배벽동맥(inferior epigastric artery)은 샅굴중심점(± 1.5cm 안팍)에서 위안쪽으로 가다가 아래쪽 배곧은근집으로 들어가 배곧은근 밑에서 정중선의 바깥쪽을 따라 위로 향해 올라간다. 배꼽높이에서 중심선과 위앞엉덩뼈가시를 지나는 세로선에 수직하는 수평선의 2/5 지점을 지난다.

손상될 위험이 있는 신경	척수신경	술기/절개(그림 6.12)
가슴배신경 (Thoracoabdominal)	T6～T11	갈비밑(코커)절개를 통한 쓸개 절개술
갈비밑신경(Subcostal)	T12	등허리절개를 통한 콩팥수술
엉덩아랫배신경 (Iliohypogastric)	(T12), L1	맥버니점에서 가로피부주름 절개를 통한 충수돌기절제술
엉덩샅굴신경 (Ilioinguinal)	L1	두덩위 절개를 통한 제왕절개, 샅굴절개

그림 6.4 외과적 술기/절개로 손상될 위험이 있는 배벽 신경.

- 근육가로막동맥(musculophrenic artery)은 갈비모서리를 따라 아래가쪽으로 가다가 10번 갈비연골에 다달아서는 위앞엉덩뼈가시를 향해 아래로 간다.
- 얕은배벽동맥(superficial epigastric artery)은 샅굴중심점(± 1.5cm)에서 배꼽 쪽으로 위안쪽을 향해 간다.
- (얕은/깊은) 엉덩휘돌이동맥(circumflex iliac arteries)은 얕은/깊은 조직 내에서 샅굴중심점(± 1.5cm)에서 위앞엉덩뼈가시쪽으로 위가쪽을 향해 간다.
- (얕은/깊은) 바깥음부동맥(external pudendal arteries)은 얕은/깊은 조직내에서 샅굴중심점(± 1.5cm)에서 불두덩(mons pubis)쪽으로 아래안쪽을 향해 간다.

림프 배액(Lymphatic drainage)

앞가쪽(anterolateral) 배벽의 배꼽 위 지역의 림프액은 겨드랑이 림프절이나 복장옆 림프절로 배액되고, 배꼽 아래는 얕은샅굴 림프절로 배액된다.

임상에서의 활용
복강경 수술을 위한 투관침 삽입을 할 때 아래배벽동맥을 반드시 피해야 한다. 아래배벽동맥의 손상은 복강내출혈이나 배곧은근집 혈종을 유발할 수 있다.

6.6 배벽(abdominal wall)을 통한 수술적 접근

절개(Incisions)

수술 절개 종류와 크기의 선택은 접근해야 하는 구조물, 예상되는 병적 상태, 필요한 수술 공간에 따라 다르다(그림 6.12). 배벽 신경혈관구조물의 위치와 방향에 주의를 기울여 그 손상과 기능 상실을 최소화 해야한다.

- 수직중간선절개(vertical midline incision)는 백색선을 통한 수직 절개로 빠른 접근이 가능하다. 백색선은 지나는 신경이 없고 비고적 혈관이 적은 접근면이다.
- 정중옆절개(paramedian incision)는 배곧은근집에 넣는 백색선과 평행하게 절개이다. 배벽동맥의 위치를 파악하고 손상시키지 말아야 하며, 배곧은근은 지배신경을 향해 바깥쪽으로 절개하거나 옮겨져야 한다.

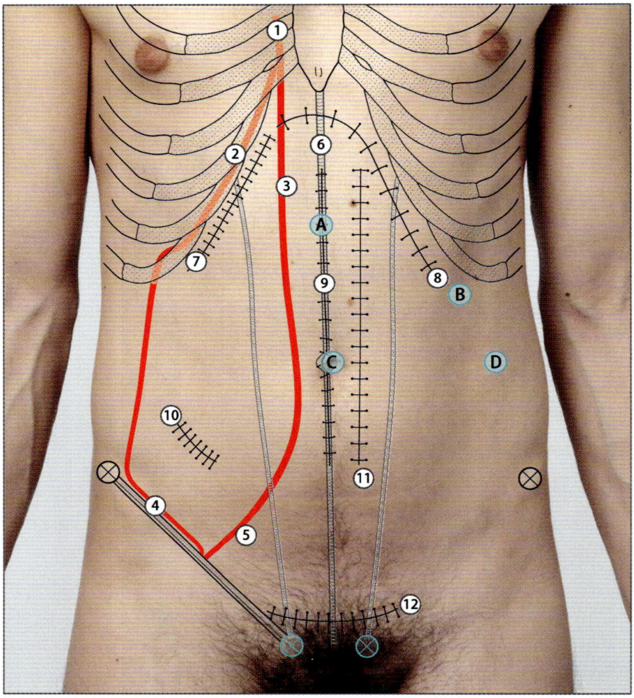

그림 6.12 배앞벽의 수술 절개들.

① 속가슴동맥(Internal thoracic a.), ② 근육가로막동맥(musculophrenic a.), ③ 위배벽동맥(superior epigastric a.), ④ 깊은엉덩휘돌이동맥(deep circumflex iliac a.), ⑤ 아래배벽동맥(inferior epigastric a.), ⑥ 백색선(linea alba), ⑦ 갈비밑(코커; Kocher)절개, ⑧ 연장 갈비밑절개(이중코커절개/지붕절개), ⑨ 수직중간선절개(vertical midline incision), ⑩ 맥버니점(McBurney's point)에서의 가로피부주름 절개, ⑪ 정중옆절개(paramedian incision), ⑫ 두덩위(파넨슈틸; Pfannenstiel)절개, ⊗ 위앞 엉덩뼈가시(anterior superior iliac spine), ⊗ 두덩결절(pubic tubercle), 복강경 포트 삽입 위치: A; 리-황 점 B; 파머 점 C; 배꼽 점, D; 자이나 점

- **갈비밑(코커)절개**[subcostal(Kocher) incision]는 백색선의 바로 바깥쪽에서 갈비모서리에 평행(손가락두개 폭 아래)하게 긋는다. T9 분절신경(segmental nerve)의 위치를 파악하고 손상시키지 말아야 한다.

위배벽동맥과 등배신경이 손상될 위험이 있다. 이중코커(지붕)절개를 통해 위와 가로막 관련 구조물에 접근할 수 있다.

- 두덩위(파넨슈틸)절개[suprapubic(Pfannenstiel) incision]는 두덩결합 위 5cm를 가로로 절개하는 방법으로 골반 장기의 수술이나 제왕절개에 이용된다. 엉덩샅굴신경(ilioinguinal nerve)이 손상될 위험이 있다.
- 맥버니점(transverse skin crease incision at McBurney's point)(위앞엉덩뼈가시에서 배꼽에 그은 선의 1/3 지점)에서의 가로피부주름절개로 막창자와 충수돌기에 접근할 수 있지만, 맥버니점 자체가 충수돌기의 정확한 표면상의 위치는 아니다. 배벽근육은 가르고 분리한 다음 배가로근막과 배막을 잘라야 한다. 엉덩아랫배신경(iliohypogastric nerve)과 엉덩샅굴신경이 손상과 그에 따른 탈장 발생의 위험이 있다.

복강경 포트(투관침 삽입)(Laparoscopic ports)

투관침 삽입은 배벽혈관이나 휘돌이혈관(circumflex iliac vessels)과 같은 중요 신경혈관 구조물(그림 6.11, 6.12), 더 깊은 곳에 있는 창자, 장, 중요 혈관(그림 6.9, 6.14~6.17 참고)의 손상을 피하는 곳에서 이루어 져야한다. 주요 투관침 삽입 위치는:

- 리-황 점(Lee-Huang's point): 정중선 상에서 칼돌기와 배꼽의 중간지점. 투관침이 백색선을 뚫고 지나간다.
- 파머 점(Palmer's point): 왼쪽 갈비모서리에서 왼쪽 빗장중간선을 따라 3cm 아래. 배막의 유착이 있을 것으로 예상되거나 로봇골반수술에서 공기배증을 확인할 때 유용한 삽입 위치이다. 비장이 커져 있으면 위험 할수 있다.
- 자이나 점(Jain's point): 위앞엉덩뼈가시에서(가시사이 면을 따라)안쪽으로 2.5cm 지점에서 수직으로 그은 평면과 배꼽평면의 교차점이다. 이전에 위나 비장 수술은 받은 적이 있는 환자의 골반 수술에 적합하다.
- 배꼽 점(Umbilical point): 배꼽 혹은 배꼽 바로 근처

연관통으로 나타난다. 장기 고유의 통증도 장기가 위치한 구역의 통증으로 느껴질 수 있다(표 6.6).

간과 쓸개(Liver and gallbladder)

임상에서의 활용

두덩위 접근법으로 방광에 도관을 삽입할수 있다. 도뇨관은 배앞벽을 관통하나 배막을 통과하지는 않는다.

간은 가로막 아래, 주로 오른쪽 갈비밑공간과 명치부위에 위치한다(그림 6.13~6.16). 간의 왼엽은 왼쪽갈비밑 공간까지 뻗어 있다. 간은 세 점의 사이로 위치를 파악할 수 있다(표 6.7).

간의 아래 경계는 오른쪽 갈비모서리를 따라 가며 정상 들숨 시에는 갈비모서리 밑으로 만져지지 않는다. 건강한 성인이 최대로 흡기했을 때나 간질환, 간전이가 있는 경우에는 만져질 수 있다. 간은 앞정중선을 넘어가면서부터는 갈비모서리 아래에 위치하게 된다. 오른엽은 오른 바깥쪽/ 허리 부위까지 이를 수 있다[이런 변이를 '라이델 엽(Riedel's lobe)'이라고 한다]. 간이 오른 갈비밑공간에 위치해 오른쪽 가로막 지붕을 위로 밀고 있으면 들숨 때 간이 아래로 움직일 수 있다.

쓸개(gallbladder)는 간의 밑에 있으며, 쓸개 바닥은 9번 오른 갈비연골 끝 가까이에 위치한다. 쓸개는 초음파로 검사할 수 있다(그림 6.13). 9번 갈비연골 높이의 오른쪽 갈비모서리를 손가락으로 누르고 숨을 들이 쉬었을 때 통증이 유발되면 쓸개염을 의심할 수 있다(머피 사인)(Murphy's sign).

점	표면상의 위치
왼쪽	위 왼쪽 빗장중간선(midclavicular line) 근처의 5 번째 갈비사이 공간 혹은 6번 갈비뼈
오른쪽 위	오른쪽 빗장중간선 근처의 5번째 갈비뼈 혹은 5번째 갈비사이 공간
오른쪽 아래	오른쪽 중간겨드랑선 근처의 10번째 갈비연골

표 6.7 앞에서 봤을 때의 가슴벽을 기준으로 한 간(liver)의 표면 위치.

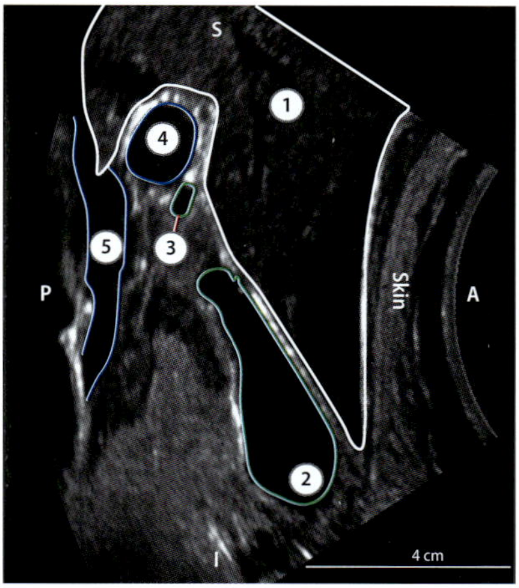

그림 6.13 배의 내장을 보여주는 초음파 영상(탐촉자의 위치는 그림 6.15에 표시).

① 간 오른엽(Right lobe of liver)
② 쓸개 바닥(gallbladder fundus)
③ 온쓸개관(common bile duct)
④ 간문맥(portal vein)
⑤ 아래대정맥(inferior vena cava)
A: 앞, I: 아래, P: 뒤, S: 위.

내장	CT[1] 상의 높이 (관행적 높이)	CT[2] 상에서의 범위	가능한 범위
아래대정맥	T11 위(T8)	T10~T11	T8~T9 추간판~T12
식도	T11 아래(T10)	T11~T12	T9~T12~L1 추간판
대동맥	T12 위(T12)	T11~T12	T10~L1

표 6.8 장기들이 가로막을 관통하는 척추 높이(CT 영상 기반).
위와 아래는 척추뼈 몸통의 위 절반과 아래 절반을 말한다. [1]CT 기반, [2]전체 사례의 70~80%. 관행적 높이는 사체연구 기반(그림 5.3, 6.9참고).

위, 샘창자, 이자(Stomach, duodenum and pancreas)

식도(oesophagus)는 중심선의 바로 왼쪽, T11(관행적으로는 T10) 높이에서 가로막을 가로지르며, 그 높이는 사람마다 꽤 다르다(표 6.8, 그림 5.3, 6.9).

위식도접합부(gastrooesophageal junction)는 T11(T10의 위 절반~ L1~L2 추간판 범위)의 척추뼈 몸통 왼쪽에 있다. 그 높이는 여성에서는 낮고 비만에서는 높을 수 있다(그림 6.15).

위(stomach)의 위치와 크기는 사람마다 다르지만 주로 명치와 왼쪽 갈비밑

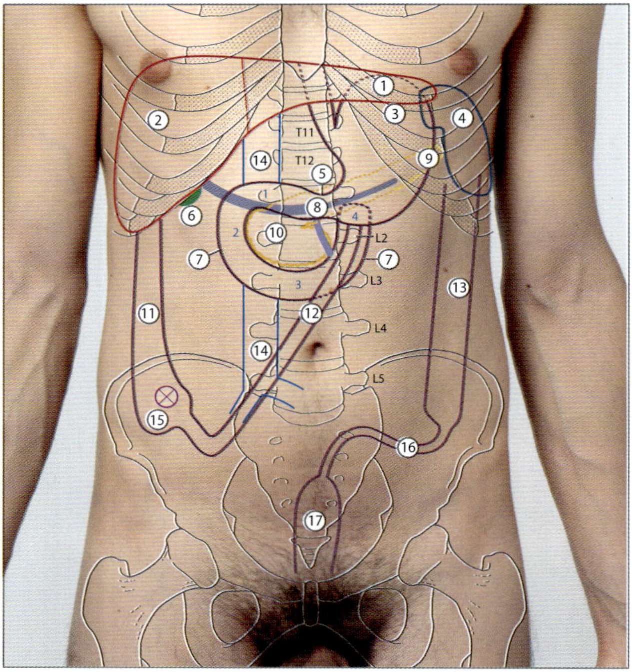

그림 6.14 복부 장기와 창자간막 부착.

① 위바닥을 덮고 있는 간의 왼엽,
② 간의 오른엽(right lobe),
③ 위(Stomach), ④ 지라(Spleen), ⑤ 위날문(Pylorus),
⑥ 쓸개바닥(Gallbladder fundus)(**초록색**: 9번 갈비연골 끝의 높이)
⑦ 샘창자(Duodenum)(의 네 부위는 1~4로 표기),
⑧ 이자(pancreas)의 목, 몸통과 그 뒤의 간문맥(파란색),
⑨ 이자의 꼬리(tail of pancreas), ⑩ 이자의 머리(head of pancreas),
⑪ 오름잘록창자(ascending colon)의 위치,
⑫ 작은창자간막(small intestine mesentery)의 부착 선(뿌리),
⑬ 내림잘록창자(descending colon)의 위치,
⑭ 아래대정맥(Inferior vena cava), ⑮ 막창자(caecum)의 위치,
⑯ 구불창자간막(sigmoid colon)의 부착 선,
⑰ 곧창자(rectum)의 위치,
⊗ 충수돌기가 막창자 뒤에 붙어 있는 위치

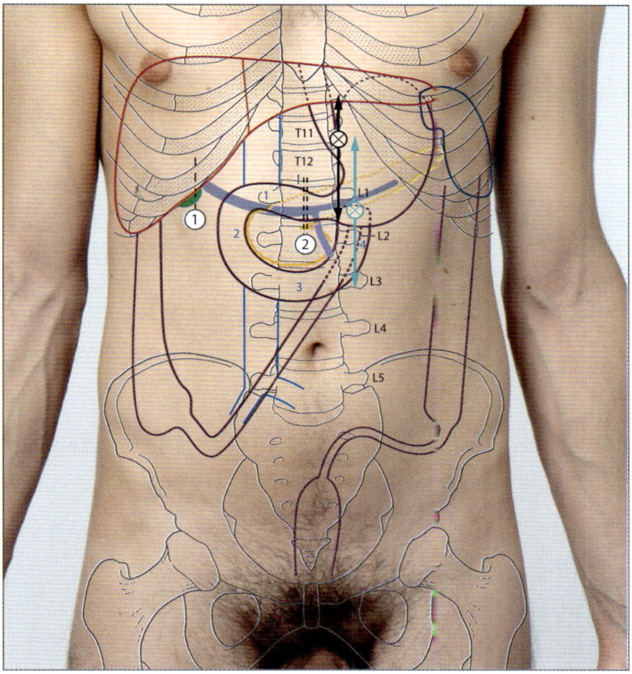

그림 6.15 배 장기와 창자간막 부착, 위식도 이음부(gastro-oesophageal junction), 샘빈창자굽이(duodenojejunal flexure), 그림 6.10, 6.13에서의 초음파 탐촉자의 위치(장기에 대한 설명은 그림 6.14 참고).

① 그림 6.13에서의 초음파 탐촉자의 위치, 아래대정맥(inferior vena cava) 방향을 가리킨다(한 줄 점선

② 그림 6.10에서의 초음파 탐촉자의 위치(두 줄 점선)

⊗ 위식도 이음부; T11높이, 중심선의 왼쪽(화살표는 가능한 위치의 범위)

⊗ 샘빈창자굽이; L1높이, 중심선의 왼쪽(화상표는 가능한 위치의 범위)

> **임상에서의 활용**
>
> 배의 병적상태, 체액, 가스로 인한 가로막 자극증세는 가로막신경(C3~5)을 통한 연관통으로 어깨 통증을 유발할 수 있다.

> **임상에서의 활용**
>
> 간의 앞, 바깥, 뒤쪽 표면은 갈비가로막오목으로 둘러싸여 있어, 간의 경피생검으로 인해 공기가슴증이 발생할 위험이 있다.

(hypochondrium) 부위에 있다(그림 6.14). 위바닥(gastric fundus)은 가로막 밑, 대략 왼쪽 5번째 갈비사이공간 높이의 빗장중간선상에 위치하며, 바로 선 자세에서 공기가 모이므로 방사선 촬영으로 확인 가능하다. 위날문(pylorus)은 위날문가로면(transpyloric plane)(L1 높이) 상의 중심선, 혹은 중심선 바로 오른쪽에 위치한다. 명치 부위의 촉진으로 위의 종양을 발견할 수도 있으며, 위 흔듦 청진으로 첨벙소리를 확인함으로서 작은창자의 막힘을 알아낼 수도 있다.

샘창자(Duodenum)는 위날문가로면(L1 높이)에서 위날문과 연결된다. 샘창자는 C자 형으로 네 부위로 나뉜다(그림 6.14, 6.15):

- 제1부(1st part)는 날문가로면의 바로 위를 따라 오른쪽 9번 갈비연골 쪽으로 주행한다.
- 제2부(2nd part)는 L2와 L3의 바로 오른쪽에서 내려간다.
- 제3부(3rd part)는 L3높이에서 중심선을 가로지른다.
- 제4부(4th part)는 L2의 왼쪽에서 위로 올라가다 앞쪽으로 와 남성은 L1, 여성은 L2(T11아래 절반~L3 위 절반 범위) 왼쪽에 있는 창자간막 뿌리(root of the mesentery)에서 빈창자(jejunum)와 만난다.

이자(pancreas)(췌장)은 뒤배벽에 있다. 이자머리(pancreatic head)와 갈고리돌기(uncinate process)는 중심선의 오른쪽, 대략 갈비밑면과 위날문가로면 사이에 있는 샘창자의 C자 형 부위에 위치한다. 이자목은 위날문가로면(L1 높이)상에서 중심선을 넘어 왼쪽으로 가며, 주로 샘창자 제1부의 뒤, 간문맥 형성부위의 앞에 있다(그림 6.10, 6.14, 6.15). 이자꼬리(pancreatic tail)는 지라쪽을 향해 왼쪽 갈비밑부위로 뻗어있다.

지라(Spleen) (비장)

지라는 왼쪽 갈비밑부위의 뒤가쪽(posterolateral), 주로 10~12번 갈비뼈(관행적으로는 9~11번 갈비뼈)높이의 가로막과 갈비가로막오목 안에 있으며, 그 장축은 11번 갈비뼈(관행적으로는 10번 갈비뼈)와 나란하다(그림 6.14~6.19). 지라는 중간겨드랑선의 앞 3cm 정도까지 뻗어 있다. 지라가 비대해지면 왼쪽 갈비모서리에서 오른쪽 엉덩뼈오목까지 뻗어있기도 한다. 갈비뼈 외상은 지라와 지라를 덮고 있는 벽쪽가슴막에 손상을 줘 공기가슴증(pneumothorax)과/또는 혈액가슴증(haemothorax)을 유발할 수 있다.

작은창자(Small intestine)와 창자간막 뿌리(root of mesentery)

빈창자(jejunum)와 돌창자(ileum)로 이루어진 작은 창자는, 주로 배꼽주변과 두덩 주변에 있으나 양쪽 샅굴 구역 정도의 바깥쪽까지 위치하기도 한다(그림 6.16, 6.17). 작은창자의 창자간막은 창자간막 뿌리를 통해 뒤 배벽에 부착되어 있다(그림 6.14, 6.15).

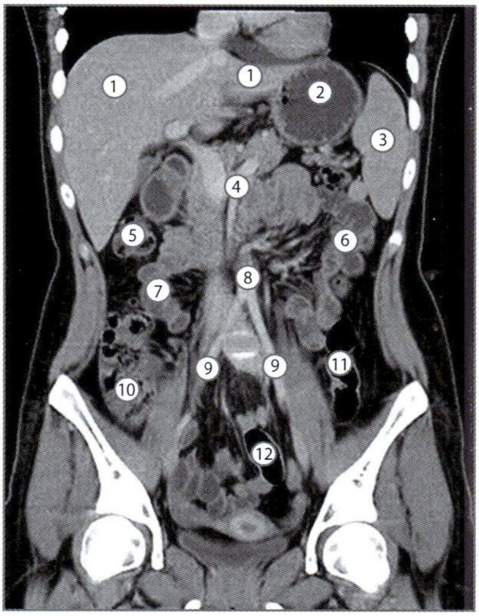

그림 6.16 복부 컴퓨터단층촬영 관상면: 내장과 동맥들.

① 간(liver)
② 위(바닥)(stomach(fundus))
③ 지라(spleen)
④ 위창자간막동맥(superior mesenteric a.)
⑤ 대장의 간굽이(hepatic flexure)
⑥ 빈창자(jejunum)
⑦ 돌창자(ileum)
⑧ 배대동맥(abdominal aorta)
⑨ 온엉덩동맥(common iliac arteries)
⑩ 막창자(caecum)
⑪ 내림잘록창자(descending colon)
⑫ 구불창자(sigmoid colon)

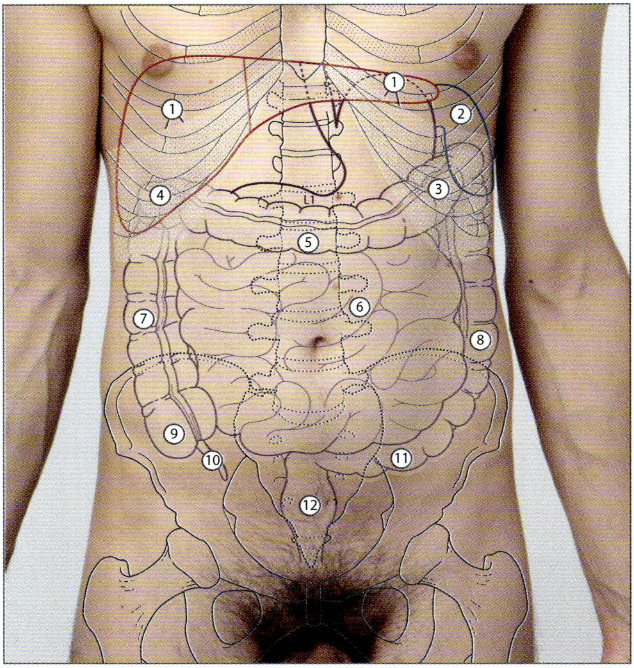

그림 6.17 작은창자와 큰창자.

① 갈비가로막오목(costodiaphragmatic recess)의 영역(흰색으로 칠한 구역), ② 지라(spleen), ③ 잘록창자의 지라굽이(splenic flexure), ④ 잘록창자의 간굽이(hepatic flexure), ⑤ 가로잘록창자(transverse colon), ⑥ 작은창자(small intestine)(돌창자와 빈창자)(ileum and jejunum), ⑦ 오름잘록창자(ascending colon), ⑧ 내림잘록창자(descending colon), ⑨ 막창자(caecum), ⑩ 충수돌기(appendix), ⑪ 구불창자(sigmoid colon), ⑫ 곧창자(rectum)

창자간막뿌리는 L1 척추뼈몸통의 바로 왼쪽, 위날문가로면 높이(T11~L3 범위)에서 오른쪽 아래로 향해 오른쪽 엉치엉덩관절(가시사이면)의 앞 주변까지 간다.

막창자와 충수돌기(Caecum and appendix)

막창자는 오른쪽 엉덩뼈오목(iliac fossa)에서 돌창자와 돌막창자이음부(ileocaecal junction)로 연결되어 있다. 충수돌기는 정상적으로는 막창자의 뒷면에 붙어 있으며 표면에서의 위치는 대략, 정확하지는 않으나 위앞엉덩뼈가시에서 배꼽까지 그은 선의 아래쪽 1/3지점인 맥버니점(McBurney's point)이다. 충수돌기의 위치는 막창자의 뒤부터 골반안에 뻗어 있는 등 다양하다.

잘록창자와 잘록창자간막(Colon and mesocolon)

오름잘록창자(ascending colon)는 오른쪽 엉덩뼈오목에 있는 막창자에서 오른가쪽(right lateral region)을 따라 위로 올라가 오른갈비밑부위(hypochondrium) 에서 간과 만나고 간굽이에서 왼쪽으로 꺾여 가로잘록창자로 이어진다(그림 6.17). 가로잘록창자는 왼갈비밑부위까지 가로질러가 지라와 만나고 지라굽이에서 아래쪽으로 꺾여 내림잘록창자로 이어진다. 가로잘록창자는 배꼽 높이 혹은 두덩 근처까지 쳐져 있기도 한다(그림 6.18).

가로창자사이막(transverse mesocolon)(가로잘록창자의 창자막)은 뒤배벽에 위날문가로면을 따라 붙어 있다.

내림잘록창자(descending colon)는 왼쪽 엉덩뼈오목(iliac fossa)을 향해 내려가다가 구불창자와 연결되며 구불창자는 정중선 근처의 S3 높이에서 곧창자로 연결된다.

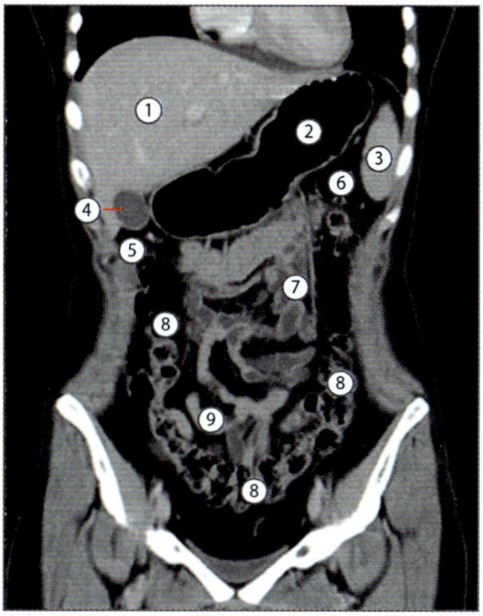

그림 6.18 복부컴퓨터단층촬영(CT) 관상면: 작은창자와 큰창자

① 간(Liver)
② 위(stomach)
③ 지라(spleen)
④ 쓸개(gallbladder)
⑤ 잘록창자의 간굽이(hepatic flexure)
⑥ 잘록창자의 지라굽이(splenic flexure)
⑦ 빈창자(jejunum)
⑧ 가로잘록창자(transverse colon)(쳐져 있음)
⑨ 돌창자(ileum)

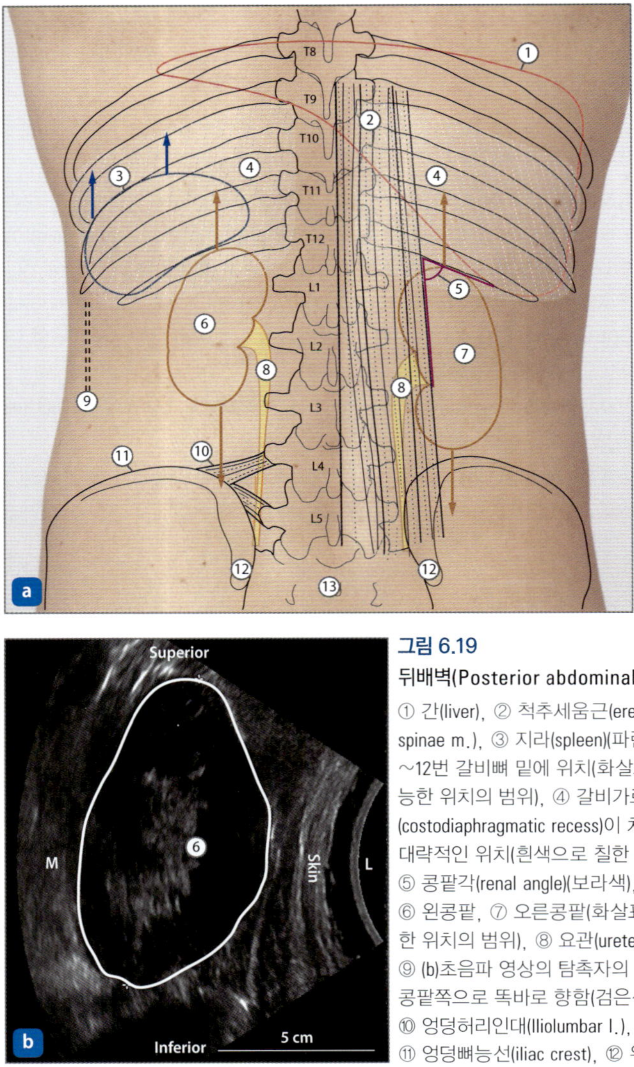

그림 6.19

뒤배벽(Posterior abdominal wall).

① 간(liver), ② 척추세움근(erector spinae m.), ③ 지라(spleen)(파란색), ~12번 갈비뼈 밑에 위치(화살표는 가능한 위치의 범위), ④ 갈비가로막오목(costodiaphragmatic recess)이 차지하는 대략적인 위치(흰색으로 칠한 구역), ⑤ 콩팥각(renal angle)(보라색), ⑥ 왼콩팥, ⑦ 오른콩팥(화살표는 가능한 위치의 범위), ⑧ 요관(ureter), ⑨ (b)초음파 영상의 탐촉자의 위치, 왼콩팥쪽으로 똑바로 향함(검은색 실선), ⑩ 엉덩허리인대(Iliolumbar l.), ⑪ 엉덩뼈능선(iliac crest), ⑫ 위뒤엉덩뼈가시(posterior superior iliac spine), ⑬ 엉치뼈(sacrum)

L: 바깥쪽, M: 안쪽

콩팥, 요관, 콩팥각(Kidney, ureter and renal angle)

콩팥은 척추뼈와 정중선의 좌우 뒤배벽에 위치하며 주로 오른콩팥이 왼콩팥보다 2cm이내 아래에 있다(그림 6.19, 6.20). 대부분의 경우 왼콩팥은 T2~L3사이, 오른콩팥은 L1~L4사이에 있다. 콩팥은 최대(그 위 끝이) T11까지 높게, 최대(그 아래 끝이) L5까지 낮게 위치할 수 있으며, 숨을 깊게 들이쉬거나 누웠다가 앉으면 2cm혹은 그 이상 아래로 이동한다. 콩팥문은 정상의 경우 L1~L2추간판 혹은 L2(갈비밑면)(원래는 L1 높이라고 알려져 있던)에 위치하며 오른쪽 콩팥문이 왼쪽 콩팥문보다 약간 아래에 있다(그림 5.3 참고). 양쪽 콩팥의 윗부분(위끝)은 정상적으로는 12번 갈비뼈의 앞에 위치하며 가끔 11번 갈비뼈 높이에 위치하기도 한다. 콩팥의 뒷면은 갈비가로막오목 쪽의 가로막을 마주하고 있다.

건강한 콩팥은 쉽게 만져지지 않는다. 하지만 일부 사람들에서 12번 갈비뼈의 아래 경계와 척추추위근육(척추세움근)의 바깥쪽 경계 사이를 말하는 콩팥각(renal angle) 밑으로 콩팥의 아래 부분이 만져지기도 한다.

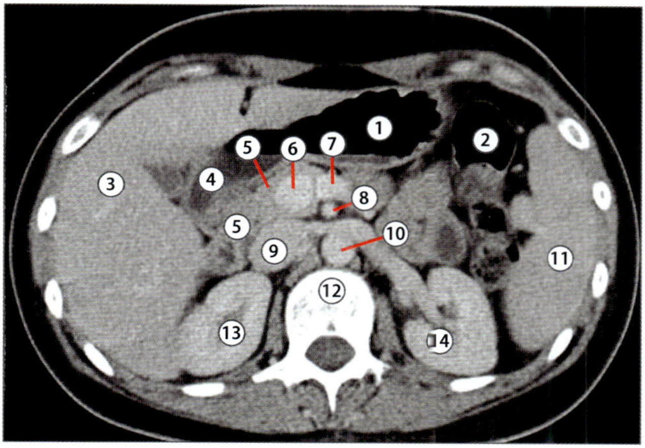

그림 6.20 복부 컴퓨터단층촬영(CT) 축단면: 위날문가로면과 콩팥.

① 위(Stomach), ② 가로잘록창자(transverse colon), ③ 간(liver), ④ 샘창자(duodenum) 제 1부, ⑤ 이자(pancreas), ⑥ 간문맥이 형성되는 곳, ⑦ 지라정맥(splenic vein), ⑧ 위창자간막동맥(superior mesenteric artery), ⑨ 아래대정맥(inferior vena cava), ⑩ 배대동맥(abdominal aorta), ⑪ 지라(spleen), ⑫ L1 척추뼈의 아래 부분, ⑬ 오른콩팥, ⑭ 왼콩팥과 콩팥문(hilum)의 콩팥정맥

임상에서의 활용

대변은 내림잘록창자 혹은 구불창자의 곁에서 손가락압력으로 눌리는 정도의 단단한 덩이 형태로 만져질 수 있으며 특히 변비일 때 그러한다.

요관(ureters)은 L2(L1~L2 가시사이공간) 높이의 콩팥 깔때기에서부터 허리척추의 가로돌기 끝(척추주위선)을 따라 아래쪽으로 향한다. 가로돌기는 방사선촬영으로 요관돌(ureteric calculi)을 찾을 때 유용한 위치 기준이 된다.

골반과 샅 (Pelvis and perineum)

chapter 7

골반부위(Pelvic region)

골반부위는 배골반(abdominopelvic cavity) 안의 아래 끝에 위치한다. 골반, 골반 안(pelvic cavity), 골반이음구조(pelvic girdle) 등의 용어는 자주 혼용되어 쓰인다. 이들 용어의 해부학적 정의는 표 7.1에 정리되어 있다.

샅(Perineum)

샅은 골반 바닥(pelvic floor)의 밑에 위치하는 다이아몬드 모양의 구역으로, 비뇨생식삼각(urogenital triangles)과 항문삼각(anal triangles)으로 나뉜다. 비뇨생식삼각은 남/녀의 외부생식기와 수의적인 배뇨조임근(voluntary urinary sphincter)을 포함한다. 항문삼각은 항문관과 수의적인 항문조임근(voluntary anal sphincters)과 불수의적인 항문조임근(involuntary anal sphincters)을 포함하고 있다. 샅의 바깥쪽에는 지방으로 차있는 궁둥항문오목(ischioanal fossae)이 있으며 고름집과 샛길이 잘 생기는 곳이다.

구조/구역	정의
골반이음구조 (pelvic girdle)	볼기뼈(hip bones)와 엉치뼈(sacrum)로 이루어진 뼈의 고리
골반(Pelvis)	골반이음구조로 경계 지어지는 구역. 큰골반과 작은골반으로 나뉜다.
큰골반/거짓골반 (Greater/false pelvis)	엉덩뼈오목(iliac fossa)으로 둘러싸인 위쪽의 구역. 배안의 아래 부분을 이룸.
작은골반/참골반 (Lesser/true pelvis)	골반안과 샅의 뼈벽(bony walls)으로 둘러싸인 아래쪽의 구역
골반안 (Pelvic cavity)	작은골반 안에서 위골반 입구면(pelvic inlet)과 골반바닥 근육 사이에 위치한 구역

표 7.1 골반 구조물과 구역의 정의.

기능(Function)

골반이음구조(pelvic girdle)는 두 발로 걷는 것이 가능하도록 만들어져 있으며 척추뼈와 다리 사이에 힘을 전달한다. 골반 안에는 여성의 경우 자궁, 난관, 난소, 질, 남성의 경우 전립샘, 정낭, 정관, 양성 모두에서 곧직장, 방광, 요관과 같은 다양한 내장들이 들어 있다.

7.1 뼈, 관절, 인대(Bones, joints and ligaments)

골반이음구조(pelvic girdle)는 좌/우 볼기뼈와 엉치뼈로 이루어져 있다 볼기뼈는 세 개의 엉덩뼈, 궁둥뼈, 두덩뼈가 사춘기 때 유합되어 만들어진다(그림 7.1, 7.2). 배, 다리, 등에서 쓰이는 많은 뼈 기준점들이 골반에서도 사용된다. 뼈 기준점들은 잘 만져지기 때문에 중요한 해부학적 면이나 구조물에 대한 기준점이 되어준다.

엉덩뼈(Ilium)

엉덩뼈는 골반의 위쪽에 위치하며 엉덩뼈의 많은 뼈구조물이 만져진다.

- 엉덩뼈능선(iliac crest)은 위앞엉덩뼈가시에서 위뒤엉덩뼈가시까지로 잘 만져진다.
- 위뒤엉덩뼈가시(posterior superior iliac spine)는 관행적으로는 S2 척추뼈 높이와 꼬리경질막(caudal epidural) 마취의 기준선이 되는 엉치삼각(sacral triangle) 바닥의 기준점으로 알려져 있다. 위뒤엉덩뼈가시의 면을 촉진을 통해 찾으면 S1 혹은 S2의 가시돌기 즈음에 있다(L5~S1 가시사이 부터 S3가시돌기 범위).
- 위앞엉덩뼈가시(anterior superior iliac spine)는 엉덩뼈능선의 가장 앞쪽에 튀어나온 부분으로, 주로 겉에서 보이고 만져진다.
- 엉덩뼈결절(iliac tubercle)은 위앞엉덩뼈가시의 뒤 5~7cm에서 만져지고 L5 척추뼈 높이의 기준이 된다.
- 엉덩뼈능선의 최고점(highest point of the iliac crest)은 등쪽에 있으며 능선위면(튀피에 선)의 높이가 된다. 주로 L4 가시돌기 혹은 L4~L5 가시사이 공간의 기준점이 되며(표 6.1 참고), 능선위면은 허리천자(5.1장 참고), 경질막이나 척수마취를 할 때 유용한 기준이 된다.

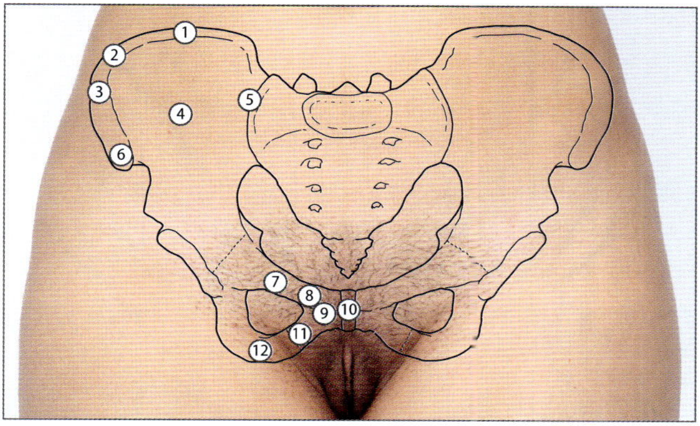

그림 7.1 여성 골반의 뼈구조물과 뼈기준점(앞에서 본 모습).
① 엉덩뼈능선(iliac crest)의 가장 높은 지점[등쪽에서는 능선위면(supracristal plane)], ② 엉덩뼈능선, ③ 엉덩뼈능선의 결절(tubercle), ④ 엉덩뼈(iliac bone), ⑤ 엉치엉덩관절(sacroiliac joint), ⑥ 위앞엉덩뼈가시(anterior superior iliac spine), ⑦ 위두덩뼈가지(superior pubic ramus), ⑧ 두덩결절(pubic tubercle), ⑨ 두덩뼈 몸통(body of pubis), ⑩ 두덩결합(pubic symphysis) ⑪ 아래두덩뼈가지(inferior pubic ramus), ⑫ 궁둥뼈결절(ischial tuberosity)

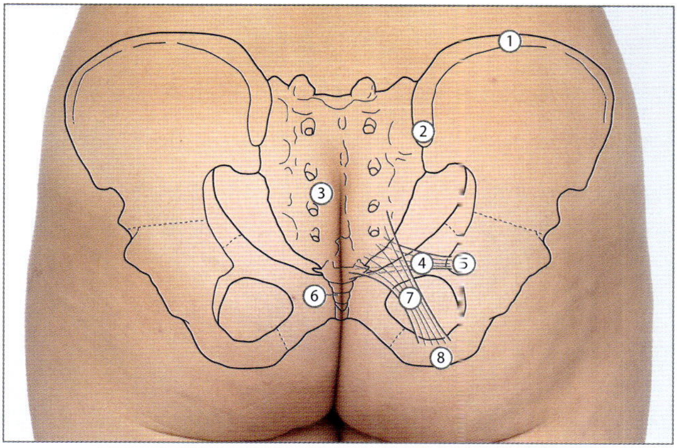

그림 7.2 여성골반의 뼈구조물 뼈기준점 인대(뒤에서 본 모습).
① 엉덩뼈능선의 가장 높은 지점(능선위면), ② 위뒤엉덩뼈가시(posterior superior iliac spine) ③ 엉치뼈(sacrum), ④ 엉치가시인대(sacrospinous l.), ⑤ 궁둥뼈가시(ischial spine), ⑥ 꼬리뼈(coccyx), ⑦ 엉치결절인대(sacrotuberous l.), ⑧ 궁둥뼈 결절(ischial tuberosity)

궁둥뼈(Ischium)

궁둥뼈는 뒤아래쪽에 위치하며 많은 뼈 구조물들이 만져진다.

- **궁둥뼈가지**(ramus)는 궁둥뼈 몸통에서 위앞쪽으로 뻗어 아래두덩뼈가지와 만난다.
- **궁둥뼈결절**(ischial tuberosity)은 골반이음구조의 가장 아래쪽에 있는 곡선의 뼈 부위이다. 앉았을 때 몸통의 체중을 의자에 전달하는 부위로 궁둥항문오목(ischioanal fossa)의 바깥쪽에서 만져진다.
- **궁둥뼈가시**(ischial spines)는 궁둥뼈 결절의 위뒤쪽에 있으며 안쪽을 향해 튀어나와 있다. 궁둥뼈가시는 곧직장(rectal)이나 질검사를 할 때 만져질 수 있으며 샅구역 마취를 할 때 음부신경(pudendal nerve) 위치의 기준점이 된다.

임상에서의 활용

궁둥뼈결절은 윤활주머니로 덮여있으며, 여기에 염증이 생기면 국소 통증 혹은 앉거나 만졌을 때의 누름통증이 발생할수 있다.

두덩뼈(Pubis)

두덩뼈는 앞쪽에 위치하며 두덩뼈의 많은 뼈 구조물들이 잘 만져진다.

- **두덩뼈 몸통**(body)은 중심선에 있는 두덩결합의 양쪽에 위치한다.
- **위가지**(superior ramus)는 뒤바깥쪽으로 뻗어나가 엉덩뼈, 궁둥뼈와 연결된다.
- **아래가지**(inferior ramus)는 아래가쪽으로 뻗어나가 궁둥뼈가지와 연결된다.
- **두덩결절**(pubic tubercle)은 두덩뼈 몸통 위경계의 튀어나온 기준점으로 중심선에서 2~3cm 거리에 위치한다. 두덩결절의 위바깥쪽에 얕은샅굴구멍이 있다.

인대(Ligaments)

엉치결절인대와 엉치가시인대(Sacrotuberous and sacrospinous ligaments)

이 두 인대는 엉치뼈를 꼬리뼈와 궁둥뼈에 연결시킨다(그림 7.2). 이 두 인대는 엉덩이의 여러 구조물들의 유용한 위치 기준점이 되며(8.1장, 그림 8.4 참고), 둘 다 곧창자 손가락검사를 통해 만져진다.

- **엉치결절인대**(sacrotuberous ligament)는 아래쪽 엉치뼈, 꼬리뼈, 엉덩뼈를 궁둥뼈결절의 뒷면과 연결한다. 마른 사람들은 큰볼기근의 아래쪽 근섬유 밑으로 엉치결절인대가 만져진다.
- **엉치가시인대**(sacrospinous ligament)는 엉치뼈의 아랫부분, 꼬리뼈를 궁둥뼈가시와 연결한다. 엉치가시인대는 궁둥구멍(sciatic foramen)을 큰궁둥구멍과 작은궁둥구멍으로 나누며 골반바닥의 뒤쪽 높이의 기준점이 되고, 바깥쪽으로는 음부신경이 있어서(그림 7.21), 여기서 신경차단술을 할 수 있다.

관절(Joints)

골반이음구조의 가장 중요한 두 개의 관절은 표면 해부학과 영상으로 식별된다(그림 7.3).

- **두덩결합**(pubic symphysis)은 정중면의 앞쪽, 좌/우 두덩뼈 몸통의 사이에 위치한다. 여기에 국소 통증이 발생할 수 있고 특히 임신 말기에 잘 생긴다.

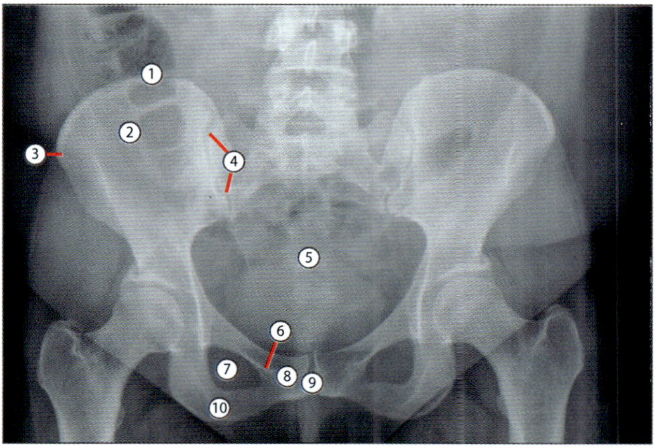

그림 7.3 골반 X선 촬영.

① 엉덩뼈능선(iliac crest)의 가장 높은 지점(능선위면)(supracristal plane), ② 엉덩뼈(iliac bone), ③ 위앞엉덩뼈가시(anterior superior iliac spine), ④ 엉치엉덩관절(sacroiliac joint), ⑤ 엉치뼈(sacrum), ⑥ 두덩결절(pubic tubercle), ⑦ 폐쇄구멍(obturator foramen), ⑧ 두덩뼈(pubis) 몸통, ⑨ 두덩결합(pubic symphysis), ⑩ 궁둥뼈 결절(ischial tuberosity)

- 엉치엉덩관절(sacroiliac joint)은 뒤쪽, 엉치뼈와 엉덩뼈 사이에 위치하며 관절선의 중간점 곁에 위뒤엉덩뼈가시가 위치한다. 엉치엉덩관절 손상으로 인한 통증은 볼기, 샅, 엉덩뼈능선, 항문주위, 남성의 경우 고환, 음낭, 음경의 방사통으로 나타날 수 있다.

골반의 계측(Pelvic measurements)

작은골반은 여성의 출산길 역할을 한다. 뼈의 특정 구조물들 간의 거리가 작은 골반의 경계가 되며 질식분만 가능 여부를 결정짓기도 한다. 몇몇 계측은 촉진을 통해 가능하지만(표 7.2, 그림 7.4, 7.5), 대부분 영상검사를 통해 측정하게 된다.

계측	모양과 계측 방법	평균지름(cm)*
결절사이 거리 (Intertuberous distance)	궁둥뼈결절(ischial tuberosities) 사이	12
가시사이 거리 (Interspinous distance)	궁둥뼈가시(ischial spines) 사이, 질검사로 측정	11
빗앞뒤지름 (Diagonal conjugate)	엉치뼈곶(sacral promontory)과 두덩결합의 바깥면 사이, 질검사로 측정	12
참앞뒤지름 (True conjugate)	엉치뼈곶과 두덩결합의 위안쪽면 사이. 대략 대각 결합선(diagonal conjugate)에서 1.5cm를 뺀 길이	10.5
* 계측은 측정 대상에 따라 차이가 있다.		

표 7.2 여성의 평균 골반 지름.

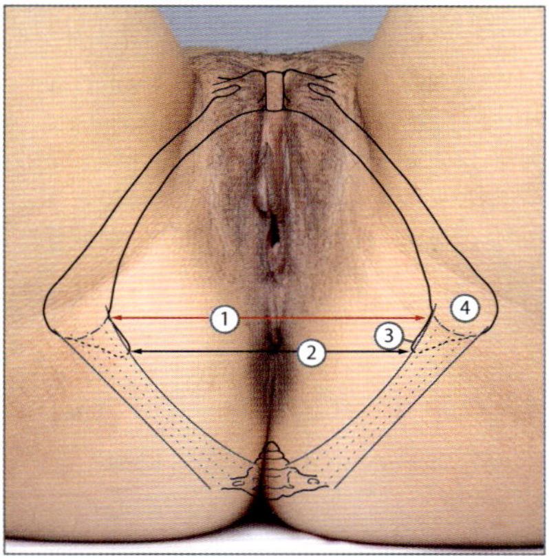

그림 7.4 여성의 샅: 골반지름.

① 결절사이 거리(Intertuberous distance)
② 가시사이 거리(interspinous distance)
③ 궁둥뼈 가시(ischial spine)
④ 궁둥뼈 결절(ischial tuberosity)

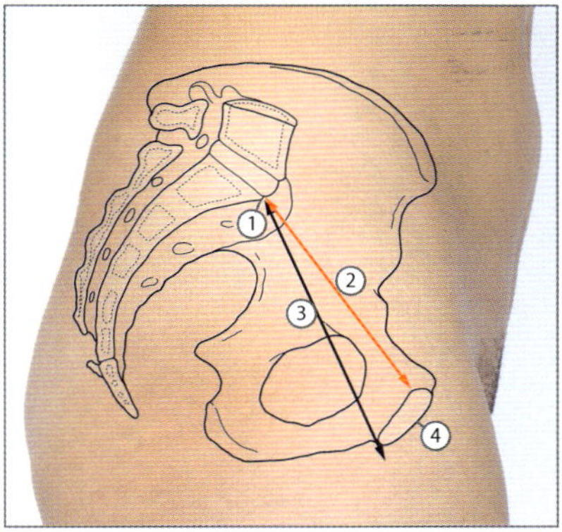

그림 7.5 측면에서 본 여성골반: 골반지름.

① 엉치뼈곶(Sacral promontory)
② 참앞뒤지름(true conjugate)
③ 빗앞뒤지름(diagonal conjugate)
④ 두덩결합(pubic symphysis)

7.2 샅(Perineum)

비뇨생식삼각과 항문삼각(Urogenital and anal triangles)

다이아몬드 모양인 샅부위는, 골반바닥 근육의 아래 위치하며 골반이음부의 아래 부분으로 경계지어진다. 궁둥뼈결절 사이를 그은 선을 기준으로 비뇨생식삼각와 항문삼각으로 나뉠 수 있다(표 7.3, 그림 7.6, 7.7).

삼각	경계	구성
비뇨생식	궁둥두덩가지(Ischiopubic rami), 두덩뼈몸통, 두덩결합(pubic symphysis), 결절사이선(intertuberous line)	외부생식기, 샅막(perineal membrane), 샅주머니, 요도와 바깥조임근(external sphincter), 망울요도샘(bulbourethral gland)(남성), 큰질어귀샘(greater vestibular gland)(여성), 궁둥항문오목(ischioanal fossa)(의 앞 부분)
항문	엉치결절인대 (Sacrotuberous l.), 꼬리뼈, 결절사이 선	항문관(Anal canal), 항문조임근, 음부신경, 속음부동맥과 정맥, 아래곧창자 신경혈관 구조물(inferior rectal neurovasculature), 궁둥항문오목, 꼬리뼈

표 7.3 항문삼각(anal triangle)과 비뇨생식삼각(urogenital triangle)의 경계와 구성.

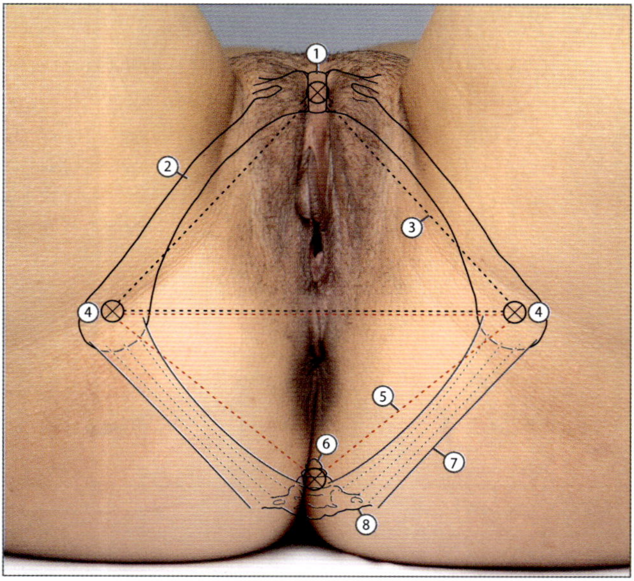

그림 7.6 여성 샅의 항문삼각(anal triangle)과 비뇨생식삼각(urogenital triangle).

① 두덩결합(Pubic symphysis), ② 궁둥두덩 가지(ischiopubic ramus)(두덩활(pubic arch)의 오른편), ③ 비뇨생식삼각(urogenital triangle)의 경계(검은색 점선), ④ 궁둥뼈결절(ischial tuberosity), ⑤ 항문삼각(anal triangle)의 경계(빨간색 점선), ⑥ 꼬리뼈(coccyx), ⑦ 엉치결절인대(sacrotuberous ligament), ⑧ 엉치뼈(sacrum)

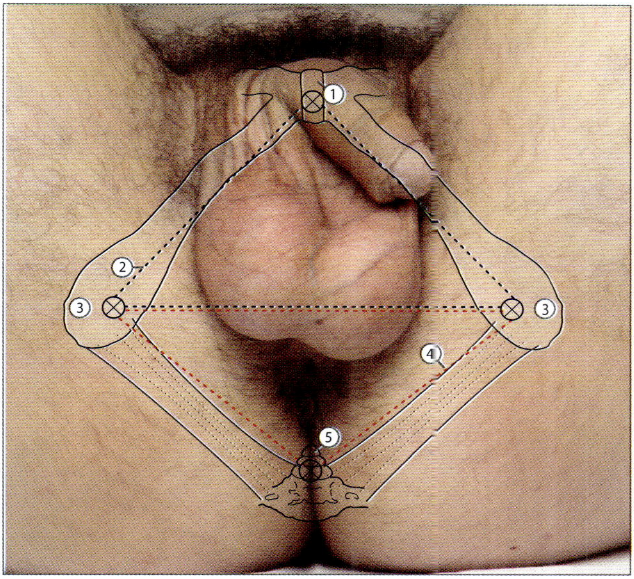

그림 7.7 남성 샅의 항문삼각(anal triangle)과 비뇨생식삼각(urogenital triangle).
① 두덩결합(Pubic symphysis), ② 비뇨생식삼각(urogenital triangle)의 경계(검은색 점선), ③ 궁둥뼈 결절(ischial tuberosity), ④ 항문삼각(anal triangle)의 경계(빨간색 점선), ⑤ 꼬리뼈(coccyx)

샅막과 샅주머니(Perineal membrane and pouches)

비뇨생식삼각을 덮고 있는 섬유질의 샅막은, 깊은주머니와 얕은주머니를 구분 짓는다. 비뇨생식 틈새로 요도와 질이 지나간다(그림 7.8).

- 깊은샅주머니(deep perineal pouch)는 아래로는 샅막, 위로는 골반바닥 근육(pelvic floor muscles)의 사이에 위치한다.
- 얕은샅주머니(superficial perineal pouch)는 위로는 샅막, 아래로는 샅근막(perineal)(콜리스 막) 사이에 위치한다.

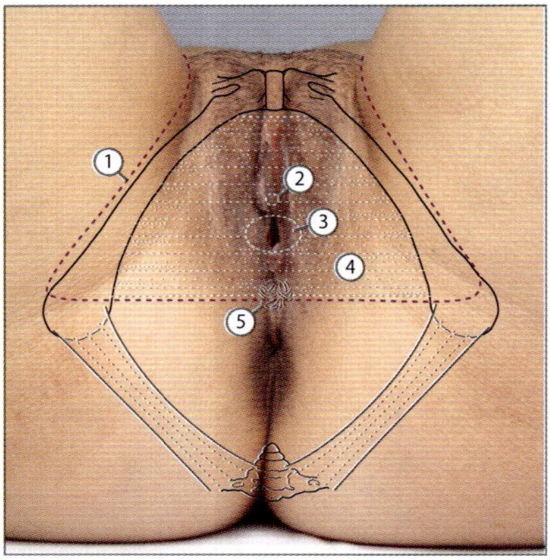

그림 7.8 여성의 샅: 샅근막과 샅막.

① 얕은 샅(콜리스) 근막 (perineal(Colles') fascia)이 부착되어 있는 선
② 요도틈새와 바깥요도구멍 (external urethral orifice)의 위치
③ 질구멍(hiatus for vagina)
④ 샅막(perineal membrane)의 위치(회색 점줄무늬)
⑤ 샅힘줄중심(perineal body)

샅근막(콜리스 막) [Perineal(Colles') fascia]

샅근막은 피부 밑에서 샅막의 뒤쪽 경계와 넙다리의 넙다리근막을 연결하고 있다. 샅근막은 배벽의 스카르파 근막(Scarpa's fascia)과 이어져있고 남성에서는 음낭의 음낭근막과도 이어져 있다(그림 7.8). 얕은주머니감염, 푸르니에 괴저(Fournier's gangrene), 음경요도의 손상으로 인한 소변 누출은 주머니(남성의 경우 음낭과 음경을 포함)를 타고 배앞벽으로 올라갈 수 있다.

샅힘줄중심과 골반바닥(Perineal body and pelvic floor)

샅힘줄중심(perineal body)은 여성은 질과 항문 사이, 남성은 음경망울과 항문 사이의 중심선에 있는 근육의 섬유덩이다(그림 7.8, 7.19). 샅힘줄중심은 항문올림근, 샅막, 조임근의 공통된 부착부위 역할을 하기 때문에 온전한 골반바닥과 골반 장기의 지지에 있어서 가장 중요하며, 특히 여성에 있어서 그러하다.

골반바닥(pelvic floor)은 수의적인 근육 [항문올림근(levator ani)과 궁둥꼬리근(ischiococcygeus)]과 그 근막들로 구성된 사발 모양의 판으로 이루어져있다(그림 7.9). 근육들은 샅막(perineal membrane)과 궁둥항문오목(ischioanal fossae)의 속에 있다. 항문올림근은 세개의 근육들로 이루어져 있다.

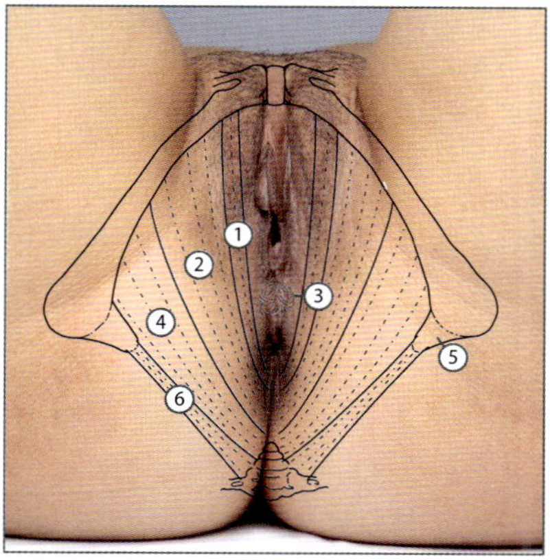

그림 7.9 여성의 샅: 골반바닥의 근육.

① 두덩곧창자근(Puborectalis)
② 두덩꼬리근(pubococcygeus)
③ 샅힘줄중심(perineal body)
④ 엉덩꼬리근(iliococcygeus)
⑤ 궁둥뼈가시(ischial spine)
⑥ 궁둥꼬리근(꼬리근)
(ischiococcygeus(coccygeus))

참고: 항문올림근은 1, 2, 4번 근육을 아우르는 개념이다.

- 두덩곧창자근(Puborectalis)(항문곧창자각을 유지해 배변 조절을 돕는다)
- 두덩꼬리근(Pubococcygeus)
- 엉덩꼬리근(Iliococcygeus)

샅힘줄중심이나 골반바닥의 받치는 힘이 약해지면 대/소변실금, 장기탈출이나 돌출(방광 탈출이나 곧창자탈출)로 이어질 수 있다. 분만 중에 외음절개를 함으로써 샅힘줄중심이 찢어지는 것을 예방할 수 있다. 절개는 중심선이나 항문조임근과 항문관을 피해서 뒤바깥쪽으로 할 수 있다.

궁둥항문오목(Ischioanal fossa)

궁둥항문오목은 쐐기모양의 지방으로 채워진 공간으로 골반바닥 밑의 항문관의 양쪽에 위치한다(그림 7.10). 양쪽 궁둥항문오목은 엉치결절인대(sacrotuberous ligament)에서 깊은 샅주머니를 통해 두덩뼈(pubic bone)까지 뻗어있다. 궁둥항문오목은 감염, 낭종, 누공(fistula formation)이 잘 발생하는 부위이다. 염증이 항문꼬리인대(힘줄중심) 밑의 항문뒤 통로를 따라 중심선을 가로질러 퍼질 수 있다.

항문관(Anal canal)

항문관은 항문삼각안에서 샅힘줄 중심과 항문꼬리힘줄 중심 사이에 위치한다

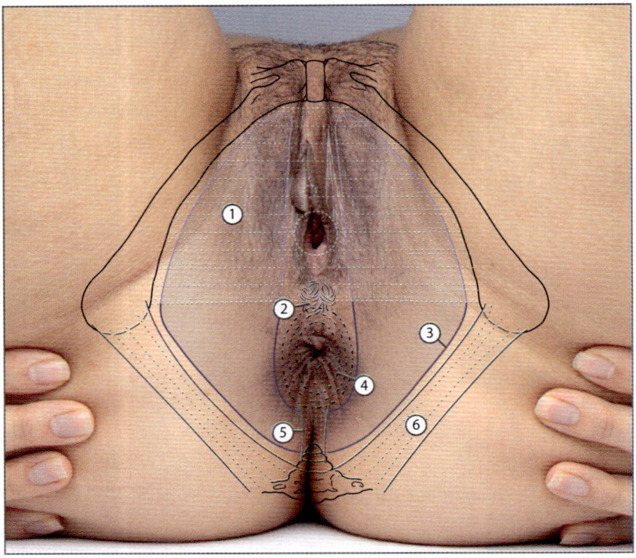

그림7.10 여성의 샅: 궁둥항문오목. 궁둥항문오목의 앞쪽을 깊은샅주머니 쪽으로 당기고 항문 뒤로 좌우가 연결되게 만든 상태.

① 샅막(Perineal membrane)(흰색 점줄무늬), ② 샅힘줄중심(perineal body), ③ 궁둥항문오목(ischioanal fossa)의 경계(보라색 음영이 궁둥항문오목), ④ 바깥항문조임근(external anal sphincter muscle), ⑤ 항문꼬리인대(anococcygeal ligament)(힘줄중심), ⑥ 엉치결절인대(sacrotuberous ligament)

(그림 7.11). 항문관은 속항문조임근(internal anal sphincters)과 바깥항문조임근(external anal sphincters)을 이루는 치밀한 근육의 고리로 둘러싸여 있다. 항문조임근의 긴장도를 파악해야 할 때, 예를 들어 말총증후군(cauda equina syndrome)이 의심될 때는, 곧창자손가락검사를 시행한다. 항문관은 짧고(4cm) 골반바닥을 위앞쪽으로 지나가 항문곧직장경계(anorectal junction)와 이어지기 때문에 곧창자손가락검사를 통해 낮게 위치한 골반장기를 촉진할 수 있다.

빗살선(Pectinate line)

빗살선은 항문관(anal canal)을 둘러싸고 있으며 몸영역(visceral part)과 내장

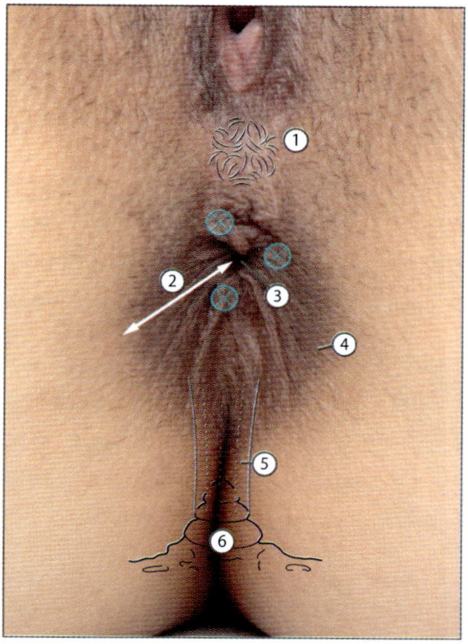

그림 7.11 항문.

① 샅힘줄중심(Perineal body), ② 항문피부 구역(색이 진한 피부, 육안으로 구분되는 경계가 화살표로 표시), ③ 항문판막(anal valves) 끝에 위치한 빗살선(pectinate line)의 위치, ④ 항문피부선과(anal verge) 조임근사이고랑(intersphincteric groove)이 있는 영역, ⑤ 항문꼬리인대(anococcygeal ligament)(의 몸통), ⑥ 꼬리뼈, ⊗ 탈출한 내치핵이 주로 보이는 위치. 3시, 7시, 11시 방향

영역(somatic parts)을 구분 짓는 경계선이다. 빗살선의 아래의 진한 색 피부인 항문피부는 몸신경의 지배를 받기 때문에 통증에 매우 민감하다.

문맥대정맥문합과 치핵(Portocaval anastomoses and haemorrhoids)

항문관은 속점막밑곧직장정맥얼기(internal submucosal rectal venous plexi)에서 문맥과 전신정맥이 만나는[문맥대정맥문합(portocaval anastomoses), 혹은 문맥전긴정맥문합(portosystemic anastomoses)] 곳이다. 정맥얼기(venous plexus)가 정체되고 확정되면 빗살선 위에 치핵이 생기 수 있으며, 치핵(haemorrhoids)이 항문관 쪽으로 탈출하면 주로 환자가 돌제거술자세(lithotomy position)를 취했을 때를 기준으로 3시, 7시, 11시 방향에서 발견된다. 바깥치핵은 항문가장자리에 발생한다. 바깥치핵은 눈으로 보이며 통증이 있고 작은 둥근 구슬이나 열매처럼 만져진다. 혈전이 생겨있거나 누름통증이 동반되기도 한다.

7.3 여성(Female)

불두덩과 음순(Mons pubis and labia)

불두덩(mons pubis)은 두덩뼈의 몸통, 두덩결합(pubic symphysis), 위두덩뼈가지(superior pubic ramus)를 덮고 있는 지방으로 차있고 음모가 나있는 구역이다(그림 7.12). 이곳의 통증은 두덩결합에서 발생하는 경우가 있고 특히 임신 중에 그러하며, 이 곳의 붓기는 샅굴탈장(inguinal hernia) 때문일 수도 있다.

대음순(labia majora)은 소음순과 질어귀를 포함하고 있는 중심선의 음부틈새의 양옆에 있다. 대음순은 결합조직, 피하민무늬근육(subcutaneous smooth mus cle), 자궁원인대(round uterine ligament)로 이루어져 있다. 양쪽 대음순은 앞과 뒤의 맞교차에에서 서로 연결되어 있다. 원인대(round ligament)의 지방종과 정맥류는 음순의 붓기 또는 환원되지 않는 샅굴탈장의 형태로 나타날 수 있다.

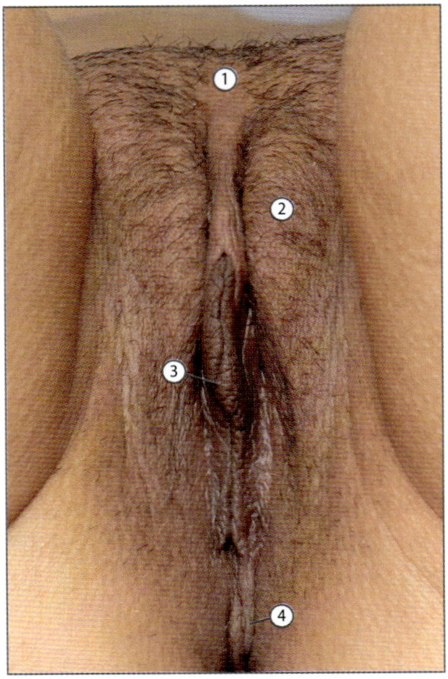

그림 7.12 여성의 외부 생식기: 음순.

① 불두덩(Mons pubis)
② 대음순(labia majora)
③ 음부틈새 안의 소음순(labia minora)
④ 샅힘줄중심(perineal body)

소음순(labia minora)은 털이 나있지 않는 피부주름으로 크기와 모양이 사람마다 다르다(그림 7.13). 양쪽 소음순은 질구멍의 뒤쪽에서 음순소대(fourchette)를 이루며 서로 연결되고, 앞쪽에서는 꺼풀(덮개 혹은 포피)와 음핵꺼풀주름띠(frenulum of the clitoris)를 이루며 연결되어 있다. 음순소대는 출산이나 성관계 중에 손상될 수 있다.

질어귀(Vaginal vestibule)

질어귀를 소음순 사이를 말하며 여기에 질구멍, 요도구멍, 질어귀망울(bulb of the vestibule), 큰질어귀샘(greater vestibular glands)이 있다(그림 7.13, 7.14).

음핵(Clitoris)

좌우 음핵다리는 두덩뼈가지의 뒤에 붙어 있으며 표면이 궁둥해면체근(ischiocavernosus)으로 덮여 있다. 음핵다리는 두덩결합에 가까워지면서 뼈이음

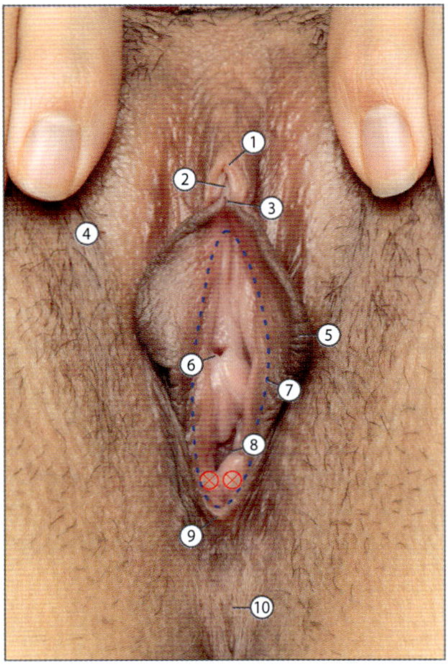

그림 7.13 여성외부생식기: 질어귀.

① 음핵꺼풀(Prepuce of clitoris)
② 음핵귀두(glans of clitoris)
③ 음핵다리(frenulum of clitoris)
④ 대음순(labia majora)(양옆으로 젖혀짐)
⑤ 소음순(labia minora)
⑥ 바깥요관구멍(external urethral orifice)
⑦ 질어귀)vaginal vestibule)의 경계(파란색 선)
⑧ 질구멍(vaginal orifice)
⑨ 음순의 뒤쪽 연결/음순소대
⑩ 샅힘줄중심(perineal body)
⊗ 큰질어귀샘(greater vestibular gland ducts)의 구멍

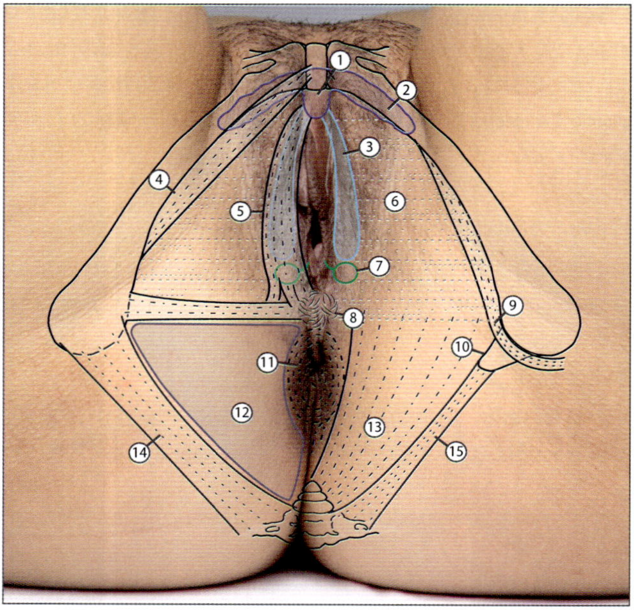

그림 7.14 여성의 외부생식기: 음핵, 근육, 큰질어귀샘(오른쪽이 얕은 구조물, 왼쪽이 깊은 구조물들을 보여 줌).

① 음핵귀두(Glans of clitoris), ② 음핵다리(crus of clitoris), ③ 질어귀망울(bulb of vestibu le), ④ 음핵다리를 덮고 있는 궁둥해면체근(ischiocavernosus m.), ⑤ 질어귀망울을 덮고 있는 망울해면체근(bulbospongiosus m.), ⑥ 샅막(perineal membrane)(흰색 점선), ⑦ 큰질어귀샘과 관(greater vestibular gland and ducts), ⑧ 샅힘줄중심(perineal body), ⑨ 속폐쇄근(obturator internus), ⑩ 궁둥뼈가시(ischial spine), ⑪ 바깥항문조임근(external anal sphin cter), ⑫ 골반바닥 근육의 겉에 위치한 궁둥항문오목(ischioanal fossa)의 영역(보라색), ⑬ 궁둥항문지방(ischioanal fat)과 샅막의 속에 위치한 골반바닥의 근육, ⑭ 엉치결절인대(sac rotuberous l.), ⑮ 꼬리근 위를 가로덮고 있는 엉치가시인대(sacrospinous l.)

부에서 분리되어 중심선에서 만나 음핵몸통을 이룬다. 음핵귀두(glans of the clitoris)는 커풀(prepuce)(포피)로 덮여있다.

질어귀망울(Bulb of the vestibule)

질어귀망울은 질구멍 양쪽에 있는 발기조직이다. 얇은 주머니의 샅막에 붙어 있으며 망울해면체근(bulbospongiosus muscle)으로 덮여있다.

큰질어귀샘(Greater vestibular gland)

큰질어귀샘은 질구멍 뒤빠깥쪽의 얕은샅주머니에 위치한다. 질어귀샘의 관은 질구멍(vaginal orifice)의 5시, 7시 방향으로 열려있으며 성적 흥분 시에 점액을 분비한다. 질어귀샘은 감염이나 염증이 발생할 수 있고 소음순에 덩이 형태로 낭종(바르톨린샘 낭종)이 생기기도 한다.

요도(Urethra)

여성의 요도는 4cm이내 길이이며 골반바닥을 질앞벽과 나란히 앞아래쪽으로 지난다. 요도는 질어귀의 음핵과 질구멍 사이에 있는 요도구멍을 통해 열려있다. 여성의 도뇨관 삽입은 요도가 짧고 똑바르며 늘어나기 때문에 상대적으로 쉽다. 도뇨관 삽입을 할 때 저항감은 바깥요도조임근(external urethral sphincter)에서 제일 강하게 느껴진다.

골반장기(Pelvic organs)

여성: 질과 자궁(vagina and uterus)

질(vagina). 질 입구로부터 뒤위쪽으로 나있는 7~10cm 길이의 근육으로 이루어진 관으로 앞벽과 뒤벽의 결합조직으로 이루어져 있다(그림 7.15). 손가락검사나 질경검사로 질 앞벽을 따라 들어가면 자궁경부입구를 찾을 수 있다.

자궁(Uterus). 성인의 경우 정상적으로는 방광의 윗면에 얹어져 있으며 자궁바닥은 두덩뼈 쪽을 향하고 있다. 이 정렬을 알고 있어야 두손촉진법으로 자궁의 크기와 위치를 검사할 수 있다. 검사자의 손가락으로 자궁경부를 받치고 다른 손으로 두덩뼈 위를 뒤아래쪽으로 누른다. 정상 자세의 자궁은(앞방향경사, 앞굽음) 손가락 사이에서 만져진다.

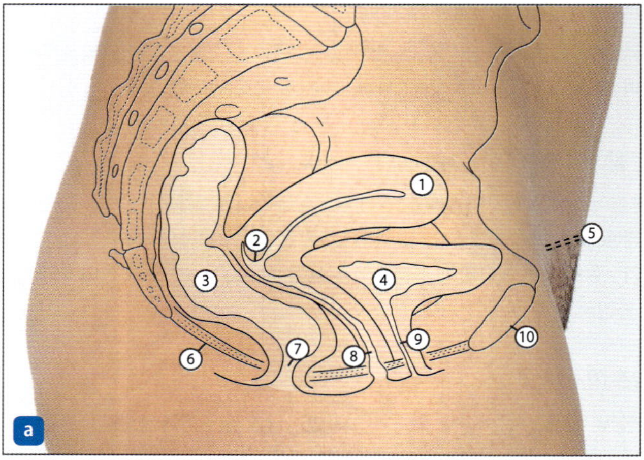

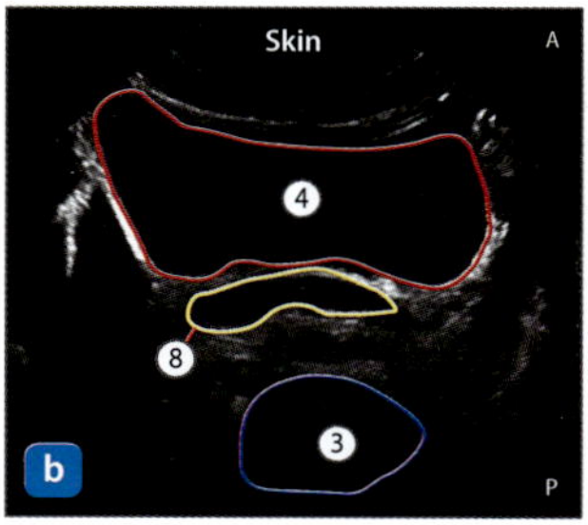

그림 7.15 여성의 골반장기: 측면에서 본 모습.

① 자궁의 바닥, ② 자궁목(cervix of uterus), ③ 곧직장(rectum), ④ 방광(bladder), ⑤ 초음파 사진(b)에서의 탐촉자의 위치(까만색 점선), ⑥ 항문올림근(levator ani)(골반바닥근육), ⑦ 항문관(anal canal)(항문곧직장 경계의 각도 변화에 주목), ⑧ 질관(vaginal canal), ⑨ 요도(urethra), ⑩ 두덩결합(pubic symphysis) A: 앞, P: 뒤.

남성과 여성: 방광(bladder)

방광의 크기와 위치는 사람마다 차이가 있다. 정상적으로는 두덩결합과 두덩뼈몸통의 뒤에 있지만 가득 차거나 확장되었을 때는 더 위까지 팽창할 수 있다(그림 7.16). 그래서 중심선상의 백색선을 통한 두덩위 접근법으로 방광에 삽관을 할 수 있다.

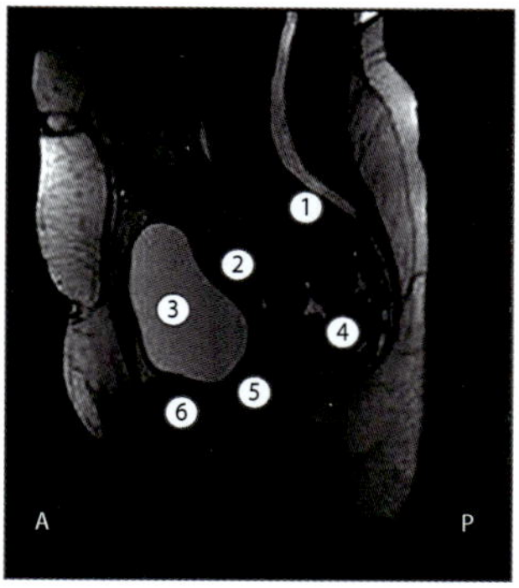

그림 7.16 여성 골반 MRI의 정중면.

① 엉치뼈(Sacrum)
② 자궁(uterus)
③ 방광(소변으로 차있음)
④ 곧직장(rectum)
⑤ 질(vagina)
⑥ 두덩결합(pubic symphysis)
A: 앞, P: 뒤.

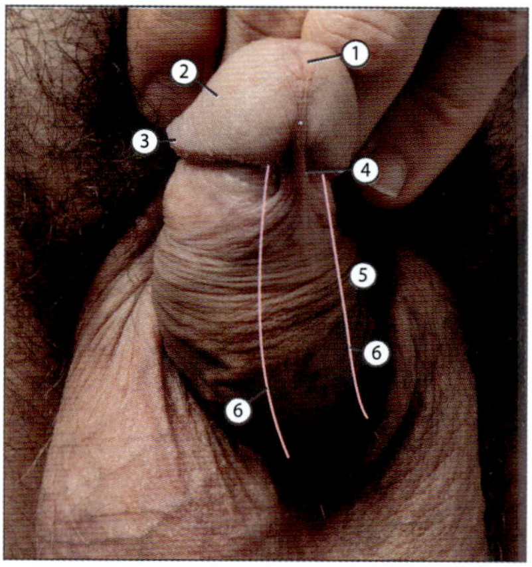

그림 7.17 남성 외부생식기: 음경의 배쪽(요도쪽 면).

① 바깥요도구멍/길(External urethral orifice/meatus)
② 음경의 귀두(glans penis)
③ 귀드관(corona)
④ 주름띠(frenulum)
⑤ 꺼풀/포피(foreskin/prepuce)(뒤로 당겨진 상태)
⑥ 해면체(음경) 요도가 지나가는 요도해면체의 바깥쪽 경계

7.4 남성(Male)

음경(Penis)

음경에는 부착부위(뿌리)와 매달려있는 부위(음경몸통과 귀두)가 있다. 음경몸통을 감싸고 있는 얇고 고정되어 있지 않는 피부는 끝이 가서는 귀두를 덮고 있는 껍질(포피)를 이루며, 포피는 뒤로 당겨질 수 있다(그림 7.17). 배쪽 중심선의 포피는 주름띠로 귀두와 연결되어 있다. 주름띠는 손상될 수 있으며 찢어지면 다량의 출혈이 발생한다.

음경해면체와 요도해면체(Corpus cavernosum and spongiosum)

> **임상에서의 활용**
>
> 포경은 포피가 뒤로 당겨지지 않는 경우이다. 감금포경(Paraphimosis)은 뒤로 당겨진 포피가 다시 귀두 위로 돌아오지 않는 상태이다.

음경해면체(Corpus cavernosum)는 음경다리를 이룬다(그림 7.18, 7.19). 음경해면체는 궁둥두덩가지(ischiopubic rami)에 붙어 있으며 발기 지속을 돕는 근육인 궁둥해면체근(ischiocavernosus)으로 덮여 있다. 음경다리(penile body)는 두덩결합에 가까워지면서 뼈이음부에서 분리되어 가운데에서 만나 음경몸통을 이룬다. 일부 환자

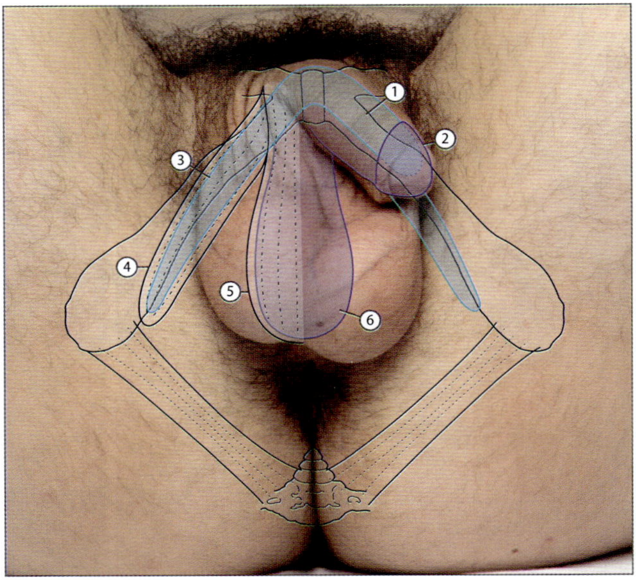

그림 7.18 남성의 샅: 음경해면체와 요도해면체(오른쪽은 얕은 구조물, 왼쪽은 근육들이 제거된 상태를 보여 줌).

① 음경몸통 안의 음경해면체(corpus cavernosum) (파란색), ② 음경귀두(glans of penis), ③ 음경다리(음경해면체), ④ 음경해면체를 덮고 있는 궁둥해면체근(ischiocavernosus muscle), ⑤ 요도해면체를 덮고 있는 망울해면체근(bulbospongiosus muscle), ⑥ 음경망울(corpus spongiosum)(요도해면체)(보라색),

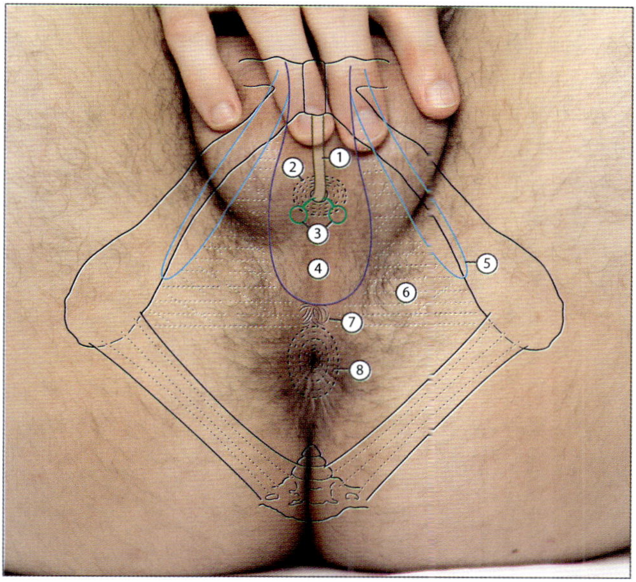

그림 7.19 남성의 샅: 음경의 뿌리.

① 해면체(Spongy)(음경) 요도(urethra), ② 바깥요도조임근(external urethral sphincter)(깊은샅주머니 안), ③ 요도망울(쿠퍼) 샘(깊은샅주머니 안)과 오도로 나있는 샘관, ④ 음경망울(corpus spongiosum)(요도해면체)(보라색선), ⑤ 음경다리(음경해면체)(파란색선), ⑥ 샅막(perineal membrane)(하얀색 점선), ⑦ 샅힘줄 중심(perineal body), ⑧ 바깥항문조임근(external anal sphincter)

에서 발기가 4시간 이상 지속되고 통증이 있는 경우(지속발기증)가 있다. 비침습적인 치료에 반응이 없으면 굵은 캐뉼라를 음경해면체에 삽입해 정체된 혈액을 배출시켜준다.

요도해면체(Corpus spongiosum)는 음경망울(penile bulb), 귀두(glans), 귀두관(corona)을 이루며 몸쪽 조직 안으로는 요도가 지나간다. 음경망울은 샅막의 아래쪽 표면에 붙어 있으며 반복적인 요도압박에 의한 사정을 유발하는 망울해면체근으로 덮여 있다.

요도(Urethra)

막요도(membranous urethra)는 음경망울로 들어가 앞쪽으로 90° 이하 각도로 꺾여 음경을 따라 주행하는 해면음경요도(spongy penile urethra)로 이어진다(그림 7.19). 이 각도 변화 때문에 도뇨관 삽입이 잘 안 되는 경우가 있다. 요도는 귀두에 위치한 바깥요도구멍을 통해 열려있다. 남성 도뇨관 삽입은 음경망울에서의 각도변화, 신축성이 없는 막요도 부위, 전립샘으로 둘러싸여 있는 부위 때문에 여성도뇨관 삽입보다 어렵다.

요도망울샘(쿠퍼샘) [Bulbourethral(Cowper) gland]

요도망울샘은 깊은샅주머니의 바깥요도조임근(external urethral sphincter)에 있으며 요도의 5시, 7시 방향에 위치하고(그림 7.19) 성적 흥분 시에 요도를 통해 점액을 분비한다. 요도망울샘에 생긴 돌, 감염, 낭종은 그 위치 때문에 사타구니의 덩이 형태로 나타날 수 있고 배변이나 손가락 곧직장검사 시에 악화되는 통증을 동반할 수 있다.

음낭과 고환(Scrotum and testicles)

음낭(scrotum)은 고환(testicles)과 정삭(spermatic cord)이 들어있는 음모로 덮여 있는 피부주머니이다. 음낭벽은 음낭벽 피부 밑에 있는 음낭근의 수축으로 인해 주름진 모양이다.

고환(testicles)은 음낭 안에서 정삭에 매달려 있다(그림 7.20). 고환의 크기와 위치는 사람마다 다르지만 주로 왼쪽 고환이 오른쪽 고환보다 낮게 매달려 있다. 고환과 정삭은 같은 피하조직층으로 덮여있기 때문에 간접샅굴탈장이 고환이 있는 곳까지 타고 내려올 수 있다(표 7.4).

촉진(Palpation)

정확한 진찰을 위해서는 정상 고환 구조의 위치와 감촉을 알고 있어야 한다. 앞, 안, 바깥쪽 고환벽은 단단하고 매끄럽게 만져진다. 부고환머리(epididymal head)는 고환의 위뒤쪽에서 만져질 수 있으며 부고환몸통과 꼬리는 고환의 뒤쪽에서 만져진다. 부고환꼬리는 아래쪽에서 단단한 끈모양으로 만져지는 정관과 연결된다.

정관은 고환의 안쪽을 따라 위로 올라가 정삭에 합류한다. 정상적으로는 부고

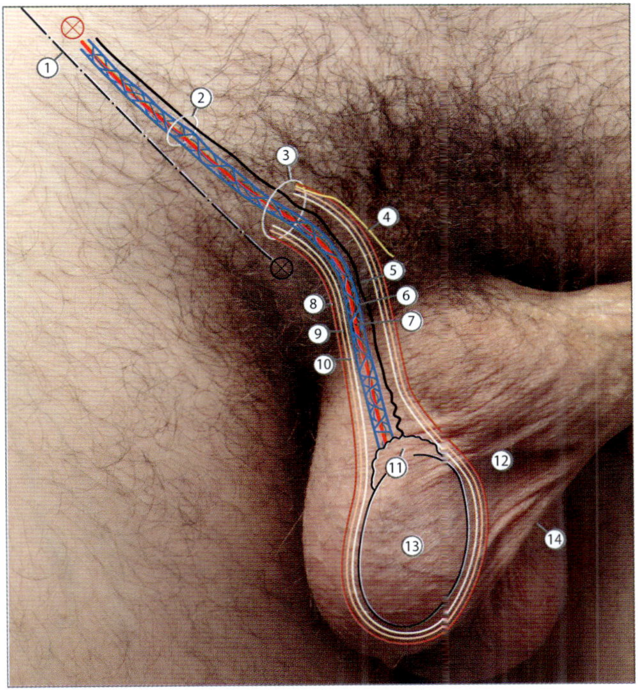

그림 7.20 고환과 정삭

① 샅굴인대(Inguinal l.), ② 샅굴안의 정삭(spermatic cord), ③ 얕은샅구멍(superficial inguinal ring)에서 나오는 정삭, ④ 엉덩샅굴 신경(ilioinguinal n.)(혹은 앞음낭 가지), ⑤ 정관(ductus deferens), ⑥ 덩굴정맥얼기(pampiniform plexus), ⑦ 고환동맥(testicular artery), ⑧ 바깥정삭근막(external spermatic fascia)(배바깥빗근막)(externa oblique fascia), ⑨ 고환올림근(cremasteric muscle)과 근막(배속빗근막과 배가로근막)(internal oblique and transversus abdominis)), ⑩ 속정삭근막(internal spermatic fascia)(배가로근막)(transversus abdominis fascia), ⑪ 부고환(epididymis)(머리) , ⑫ 음낭의 피부, ⑬ 고환(testicle)(고환집막(tunica vaginalis)으로 둘러싸여 있음), ⑭ 중심선 음낭솔기(midline scrotal raphe), ⊗깊은샅굴구멍(deep inguinal ring)의 위치, ⊗두덩결절(pubic tubercle)

환과 고환이 음낭의 뒤벽에 유합된 부분인 고환길잡이(gubernaculum)에 의해 고정되어있어 고환꼬임이 방지된다. 이러한 고정이 제대로 되어있지 않은 상태인 '시계추 변형'의 경우 고환이 음낭의 고환집막 안에서 움직이다 꼬일 수 있다.

덮개(Covering)	설명
바깥정삭근막 (External spermatic fascia)	배바깥빗근(external oblique)의 널힘줄 (aponeurosis)과 근막의 연장
고환올림근(Cremasteric)과 근막(fascia)	배속빗근(internal oblique)과 배가로근(transversus abdominis)의 근막과 근육섬유의 연장
속정삭근막 (Internal spermatic fascia)	배가로근막(transversalis fascia)의 연장
고환집막(Tunica vaginalis)	배막(peritoneum)의 연장, 두 겹의 장막이 고환이 움직이지 않게 잡아준다. 음낭수종(hydrocele)은 집막(tunica forms) 안에 체액이 고인 상태이다.

표 7.4 고환을 감싸고 있는 구조물들

정삭(Spermatic cord)

얕은샅굴구멍(superficial inguinal ring) [두덩결절(pubic tubercle)의 위바깥쪽]에서 고환의 위꼭대기쪽으로 주행하는 정삭이 만져진다. 정삭에 포함되어 있는 구조물들은 212~213쪽에서 다루었다. 정삭 안의 정관은 위쪽 고환벽에서 만져지며, 이 부위에서 남성 피임수술(정관절제술)을 위한 절개가 이루어진다. 정관절제술을 할 때는 정삭을 따라 주행하는 엉덩샅굴신경이 손상되지 않도록 주의하여 감각소실이나 통증이 발생하지 않도록 한다.

종창(Swellings)(부음)

다양한 종창이 고환과 음낭 주위에 발생할 수 있다.

- **정맥류**(varicocele)는 덩굴정맥얼기(pampiniform plexus)의 종창이다.
- **정액류**(spermatocele)는 부고환의 종창이다.
- **음낭수종**(hydrocele)은 고환 주위의 고환집막 안에 장액이 차서 생긴다. 검사자의 손가락을 음낭수종의 곁에 대보면 대부분의 경우 수종이 붉게 비춰 보인다.

7.5 샅부위의 신경혈관계

음부신경과 속음부동맥(Pudendal nerve and internal pudendal artery)

음부신경(S2~4)과 속음부동맥을 샅부위에서 가장 중요한 신경혈관구조물이다(그림 7.21). 이들은 엉치가시인대(sacrospinous ligament)를 감싸고 돌아 샅구역에 진입해 근막으로 이루어진 음부신경과[알코크관(Alcock)] 속에서 궁둥항문오목(ischioanal fossa)의 바깥쪽벽을 따라 앞쪽으로 진행해 음경귀두 혹은 음핵귀두쪽을 향한다. 이들은 안쪽으로 뻗어나가는 곁가지를 내어 샅 구조물들을 담당한다.

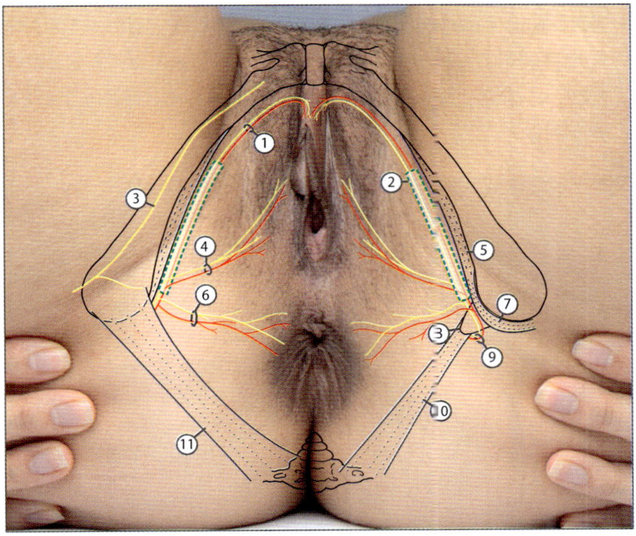

그림 7.21 여성의 샅: 신경혈관구조와 음부신경관.

① 음핵등신경과 동맥(dorsal nerve and artery of clitoris), ② 음부신경관(pudendal canal)의 경계(흰색 그림자 경계의 **초록색** 점선), ③ 뒤넙다리피부신경(posterior cutaneous nerve of the thigh)의 샅가지, ④ 샅신경과 동맥(perineal n. and a.), ⑤ 속폐쇄근(obturator internus), ⑥ 아래곧직장신경과 동맥(inferior rectal n. and a.), ⑦ 속폐쇄근(obturator internus)의 인대, ⑧ 궁둥뼈가시(ischial spine), ⑨ 음부신경과 속음부동맥(pudendal n. and internal pudendal a.), ⑩ 엉치가시인대(sacrospinous l.)(엉치결절인대(sacrotuberous l.)는 드러낸 모습), ⑪ 엉치가시인대를 덮고 있는 엉치결절인대(sacrospinous l.)

- 아래곧직장가지(inferior rectal branches)는 음부신경관의 입구에서 갈라져 나와 아래안쪽으로 주행해 바깥항문조임근과 항문삼각의 피부를 담당한다.
- 샅가지(perineal branches)는 음부신경관의 먼쪽에서 갈라져 나온다. 깊은/얕은 샅주머니를 지나 수의근(voluntary muscles)과 발기조직, 귀두, 바깥요도조임근, 질어귀, 음순, 음낭의 피부를 담당한다.
- 음경등가지(dorsal penile branche) 혹은 음핵등가지(dorsal clitoral branches)는 깊은샅주머니를 통해 앞쪽으로 주행해 음핵과 음경의 등쪽과 귀두를 담당한다(그림 7.22).

국소 마취(Regional anaesthesia)

- 음경마취(penile anaesthesia)는 음경과 두덩결합을 연결하는 지지인대의 양쪽에 주사하고 포경이나 주름띠재건술 같은 술기 전에 필요하다(그림 7.22). 음경등신경은 양쪽 지지인대와 튀어나온 깊은음경등정맥의 바깥쪽에 위치한다.

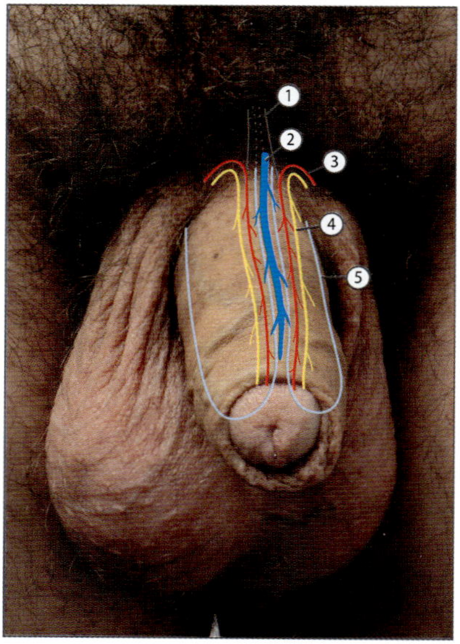

그림 7.22 남성의 외부 생식기: 음경 등쪽의 신경혈관구조

① 음경의 지지인대(Suspensory ligament of the penis)
② 깊은음경등정맥(deep dorsal vein of penis)
③ 음경등동맥(dorsal artery of penis)
④ 음경등신경(dorsal nerve of penis)
⑤ 음경해면체(corpus cavernosum)의 경계(파란색 선)

- 음부신경마취(pudendal nerve anaesthesia)는 샅부위의 술기나 분만 중에 시행된다. 마취 주사 위치는 궁둥뼈가시(ischial spine) 가까이, 신경이 엉치가시인대(sacrospinous ligament)를 감싸고 도는 곳이다. 궁둥뼈가시는 질을 통해서 잘 만져지므로 마취 주사도 질 안 쪽에서 찌른다.

뒤넙다리피부신경(Posterior cutaneous nerve of the thigh)

뒤넙다리피부신경의 샅가지(perineal branch)는 궁둥뼈결절(ischial tuberosity) 아래 4cm 이내에서부터 궁둥두덩뼈가지(ischiopubic ramus)의 바깥쪽을 따라 두덩결합을 향해 앞안쪽으로 주행한다(그림 7.21). 샅부위의 피부를 지배하기 때문에 샅부위의 완전한 마취를 위해서는 이 신경도 차단되어야 한다. 뒤넙다리 신경이 압박되면 샅부위의 통증이 발생할 수 있다.

임상에서의 활용

젊은 남성의 고환검사를 차가운 손으로 하면 고환이 고환올림근막(cremasteric fascia)과 고환올림근에 의해 당겨지고 음낭근이 수축하여 마치 고환이 제 위치에 내려와 있지 않을 것처럼 보일 수 있다.

피부 분절(Dermatomes)

골반이음구조(pelvic girdle)와 샅을 덮고 있는 피부는 척수신경 T12~L3과 S2~5의 지배를 받는다(그림 1.37, 1.3 참고) 주요 피부 분절은 다음과 같다:

- T12: 엉덩뼈능선(iliac crest), 위샅굴인대(upper inguinal ligament)
- L1: 아래샅굴인대(lower inguinal ligament), 음낭/음순의 앞쪽, 몸쪽 음경
- S2~3: 음경과 음핵의 몸통과 귀두

다리(Lower limb)

chapter **8**

다리는 볼기, 넙다리, 종아리, 발로 구성된다. 다리는 몸쪽에서는 엉덩관절을 통해 골반이음구조(pelvic girdle)와 연결된다. 골반이음구조는 좌우볼기뼈(hip bones)와 엉치뼈(sacrum)로 구성되어 몸통의 아랫부분을 이루며 큰골반과 작은골반을 둘러싸고 있다. 골반이음구조는 다리와 축골격(axial skeleton)을 연결해 하중을 전달하고 운동이 가능하게 한다.

근막과 구획(Fascia and compartments)

질긴 깊은근막이 다리를 감싸고 있으며 근육사이막(intermuscular septa)을 통해 뼈와 연결되어 구획을 이루고 있다(표 8.1, 그림 8.1~8.3). 출혈이나 감염에 의해 구획 안의 압력이 증가하면[구획증후군(compartment syndrome)] 통증, 다양한 층의 창백함, 맥박의 소실, 감각이상, 마비와 같은 특징적인 증상이 나타난다.

엉덩정강인대(Iliotibial tract)(근막띠)

엉덩뼈능선(iliac crest)과 바깥정강이융기(lateral tibial condyle) 앞면의 거디(Gerdy's) 결절 사이의 넙다리근막(fascia lata)은 두꺼운 엉덩정강인대 혹은 근막띠를 이룬다(그림 8.2). 엉덩정강인대는 넙다리와 무릎 바깥쪽에서 똑바른 띠 혹은 편평한 영역으로 만져지며 특히 체중부하를 줘서 무릎을 굽혔을 때 잘 만져진다.

구역	근막	구획
볼기(Gluteal)	볼기	볼기
넙다리(Thigh)	넙다리근막/깊은넙다리근막	앞, 뒤, 안
종아리(Leg)	종아리근막/깊은종아리근막	앞, 뒤, 바깥
발(Foot)	발등근막(dorsal fascia)	발등
	발바닥근막(plantar fascia)	앞, 바깥, 중앙, 뼈사이

표 8.1 다리의 근막과 구획(fascia and compartments).

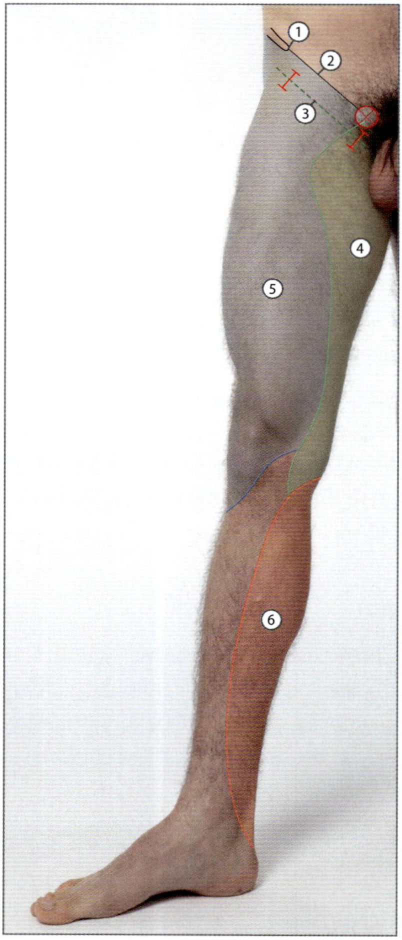

그림 8.1 다리의 구획: 앞안쪽에서 본 보습.

① 위앞엉덩뼈가시(Anterior superior iliac spine)
② 샅굴인대(inguinal ligament)
③ 넙다리 앞쪽피부주름(홀덴주름) 샅굴인대(inguinal ligament)에서 (6.7 ± 1.9cm(평균 ± 표준편차) 아래(빨간 막대), 여성이 남성보 1cm 이상 아래에 위치
④ 안넙다리구획
⑤ 넙다리 앞쪽구획
⑥ 뒤종아리구획
⊗ 두덩결절

넙다리 관절융기(lateral femoral condyle) 바깥쪽 위의 근막띠의 과도한 사용이나 마찰은 엉덩정강인대(근막띠) 증후군[iliotibial tract(band) syndrome]을 일으킨 수 있으며, 움직였을 때의 통증과 만졌을 때의 압통을 보인다.

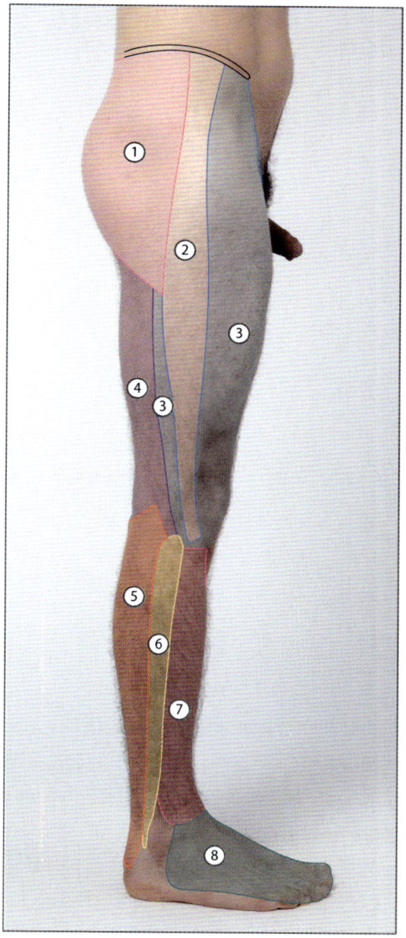

그림 8.2 다리의 구획: 바깥쪽에서 본 모습.

① 볼기 구획(Gluteal compartment)
② 엉덩정강인대/근막띠(iliotibial tract/band)
③ 넙다리 앞쪽구획
④ 두넙다리구획
⑤ 두종아리구획
⑥ 바깥종아리구획
⑦ 앞종아리구획
⑧ 발등구획

피부주름(Skin creases)

다리의 피부주름은 구획과 관절의 위치를 가늠하는 기준이 된다.

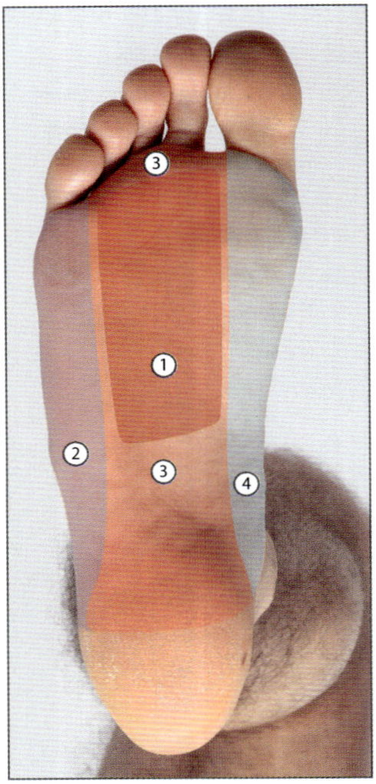

그림 8.3 발바닥의 구획.

① 발뼈사이구획(가장 깊숙이에 위치)
② 바깥발구획
③ 중앙발구획(뼈사이 구획의 겉에 위치)
④ 안쪽발구획

- **앞다리 주름**(홀덴주름)[anterior thigh(Holden's) crease]은 샅굴인대에서 6.7 ± 1.9cm 먼 곳에 위치하며(여자가 남자보다 1cm 더 낮게 위치) 엉덩관절을 굽혔을 때 보인다(그림 8.1). 이 곳이 넙다리근막(fascia lata)과 스카르판(Scarpa's abdominal fascia)의 접합부이기 때문에 샅부위의 감염이나 소변이 배벽으로 올라가는 것을 막는 경계가 된다. 넙다리 앞쪽주름이 샅굴인대 중간점에서 수직으로 내린선과 교차하는 점은 깊은 넙다리동맥(profunda femoris)이 넙다리동맥(femoral artery)에서 갈라져 나오는 위치와 대략 일치한다(그림 8.17 참고).
- **볼기주름**(Gluteal creases)은 아래볼기를 거의 수평에 가깝게 지나며 뒤넙다리구획(posterior thigh compartment)의 위 경계가 된다(그림 8.4)

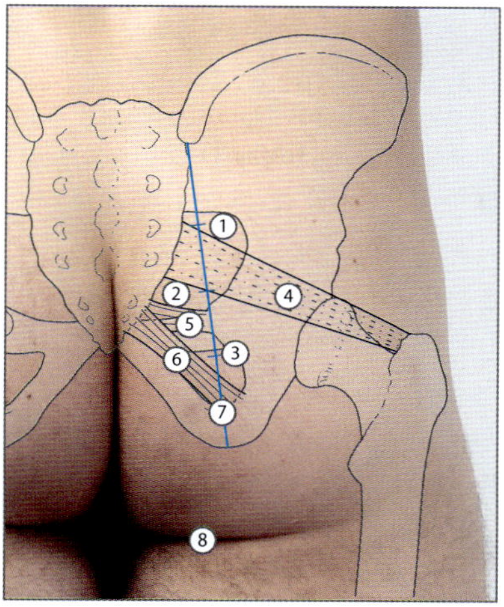

그림 8.4 골반이음대와 궁둥구멍의 뼈구조.

① 큰궁둥구멍(greater sciatic foramen)의 궁둥구멍근 위 부분
② 큰궁둥구멍의 궁둥구멍근 아래 부분
③ 작은궁둥구멍(lesser sciatic foramen)
④ 궁둥구멍근(piriformis)
⑤ 엉치가시인대(sacrospinous l.)
⑥ 엉치결절인대(sacrotuberous l.)
⑦ 위앞엉덩뼈가시(anterior superior iliac spine)와 궁둥뼈결절을 잇는 선과 위치 기준점이 되는 위에서부터 30%, 50%, 70% 지점들(표 8. 참고),
⑧ 볼기주름(gluteal crease)

8.1 골반이음대, 볼기부위, 넙다리(Pelvic girdle, gluteal region, thigh)

뼈, 관절, 인대(Bones, joints and ligaments)

골반이음대(Pelvic girdle)

골반이음대의 많은 구조물, 관절, 인대들에 대한 설명은 제 5, 6, 7장에서 다루었다. 궁둥뼈결절이나 위앞엉덩뼈가시(anterior superior iliac spine) 같은 구조물들은 힘줄이 붙는 곳으로 찢김골절이 발생하는 부위들이다. 증상으로 갑작스러운 심한 통증, 멍, 붓기가 나타난다.

큰궁둥구멍(greater sciatic foramina)과 작은궁둥구멍(lesser sciatic foramina)은 주요 신경, 혈관들과 연관되어 있다. 궁둥구멍근은 엉치신경얼기의 뒤에 있으며 큰궁둥구멍을 궁둥구멍근 위, 궁둥구멍근 아래의 두 부분으로 나눈다. 두 구멍의 안쪽 경계는 뒷면서 위뒤엉덩뼈가시(posterior superior iliac spine)와 궁둥뼈결절(ischial tuberosity)을 잇는 건을 기준으로 한다(표 8.2, 그림 8.4, 8.5).

볼기 부위 주사(gluteal region injection) 볼기 부위에 근육내주사를 할 때는 그 밑의 신경혈관을 손상시키지 않아야 한다(그림 8.20 참고).

구멍	표면해부학적 위치	통하는 공간과 구멍을 지나는 구조물들
큰궁둥구멍 (궁둥구멍근 위)	위뒤엉덩뼈가시와 궁둥뼈 결절을 잇는 선의 위에서부터 25~33% 지점.	골반 안, 위볼기의 신경혈관 구조물, 엉치신경얼기 차단술을 할 때 주사를 삽입하는 위치
큰궁둥구멍 (궁둥구멍근 아래)	위뒤엉덩뼈가시와 궁둥뼈 결절을 잇는 선의 중점	골반 안, 아래볼기와 음부의 신경혈관 구조물, 궁둥신경, 뒤넙다리피부신경
작은궁둥구멍	위뒤엉덩뼈가시와 궁둥뼈 결절을 잇는 선의 위에서부터 66~75% 지점	궁둥항문오목(Ischioanal fossae), 음부 신경혈관구조물

표 8.2 궁둥구멍의 표면해부학적 위치, 공간, 구멍을 지나가는 구조물(그림 8.4 참고).

볼기부위의 모양과 크기가 사람마다 다르기 때문에 믿을만한 뼈 기준점이 필요하다. 볼기등쪽(Dorsogluteal)(그림 8.5) 혹은 볼기배쪽(ventrogluteal)(그림 8.6) 접근 모두 가능하지만 오늘날에는 대부분의 경우 신경혈관 손상이 적은 볼기배쪽 접근을 권장한다.

- 볼기배쪽(궁둥삼각)[ventrogluteal(gluteal triangle)]: 주사 놓는 쪽의 반대쪽 손바닥을 벌려(서로 떨어뜨려) 2번 손가락(검지)가 위앞엉덩뼈가시 쪽을 향하거나 위에 놓이도록, 1번 손가락(엄지)가 샅굴을 향하고 3번 손가락(중지)은 최대한 멀리 벌린다. 주사 위치는 2, 3번 손가락과 엉덩뼈능선(iliac crest)이 이루는 삼각형의 중심이다.
- 볼기등쪽(dorsogluteal): 다음 두가지 방법 모두 주사는 안전 지대인 위바깥쪽의 중간볼기근에 시행한다:

  방법 1: 엉덩뼈능선의 가장 높은 지점에서 수직으로 내려 그은 선과 엉덩뼈능선과 궁둥뼈결절의 중간지점에 수평으로 그은 선을 기준으로 한 4분할의 위바깥쪽

  방법 2: 엉덩뼈능선의 가장 높은 지점에서 수직으로 내려 그은 선과 위뒤엉덩뼈가시와 넙다리뼈 큰돌기를 이은 선이 교차하는 점의 위바깥쪽

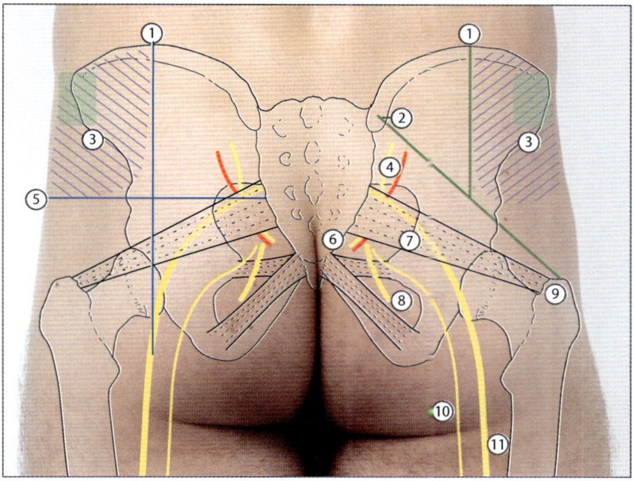

그림 8.5 볼기부위의 신경혈관 구조물들과 주사 위치.

① 엉덩뼈능선(iliac crest)의 가장 높은 지점에서 내린 수직선, ② 위뒤엉덩뼈가시(posterior superior iliac spine)와 큰돌기(greater trochanter)를 잇는 선, ③ 안전한 근육내 주사 위치, 되도록 위바깥쪽(초록색 음영), ④ 위볼기신경과 동맥(superior gluteal nerve and artery), ⑤ 엉덩뼈능선과 궁둥뼈결절의 중간점을 지나는 수평면, ⑥ 아래볼기신경과 동맥(inferior gluteal nerve and artery), ⑦ 궁둥구덩근(piriformis), ⑧ 음부신경(pudendal nerve), ⑨ 큰돌기(greater trochanter), ⑩ 뒤넙다리피부신경(posterior cutaneous nerve of thigh), ⑪ 궁둥신경(sciatic nerve)

넙다리뼈(Femur)

넙다리뼈의 몇몇 구조물들은 겉에서 만져지거나 표면해부학으로 찾을 수 있다(그림 8.7):

- 큰돌기(greater trochanter)는 두덩결절에서 수평으로 그은 높이의 엉덩뼈능선의 중간점 아래, 넙다리의 바깥쪽 위에서 단단한 덩이 형태로 만져진다. 큰돌기윤활낭염이 있으면 이 곳에 통증이 발생할 수 있다.
- 안(medial)/가쪽넙다리관절융기(lateral femoral condyles)는 무릎 주변의 피부 밑으로 만져지며 무릎을 굽혔을 때 잘 만져진다. 위관절융기는 두 관절

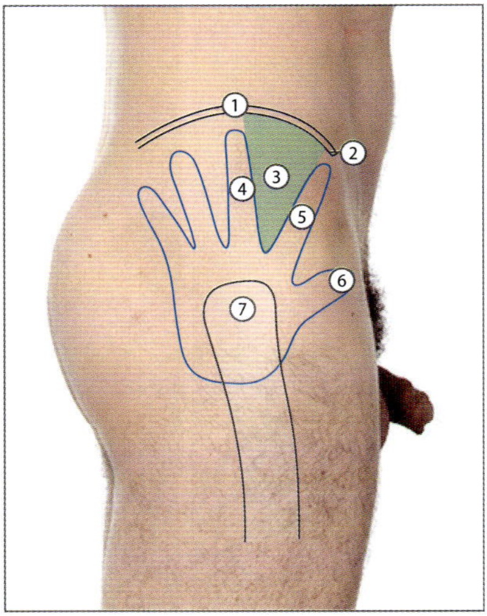

그림 8.6 환자의 오른쪽 엉덩이의 볼기배쪽(볼기삼각) 주사 위치. 시술자의 왼손을 두는 위치가 표시되어있다.

① 엉덩뼈능선(Iliac crest)
② 위앞엉덩뼈가시(anterior superior iliac spine)
③ 볼기삼각(gluteal triangle)(초록색), 주사위치는 그 중앙
④ 2번 손가락에서 최대한 멀리 벌린 3번 손가락(중지)
⑤ 위앞엉덩뼈가시쪽을 향하는2번 손가락(검지)
⑥ 샅쪽을 향하는 엄지손가락
⑦ 시술자의 왼손바닥을 큰돌기(greater trochanter) 위에 둔다.

융기의 위에서 만져지고 안쪽 위관절융기의 위쪽을 깊이 만져보면 돌출된 모음근결절(adductor tubercle)을 찾을 수 있다.

- **뼈몸통**(shaft)은 넙다리 근육들의 속 깊숙이에 있다. 큰돌기의 안쪽 2.5cm 이내 지점에서 무릎뼈의 중간점을 향해 아래안쪽으로 뻗어있다. 건강한 넙다리뼈몸통이 골절되려면 강한 충격이 필요하다.

무릎뼈(Patella)

무릎뼈는 넙다리뼈관절융기(femoral condyles)의 앞면과 관절을 이루고 있으며 무릎뼈의 경계와 앞면은 겉에서 잘 만져진다.

무릎뼈의 윗면은 넙다리네갈래근(quadriceps)의 힘줄과 붙어있고 윗면보다 뾰족하게 생긴 아래 꼭지점은 무릎관절면 위로 최대 2cm 지점에서 무릎뼈인대와 붙어있다. 무릎뼈 골절은 무릎 앞의 통증과 부종을 유발하고 네갈래근에 의해 전위되는 경우가 흔하다.

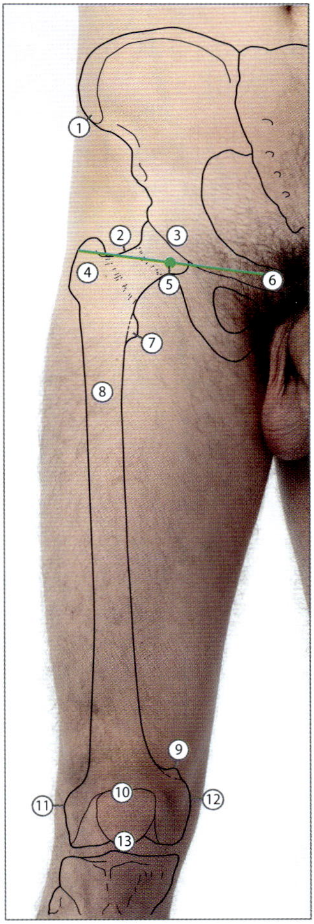

그림 8.7 골반이음대, 엉덩이, 넙다리 무릎의 뼈구조

① 위앞엉덩뼈가시(Anterior superior iliac spine)
② 넙다리뼈목(femoral neck)
③ 넙다리뼈머리를 덮고 있는 볼기뼈절구(acetabulum)
④ 큰돌기(greater trochanter)
⑤ 엉덩관절의 중심과 일치하는 두덩결절(pubic tubercle)과 큰돌기(greater trochanter)를 잇는 선의 중간점
⑥ 두덩결절과 큰들기를 잇는 선
⑦ 작은결절(lesser trochanter)
⑧ 넙다리뼈 몸통(femoral shaft)
⑨ 모음근결절(adductor tubercle)
⑩ 무릎뼈(patella)의 바닥
⑪ 가쪽넙다리위관절융기(lateral femoral epicondyle)
⑫ 안쪽넙다리위관절융기(medial femoral epicondyle)
⑬ 무릎뼈 꼭지점(patellar apex)

임상에서의 활용

넙다리뼈목에 골절이 발생하면 다리 길이가 짧아 보이고 바깥쪽으로 돌아가 있으며 엉덩관절 위의 통증과 사타구니 쪽의 압통을 유발한다. 큰돌기는 궁둥뼈결절과 위앞엉덩뼈가시를 잇는 선(넬라톤선)의 위쪽에 있다.

엉덩관절(Hip joint)

엉덩관절은 만져지지 않지만 샅굴인대 중간점의 바로 밑 바깥쪽을 기준으로 위치를 가늠할 수 있다.

대안으로 엉덩관절의 중앙이 두덩결절과 큰돌기의 윗부분을 연결하는 선의 중점에서 수직 위로 2~4cm 지점에 있다고 보기도 한다(그림 8.7, 8.8). 몇몇 사람들은 엉덩관절의 중앙이 이 선의 중점에 위치하기도 한다. 엉덩관절 주사나 흡인은 큰돌기의 바로 위에서 바깥쪽 접근으로 하거나 초음파를 사용하여 앞쪽 접근으로 이루어진다.

근육, 힘줄, 구역(Muscles, tendons, regions)

볼기 구역(Gluteal region)

큰볼기근(Gluteus maximus)은 볼기에 있는 가장 크고 겉에 있는 근육이다(그림 8.9). 큰볼기근의 위 경계는 엉덩뼈능선에서 아래가쪽(inferolaterally)을 향해 위뒤엉덩뼈가시의 위바깥쪽 5~7cm 이내를 지나 큰돌기의 꼭대기까지이며, 아래 경계는 궁둥뼈결절에서 볼기 주름의 중점을 가로질러 큰돌기의 10~15cm 아래지점까지이다.

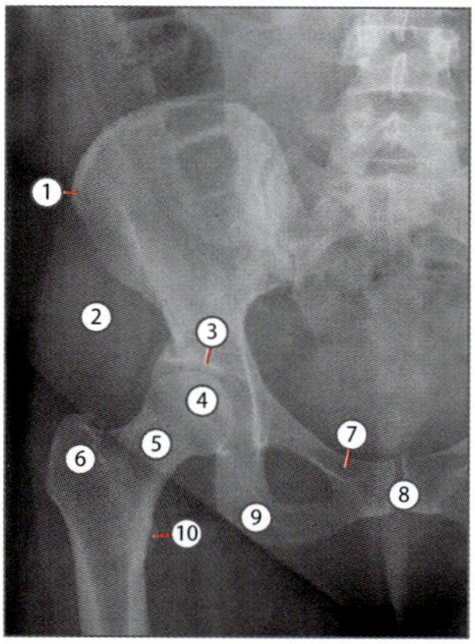

그림 8.8 오른쪽 엉덩관절의 방사선 사진.

① 위앞엉덩뼈가시(Anterior superior iliac spine)
② 중간볼기근과 작은볼기근(gluteus medius and minimus)
③ 볼기뼈절구의 경계(margin of acetabulum)
④ 넙다리뼈 머리(femoral head)
⑤ 넙다리뼈목(femoral neck)
⑥ 큰돌기(greater trochanter)
⑦ 두덩결절(pubic tubercle)
⑧ 두덩결합(pubic symphysis)
⑨ 궁둥뼈결절(ischial tuberosity)
⑩ 작은돌기(lesser trochanter)

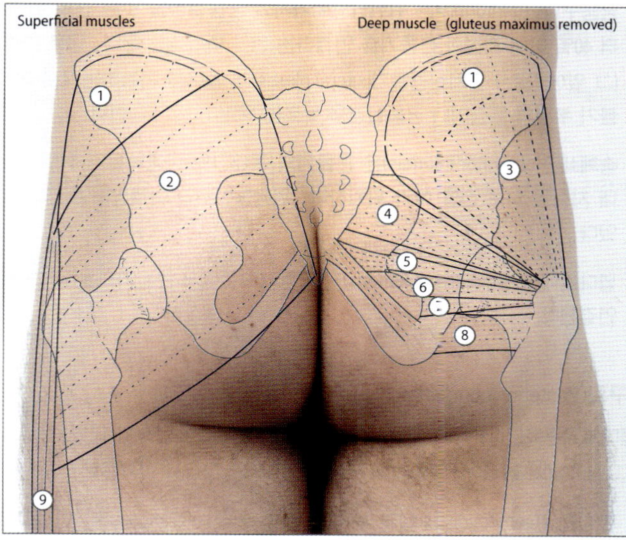

그림 8.9 볼기 부위의 근육

① 중간볼기근(Gluteus medius), ② 큰볼기근(gluteus maximus), ③ 작은볼기근(gluteus medius)(중간볼기근 속에 위치), ④ 궁둥구멍근(piriformis), ⑤ 위쌍둥이근(superior gemellus), ⑥ 속폐쇄근(obturator internus), ⑦ 아래쌍둥이근(inferior gemellus), ⑧ 넙다리네모근(quadratus femoris), ⑨ 엉덩정강근막띠/인대(iliotibial band/tract)

중간볼기근(gluteus medius)과 작은볼기근(gluteus minimus)은 엉덩이뼈의 뒤가쪽(posterolateral)과 바깥쪽 표면, 큰볼기근의 위가쪽(superolateral)의 패인 곳에 위치한다. 작은볼기근은 중간 볼기근의 밑에 깔려 있으며 두 근육 모두 큰돌기에 붙어있다. 중간볼기근이나 작은볼기근의 위약 혹은 마비가 있으면 한발로 서보게 했을 때 골반이 지탱하는 다리의 반대쪽으로 기울게 된다(트렌델렌버그 징후).

가쪽깥돌림근육군(lateral rotator muscle group)는 큰볼기근의 밑에 있다. 위쪽의 근육들은 엉덩관절을 가로지르며 엉덩관절의 위치를 파악하는 기준으로 사용된다. 뒤쪽에서 접근하는 엉덩이 수술 중에 이 근육들은 안쪽으로 젖혀진다.

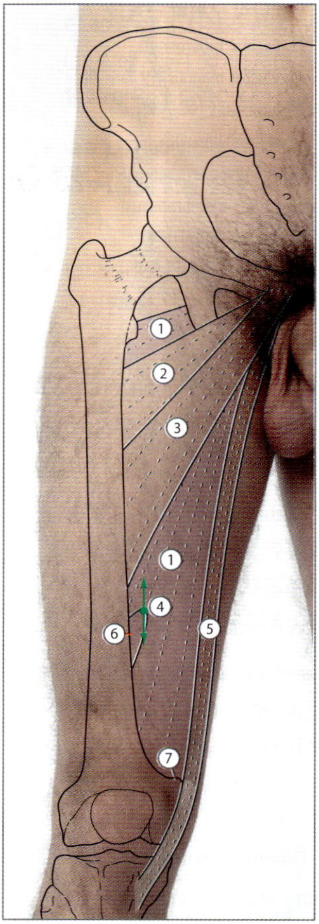

그림 8.11 넙다리 안쪽구획의 근육들과 모음근 구멍.

① 큰모음근(Adductor magnus)(파란색 음영)
② 짧은모음근(adductor brevis)
③ 긴모음근(adductor longus)
④ 넙다리뼈 위관절융기와 큰돌기의 위 경계를 이은 선의 아래에서부터 30 ± 5% 지점 혹은 1 ±cm(평균 ± 표준편차, **초록색** 화살표)에 위치하는 모음근구멍(adductor hiatus)의 꼭대기. 샅굴중간점과 모음결절을 이은 선의 위에서부터 65~75% 지점이라고 하기도 한다.
⑤ 두덩정강근(gracilis)
⑥ 모음근구멍; 넙다리동정맥(femoral artery)과 오금동정맥(popliteal artery and vein)이 지나감
⑦ 모음근 결절(adductor tubercle)

1/3 지점, 넙다리뼈 위관절융기에서 큰돌기 꼭대기까지 측정한 길이의 아래 끝에서부터 30 ± 5%(12 ± 2cm) 이내에 있으며, 이 구멍을 통해 넙다리혈관이 넙다리안쪽구획에서 뒤쪽구획으로 넘어간다(그림 8.11). 혹은 샅굴중간점과 모음결절을 이은 선의 위에서부터 65~75% 이내 지점(211쪽 참고)이라고 하기도 한다.

- 짧은모음근(adductor brevis)은 두덩에서부터 아래 바깥쪽으로 가 넙다리뼈 위 1/3에 붙는다.
- 두덩정강근(gracilis)은 두덩에서부터 넙다리 안쪽을 따라 아래로 가 정강이뼈 윗부분의 안쪽에 붙는다.

앞쪽구획(Anterior compartment)

넙다리근막긴장근(tensor fascia lata)은 앞엉덩뼈능선(anterior iliac crest)과 엉덩정강근막띠(iliotibial band) 사이에서 보이고 만져진다(그림 8.12). 넙다리근막긴장근과 넙다리빗근 사이의 틈으로 앞에서 접근하는 엉덩이 수술법(스미스-페터슨)이 가능하다. 앞에서 접근할 때에는 넙다리바깥피부신경(lateral cutaneous nerve)을 주의해야 한다(그림 8.18 참고).

넙다리빗근(sartorius)은 위앞엉덩뼈가시(anterior superior iliac spine)에서부터 넙다리 앞쪽를 아래안쪽을 향하며 가로질러 넙다리 안쪽의 중간점에서 아래로 주행하여 정강이 뼈에 붙는다. 넙다리 안쪽에 있는 넙다리동맥과 신경의 위치 기준점이 된다.

네갈래근군(quadriceps group)은 네개의 근육으로 구성되며 앉은 상태에서 무릎을 펴고 엉덩관절을 굽혔을 때 잘 보인다. 세개의 넓은근은 넙다리뼈에서 시작하며 넙다리곧은근은 아래앞엉덩뼈가시(anterior inferior iliac spine)에서 시작한다. 네 근육 모두 네갈래근 힘줄로 모여 무릎뼈에 붙는다.

- 넙다리곧은근(rectus femoris)은 넙은 띠 모양 근육으로 아래앞엉덩뼈가시와 무릎뼈의 바닥을 연결한 선을 따라 지나간다. 넙다리곧은근 힘살이 파열되면 넙다리 통증이 발생하며 눈에 보이는 고랑이 생길 수도 있다.
- 중간넓은근(vastus intermedius)은 넙다리곧은근과 같은 주행을 하며 넙다리곧은근 밑에 위치한다.
- 가쪽넓은근(vastus lateralis)은 넙다리의 앞바깥쪽을 따라 아래로 뻗어있다. 가쪽넓은근은 엉덩정강근막띠에 덮여 납작해져 있으며 무릎뼈 바닥의 몸쪽에서 근육 끝이 휘어진 부분이 두드러져 보인다. 넙다리뼈 몸통 수술을 위해 가쪽넓은근과 엉덩정강근막띠를 절개하기도 한다.
- 안쪽넓은근(vastus medialis)은 아래 넙다리의 앞안쪽(anteromedial)에 튀어나온 근육이다. 무릎뼈 바닥 높이에서 휘면서 끝난다.

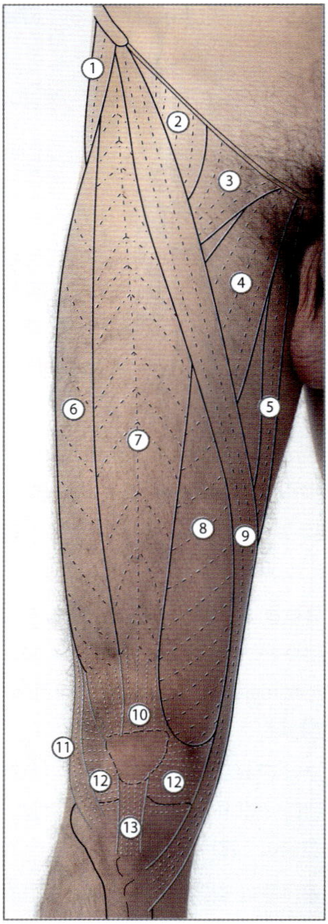

그림 8.12 넙다리 앞쪽구획의 근육들

① 넙다리긴장근막근(Tensor fascia lata)
② 엉덩허리근(iliopsoas)
③ 두덩근(pectineus)
④ 긴모음근(adductor longus)
⑤ 두덩정강근(gracilis)
⑥ 가쪽넓은근(vastus lateralis)
⑦ 넙다리곧은근(rectus femoris)(아래 중간넓은근 (vastus intermedius)이 있음)
⑧ 안쪽넓은근(vastus medialis)
⑨ 넙다리빗근(sartorius)
⑩ 네갈래근 힘줄(quadriceps tendon)
⑪ 엉덩정강근막띠(iliotibial tract)(인대)
⑫ 무릎지지띠(patellar retinacula)
⑬ 무릎인대(patellar ligament)

무릎인대(patellar ligament)는 무릎뼈의 꼭지점과 튀어나와 있는 정강이뼈 거친면(tibial tubercle)을 연결한다. 무릎인대를 두드려 L2~L3 신경 반사를 검사한다. 인대의 밑의 무릎아래윤활주머니가 조여져서 생기는 염증인 앞지방패드증후군(anterior fat pad syndrome)의 경우, 간헐적 통증과 움직일 때 딸각거리는 소리가 발생한다(그림 8.13).

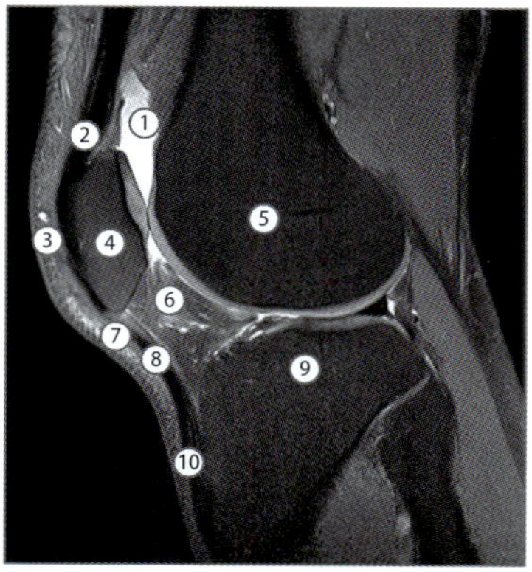

그림 8.13 무릎 MRI의 시상면

① 무릎위윤활주머니(Suprapatellar bursa)(하얀색), ② 네갈래근 인대(quadriceps tendon)(진회색/검은색), ③ 무릎앞윤활주머니(prepatellar bursa), ④ 무릎뼈(patella), ⑤ 넙다리뼈 관절융기(femoral condyle), ⑥ 무릎아래 지방패드(infrapatellar fat pad), ⑦ 무릎아래윤활주머니(infrapatellar bursa)의 겉부분, ⑧ 무릎인대(patellar ligament)(진회색/검은색), ⑨ 정강이뼈 관절융기(tibial condyle), ⑩ 종아리뼈거친면(tibial tuberosity)

윤활주머니(Bursae)

윤활주머니는 다리에서 마찰이 발생하는 여러 곳에서 찾을 수 있다. 윤활주머니에 염증이 발생하면 국소적으로 붓고 아플 수 있으며 이런 경우 국소 스테로이드 주사로 치료한다(표 8.3, 그림 8.14, 8.15).

임상에서의 활용
무릎 관절 주사 혹은 흡인 시 바늘을 무릎뼈의 우바깥 경계에서 1cm 위, 1cm 바깥쪽에서 무릎위 윤활주머니를 향해 찌른다.

넙다리삼각(Femoral triangle)

넙다리삼각은 넙다리 앞쪽(anterior thigh)의 몸쪽에 위치하며(그림 8.16) 다음을 그 경계로 한다:

- 위로는 샅굴인대(inguinal ligament)
- 바깥쪽으로는 넙다리빗근(sartorius)의 안쪽 경계
- 안쪽으로는 긴모음근(adductor longus)의 안쪽 경계
- 앞(겉)으로는 넙다리근막(fascia lata)
- 뒤(바닥)으로는 엉덩허리근(iliopsoas), 두덩근(pectineus), 긴모음근(adductor longus)

넙다리삼각 안에 있거나 관련된 구조물들은 표 8.4에 정리되어있다.

윤활주머니	표면해부학적 위치	윤활주머니염 증상
넙다리주머니 (Trochanteric)	큰돌기(greater trochanter)의 겉	누를 때 혹은 걸을 때의 통증
궁둥주머니 (Ischial)	궁둥뼈 결절의 아래 (ischial tuberosity)	누를 때 혹은 앉았을 때의 통증
거위다리주머니 (Anserine)	거위발*의 밑, 몸쪽 정강이뼈 안쪽의 겉	무릎을 움직일 때의 무릎 안쪽 통증 혹은 누름통증
무릎앞주머니 (Prepatellar)	무릎뼈의 앞	무릎 앞이 붓고 아픔 (가정부 무릎)
무릎아래주머니 (Infrapatellar)	무릎인대의 겉과 속	무릎인대 주변이 부음 (성직자 무릎)
무릎위주머니 (Suprapatellar)	무릎을 폈을 때, 무릎뼈 중간선상의 위로 몇cm 연장되는 무릎관절공간	무릎관절의 삼출액 때문에 무릎뼈 위가 부음. 아래쪽으로 쥐어짜진 부어 오른 주머니는 무릎뼈 두드림검사에서 양성반응을 보일 수 있다.
*거위발은 넙다리빗근, 두덩정강근, 반힘줄근이 안쪽정강이관절융기에 붙어 있는 곳을 말한다(그림 8.15 참고).		

표 8.3 볼기, 넙다리, 무릎의 윤활주머니.

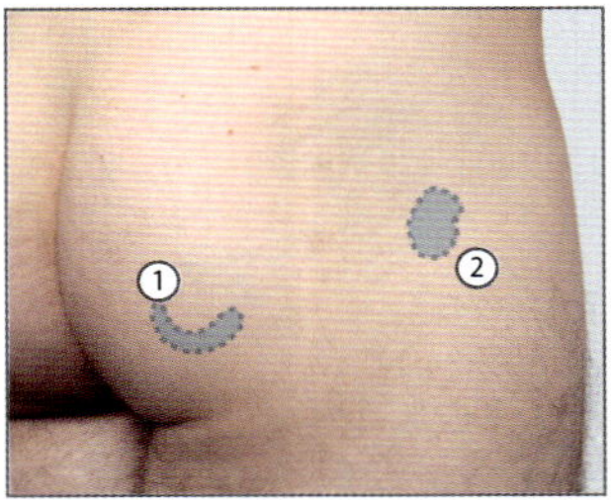

그림 8.14 볼기와 엉덩이의 윤활주머니: 뒤바깥쪽에서 본 모습

① 궁둥주머니(Ischial bursa)

② 넙다리주머니(trochanteric bursa)

넙다리집, 넙다리관, 넙다리관구멍, 넙다리탈장 (Femoral sheath, canal, ring, hernias)

넙다리집은 배바깥근막의 연장으로 몸쪽 3cm에 위치한 넙다리동맥, 정맥, 림프관을 덮고 있다. 넙다리집은 동맥, 정맥과 붙어있으나 림프관과는 붙어있지 않아 넙다리관이라는 굴을 형성하고 여기에 탈장이 발생할 수 있다. 넙다리탈장은

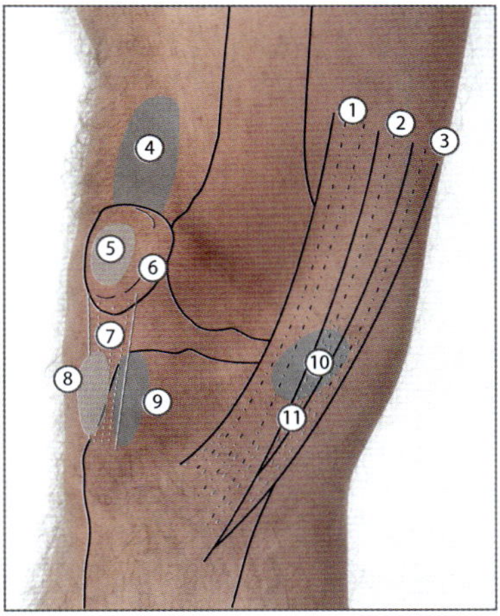

그림 8.15 오른쪽 무릎과 거위발의 윤활주머니: 앞안쪽에서 본 모습.

① 넙다리빗근(sartorius), ② 두덩정강근(gracilis), ③ 반힘줄근(semitendinosus), ④ 무릎위주머니(suprapatellar bursa)(네갈래근힘줄 밑에 위치), ⑤ 무릎앞주머니(prepatellar bursa), ⑥ 무릎뼈(patella), ⑦ 무릎인대(patellar l.), ⑧ 무릎아래주머니(infrapatellar bursa)의 겉부분, ⑨ 무릎아래주머니의 속부분, ⑩ 거위다리주머니(anserine bursa)(sat 거위발 밑에 위치), ⑪ 거위발(pes anserinus)

샅굴인대(inguinal ligament)의 뒤, 두덩결절의 바깥쪽 1.5cm 이내에 위치한 넙다리관구멍을 통해 넙다리관으로 들어간다. 작은 크기의 넙다리탈장은 두덩결합의 아래가쪽으로 튀어나오며 탈장이 크면 두렁구멍(saphenous opening)을 통해 나오며 샅굴인대의 위쪽까지 튀어나오기도 한다.

신경혈관 구조(Neurovasculature)

동맥과 정맥(Arteries and veins)

> **임상에서의 활용**
>
> 대동맥 질환이나 엉덩뼈 질환으로 인한 혈류량 감소, 대동맥축착으로 인해 넙다리동맥의 맥박이 노동맥의 맥박보다 느릴 수 있다.

넙다리동맥(femoral artery), 정맥(femoral vein), 모음근굴(adductor canal) 넙다리동맥은 샅굴중심점의 좌우 ± 1.5cm 이내 지점에서 넙다리 앞쪽(anterior thigh)에 진입하고, 주로 엉덩관절의 앞을 지난다(그림 8.16~8.19). 넙다리정맥은 동맥의 안쪽 1cm 이내에 있다. 넙다리동맥과 정맥은 아래로 주행해 넙다리삼각의 꼭대기인 위앞엉덩뼈가시에서 넙다리빗근(sartorius)을 따라 아래로 28cm 이내(20~32cm 범위) 지점에서 모음근굴에 들어간다.

구조물	표면해부학적 위치
넙다리신경 (Femoral nerve)	넙다리동맥(femoral artery)에서 바깥쪽으로 1cm이내. 이 지점에서 마취할 수 있다.
넙다리동맥 (Femoral artery)	샅굴중간점의 뒤(에서 ± 1.5cm 안팎)로 두덩뼈가지나 엉덩관절을 향해 손가락으로 누르면 넙다리동맥의 맥박을 느낄 수 있다(순환허탈 시 심박출량을 검사하는 방법. 혈관조영술이나 왼심장에 접근하는 시술 시에 삽관하는 곳이다.
넙다리정맥 (Femoral vein)	넙다리동맥 안쪽 1cm 이내. 우심장에 접근할 때 삽관하는 곳(맥박이 느껴지는 동맥의 안쪽)이다.
깊은샅굴림프절 (Deep inguinal lymph nodes)	넙다리정맥의 안쪽. 샅굴인대(inguinal ligament) 근처에 큰 림프절(클로켓 림프절)이 만져지는 경우가 흔하다. 다리, 샅, 아래배벽의 림프를 배액한다.
긴두렁정맥 (Long saphenous vein)	피부 가까이에서 주행하다가 두렁구멍(saphenous opening)으로 들어간다. 다리의 림프액을 배액 하는 먼 쪽 얕은 샅굴림프절과 함께 주행한다.
두렁구멍 (Saphenous opening)	두렁넙다리 접합부(saphenofemoral junction)는 주로 두덩결합에서 바깥으로 1~4cm, 아래로 0~3cm에 있는 3×3cm 너비의 구역 내에 있다. 넙다리탈장과 두렁정맥류(saphena varix)(긴두렁정맥의 정맥류)가 발생하는 위치이며 국소 종창으로 나타난다. 젊고 체질량이 적을수록 두렁결절(pubic tubercle) 가까이에 발생하다.
깊은넙다리동맥 (Profunda femoris artery)	넙다리동맥의 바깥쪽 가지로 샅굴중간점 아래 6.5 ± 1.5cm (혹은 넙다리동맥이 샅굴인대를 가로지르는 점)에서 갈라져 나온다.
얕은샅굴림프절 (Superficial inguinal lymph nodes)	몸쪽 림프절들은 샅굴인대의 아래 경계면을 따라 분포하며 배벽, 볼기, 샅의 림프액을 배액한다.

표 8.4 넙다리삼각(femoral triangle)과 그에 관련 있는 구조물들(그림 8.16 참고).

모음근굴은 넙다리빗근의 밑에서 12cm 이내(5~15cm 범위) 정도를 가다가 다리오금으로 가는 혈관들이 통하는 큰모음근의 구멍인 모음근구멍으로 이어진다. 다리를 바깥쪽으로 벌려 회전하면, 윗부분 65~75%는 샅굴중간점에서 모음근결절(adductor tubercle)까지 이르고, 이 후에는 모음근구멍(adductor hiatus)으로 들

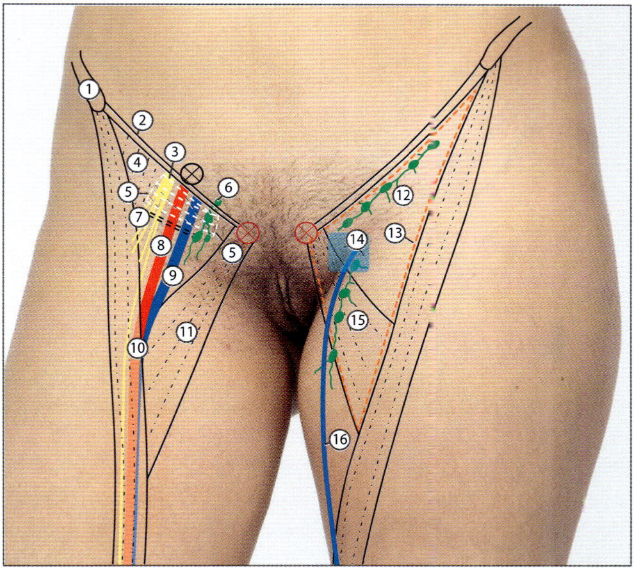

그림 8.16 넙다리삼각(femoral triangle)

① 위앞엉덩뼈가시(Anterior superior iliac spine), ② 샅굴인대(Inguinal ligament), ③ 넙다리신경(femoral nerve), ④ 엉덩허리근(iliopsoas), ⑤ 넙다리집(femoral sheath)(하얀색 점선), ⑥ 깊은샅굴림프절(deep inguinal lymph nodes)(넙다리관 안의 클로켓 림프절)(Cloquet's node), ⑦ 초음파 탐촉자의 위치(그림 8.18, 8.1 참고), ⑧ 넙다리동맥(femoral artery), ⑨ 넙다리정맥(femoral vein) ⑩ 넙다리빗근(sartorius)과 넙다리빗근밑(모음근)굴[subsartorial(adductor) canal], ⑪ 긴모음근(adductor longus), ⑫ 얕은 샅굴 림프절(superficial inguinal lymph nodes)(몸쪽 혹은 수평 림프절 무리), ⑬ 넙다리삼각(femoral triangle)의 경계(주황색 점선), ⑭ 두렁구멍(saphenous opening)이 위치하는 두렁넙다리접합부(두덩결합에서 바깥으로 1~4cm 아래로 0~3cm에 있는 3×3cm 넓이의 구역)의 위치(파란색 사각형) ⑮ 얕은 샅굴 림프절(먼쪽 혹은 수직 림프절 무리), ⑯ 긴두렁정맥, ⊗ 샅굴중간점, ⊗ 두덩결절

어가는 넙다리혈관의 주행을 추적할 수 있다(그림 8.17, 8.18, 8.19).

깊은넙다리동맥(profunda femoris artery)은 샅굴중간점 아래 6.5 ± 1.5cm(평균 ± 표준편차), 혹은 샅피부주름(inguinal skin)(사타구니 혹은 홀덴 주름)과 샅굴중간점에서 그은 수직선이 만나는 곳에서 넙다리동맥 바깥쪽으로 갈라져 나온다(그림 8.17). 깊은넙다리동맥이 시작되는 지점에서 먼 쪽 1~2cm 이내에서 안쪽/

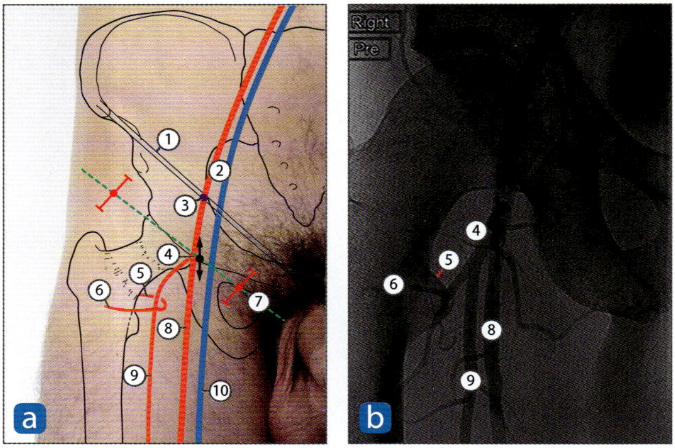

그림 8.17 오른쪽 넙다리 앞면의 넙다리동맥과 그 가지들.
(a) 표면해부학적 그림.(b) 엉덩이 부위의 혈관조형 영상.

① 샅굴인대(Inguinal l.), ② 바깥엉덩동맥과 정맥(external iliac a. and v.), ③ 샅굴중간점(보라색 점), ④ 깊은넙다리동맥(profunda femoris artery)이 넙다리동맥으로부터 갈라져 나오는 곳: 샅굴중간점 아래 6.5 ± 1.5cm(평균 ± 표준편차)(검은색 화살표), ⑤ 안쪽넙다리휘돌이동맥(medial circumflex femoral a.), ⑥ 바깥쪽넙다리휘돌이동맥(lateral circumflex femoral a.), ⑦ 넙다리 앞쪽(홀덴) 피부주름: 샅굴인대에서 먼쪽으로 6.7 ± 1.9cm(빨간색 막대선), ⑧ 넙다리동맥(femoral artery), ⑨ 깊은넙다리동맥(profunda femoris artery), ⑩ 넙다리정맥(femoral vein)

바깥쪽 넙다리휘돌이동맥(femoral circumflex arteries)을 분지하고 넙다리뼈 몸통의 안쪽을 따라 아래로 가며 이는 동맥조영술로 확인할 수 있다.

신경(Nerve)

넙다리신경(Femoral nerve)(L2~4)은 넙다리동맥의 맥박이 느껴지는 부위의 바깥 1cm 이내에서 넙다리삼각에 진입한다(그림 8.18, 8.19). 넙다리신경의 두렁가지는 넙다리동정맥과 함께 넙다리빗근의 밑에서 주행하다가 무릎의 안쪽면에서부터는 긴두렁정맥과 함께 아래안쪽으로 주행한다.

폐쇄신경(Obturator nerve)(L2~4)은 두덩결합에서 바깥쪽 2cm 이내, 아래 2cm 이내에 위치한 폐쇄관을 따라 아래로 주행하다가 안쪽구획으로 진입한다. 폐쇄신경은 폐쇄관에서 빠져나오는 곳에서 주사로 마취하거나 엉덩이 수술 중에 절구가

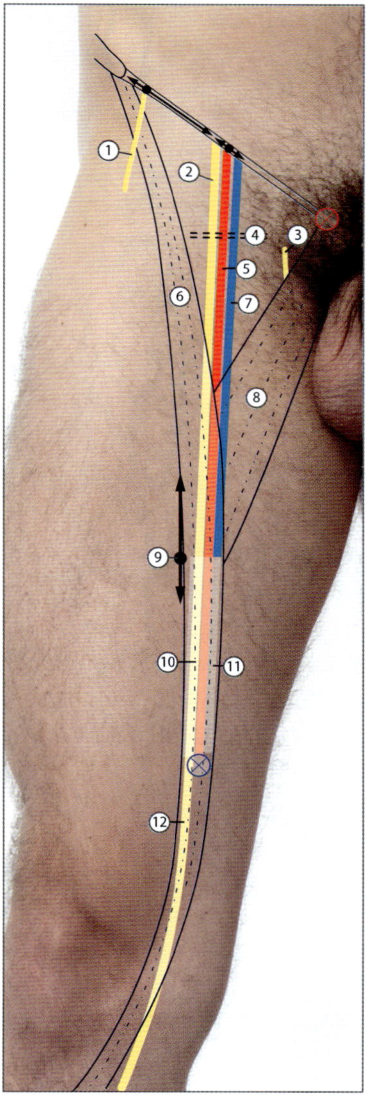

그림 8.18 오른쪽 넙다리 앞안쪽의 신경혈관구조와 모음근굴.

① 넙다리 삼각에 진입하는 가쪽넙다리 피부신경(lateral cutaneous nerve): 일반적으로 위앞엉덩뼈가시(anterior superior iliac spine(ASIS))에서 2.1~ 3.5cm (0.3~7.3cm 범위, 화살표),

② 넙다리신경(femoral nerve)

③ 폐쇄신경(obturator nerve)

④ 그림 8.1에서의 초음파 탐촉자의 위치(이중선), 그림 8.1 참고

⑤ 넙다리삼각에 진입하는 넙다리동맥: 샅굴중간점 좌우 ± 1.cm(화살표)

⑥ 넙다리빗근(sartorius)

⑦ 넙다리정맥(femoral vein)

⑧ 긴모음근(adductor longus)

⑨ 모음근굴(adductor canal)의 입구 높이: 위앞엉덩뼈가시에서 먼쪽으로 ~28cm 이내(20~30cm 범위, 화살표)

⑩ 모음근(넙다리빗근밑)굴 안의 두렁신경과 넙다리동맥

⑪ 모음근(넙다리빗근밑)굴의 위치(흰색 음영),

⑫ 두렁신경(saphenous nerve)

⊗모음근 구멍의 위치(그림 8.11 참고),

⊗두덩결절(pubic tubercle)

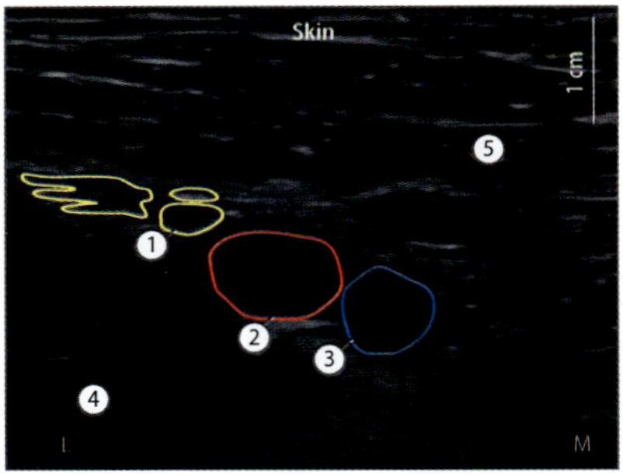

그림 8.19 오른쪽 넙다리의 초음파 영상. 탐촉자의 위치는 그림 8.16, 8.18에 표시.

① 넙다리신경(의 뒷가지)(Femoral nerve(post branching))
② 넙다리동맥(femoral artery)
③ 넙다리정맥(femoral vein)
④ 엉덩허리근(iliopsoas)
⑤ 넙다리근막(fascia lata)
L:바깥쪽, M: 안쪽.

로인대(transverse acetabular ligament) 깊숙한 곳을 압박기구로 눌러 마취하기도 한다

가쪽넙다리피부신경(lateral cutaneous nerve of thigh)(L2~3)은 아래로 향해 샅굴인대의 밑을 통해 주로 위앞엉덩뼈가시에서 평균 2.1~3.5cm(0.3~7.3cm 범위) 아래안쪽 지점에서 넙다리삼각에 들어가 위앞엉덩뼈가시에서 먼 쪽으로 2~9cm에 있는 넙다리근막긴장근의 안쪽 경계를 가로지른다.

이 신경이 꽉 끼는 옷이나 허리띠, 쳐진 뱃살에 의해 눌리면 가쪽 넙다리의 감각이상(thigh paraesthesia)(이상지각성 넙다리신경통; meralgia paraesthetica)(그림 1.40a 참고)이 유발될 수 있으며, 엉덩관절수술 앞접근법(스미스-피터슨) 중에 손상받을 수 있고 다른 간단한 시술 중에도 손상 받기 쉽다(표 8.5). 주로 위앞엉덩뼈가시에서 2cm 아래, 2cm 안쪽 지점에서 마취한다.

궁둥신경(sciatic nerve)(L4~S3)은 큰궁둥구멍(greater sciatic foramen)(궁둥구멍근 아래)을 통해 볼기부위에 진입해, 가쪽돌림근(lateral rotators) 위에서 아래바깥쪽으로 휘어져 넙다리 뒤로 간 다음 넙다리두갈래근의 밑을 따라 아래로 향한다(그림 8.20). 궁둥신경은 대략 넙다리 위에서 아래로 2/3 지점인 다리오금의 위꼭대기 근처에서 정강이신경(tibial nerves)과 온종아리신경(common fibular nerves)으로 갈라진다.

궁둥신경은 다음의 기준점들을 통해 위치를 추적할 수 있으며 볼기 부위에서 마취할 수 있다.

신경	위치	술기
궁둥신경(Sciatic nerve)	볼기 부위	근육내주사
바깥넓다리피부신경 (Lateral cutaneous of thigh)	넙다리 앞쪽	근육내주사
온종아리신경(Common fibular(peroneal) nerve)	종아리뼈 목의 높이	소수술(피부병변 제거 등)
장딴지신경(Sural nerve)	아래다리의 뒷면	수술(피부병변 제거 등)

표 8.5 술기 중에 손상되기 쉬운 다리의 신경의 위치.

성인의 경우

- 위뒤엉덩뼈가시(posterior superior iliac spine)와 궁둥뼈결절(ischial tuberosity)을 연결한 선의 위 쪽1/3(30 ± 5%)
- 궁둥뼈결절과 큰돌기(greater trochanter)의 윗부분을 연결한 선의 중점(50 ± 5%) 혹은 가운데 1/3
- 넙다리두갈래근의 긴갈래의 중간점

소아의 경우

- 위뒤엉덩뼈가시와 궁둥뼈결절을 연결한 선의 가운데 1/3
- 궁둥뼈결절과 큰돌기 윗부분을 연결한 선의 가운데 1/3

위넙다리피부신경(Posterior cutaneous nerve of the thigh)(S1~3)

위넙다리피부신경은 큰궁둥구멍(greater sciatic foramen)의 궁둥구멍근(infra-piriform) 아래 부분에서 나와 넙다리두갈래근 긴갈래와 넙다리근막긴장근(fascia lata)의 사이를 따라 아래로 향한다. 아래쪽으로 주행하여 다리오금의 위를 지나 몸 쪽 종아리에서 짧은두렁정맥(saphenous vein)과 만난다.

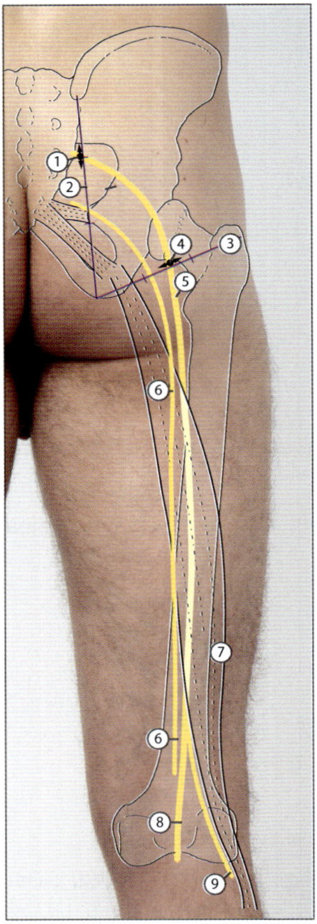

그림 8.20 볼기 부위와 오른쪽 넙다리 뒷면에서의 궁둥신경의 주행

① 궁둥신경(Sciatic nerve)의 위치: 위뒤엉덩뼈가시(posterior superior iliac spine)–궁둥뼈결절을 잇는 선(보라색)의 위에서부터 30 ± 5%(검은색 화살표) 지점

② 위뒤엉덩뼈가시– 궁둥뼈결절을 잇는 선(의 3등분)

③ 큰돌기(greater trochanter)–궁둥뼈결절(ischial tuberosity)을 잇는 선(의3등분)

④ 궁둥신경(sciatic nerve)의 위치: 큰돌기–궁둥뼈결절을 잇는 선(보라색)의 50 ± 5%(검은색 화살표) 지점

⑤ 궁둥신경(sciatic nerve)

⑥ 뒤넙다리피부신경(posterior cutaneous nerve of the thigh)

⑦ 두갈래근의 긴갈래(long head of biceps femoris)

⑧ 종아리신경(tibial nerve)

⑨ 온종아리신경(common fibular nerve)

8.2 무릎, 다리오금, 아래 다리(knee, popliteal fossa and leg)

뼈, 관절, 인대(Bones, joints and ligaments)

정강뼈(Tibia)

정강뼈는 무릎과 발목 사이에 위치하며(그림 8.21). 많은 정강뼈의 부분들이 겉에서 만져지기 때문에 그 아래 구조물들에 대한 표면해부학적 기준이 된다.

- 안(medial)/바깥정강뼈관절융기(lateral tibial condyles)는 넙다리뼈 관절융기(femoral condyles)의 아래, 무릎의 가장자리에서 만져진다. 무릎을 구부렸을 때 두 관절융기의 앞부분은 무릎인대 양 옆의 쏙 들어간 부분의 아래 쪽에서 만져진다.
- 정강뼈거친면(tibial tuberosity)은 무릎 관절면에서 3~5cm 아래, 무릎인대와 동일선상에 있다. 거친면 위에 통증이 있는 경우 찢김골절이나 젊은 환자의 경우 오스굿-슐라터병을 의심해 볼 수 있다..
- 엉덩정강근막띠결절(tubercle of iliotibial tract)(거디 결절)은 무릎 관절면에서 먼 쪽으로 1cm 이내, 정강뼈거친면에서 바깥쪽으로 2~3cm 지점에 있다. 이 부근에 통증이 있는 경우 엉덩정강근막띠증후군(iliotibial band syndrome)이나 찢김골절을 의심해 볼 수 있다.
- 정강뼈의 안쪽 경계(medial tibial border)(정강이)는 앞안쪽을 향하고 있으며 피부 바로 밑에 있어 잘 만져진다. 위로는 안쪽 정강뼈관절융기, 아래로는 안쪽 복사뼈까지 이어져있다.
- 정강뼈의 앞쪽 경계(anterior tibial border)는 정강뼈의 앞을 따라 길게 솟아있어 잘 만져진다. 먼 쪽에서는 앞정강근힘줄에 의해 몸쪽에서보다 덜 두드러지고 만져지지 않는 경우도 있다(그림 8.28 참고)

종아리뼈(Fibula)

종아리뼈는 아래다리의 바깥쪽에 위치하며, 발목에서는 관절면을 이루고 있으나 무릎쪽에서는 그렇지 않다.

- 종아리뼈 머리(fibula head)는 둥글고 돌출되어 였어 무릎관절면 1~2cm 아래의 바깥뒤쪽에서 만져진다.

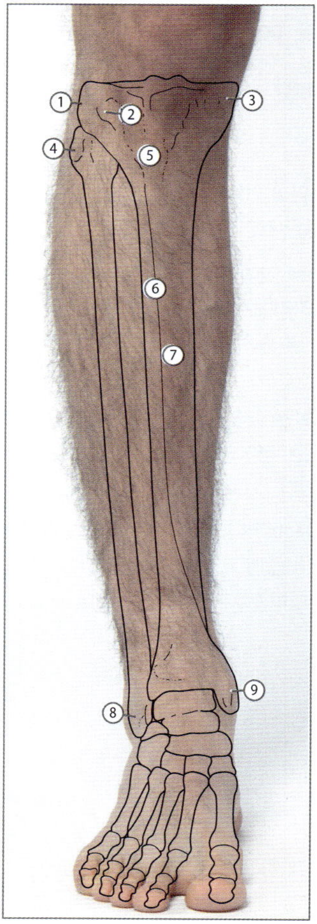

그림 8.21 오른쪽 아래 다리의 뼈구조

① 바깥정강뼈관절융기(Lateral tibial condyle)
② 엉덩정강근막띠결절(거디결절)(tubercle of the iliotibial tract(Gerdy's))
③ 안쪽정강뼈관절융기(medial tibial condyle)
④ 종아리뼈 머리(fibular head)
⑤ 종아리뼈결절(tibial tuberosity)
⑥ 정강이뼈의 앞쪽 경계(anterior border of tibia)
⑦ 정강이뼈의 안쪽 경계(medial border of tibia)
⑧ 바깥복사뼈(lateral malleolus)
⑨ 안쪽복사뼈(medial malleolus)

- **넙다리두갈래근힘줄**(biceps femoris tendon)은 그 아래쪽에서 종아리뼈머리에 부착되어 있으며 온종아리신경(common fibular nerve)이 힘줄 바로 아래에 있기 때문에 손상될 위험이 있다.
- **종아리뼈 몸통**(shaft)은 바깥복사뼈(lateral malleolus)와 연결되어 있는 아래쪽에서 만져진다.

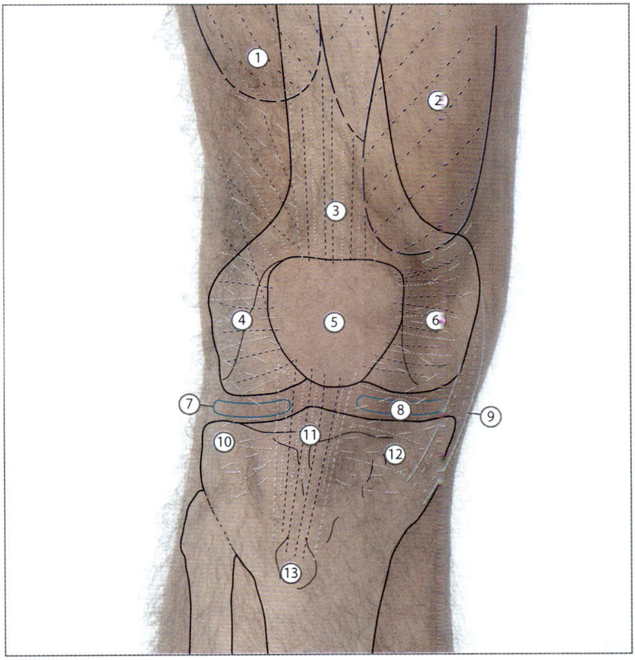

그림 8.22 정면에서 본 오른쪽 무릎

① 가쪽넓은근(Vastus lateralis), ② 안쪽넓은근(vastus medialis), ③ 넙다리네갈래근 힘줄(quadriceps tendon), ④ 바깥넙다리뼈관절융기(lateral femoral condyle), ⑤ 무릎뼈(patella), ⑥ 안쪽정강뼈관절융기(medial femoral condyle), ⑦ 가쪽반달(lateral meniscus), ⑧ 안쪽반달(medial meniscus), ⑨ 안쪽(정강이) 곁인대(collateral ligament), ⑩ 바깥정강뼈관절융기(lateral tibial condyle), ⑪ 무릎인대(patellar ligament), ⑫ 안쪽정강뼈관절융기(medial tibial condyle), ⑬ 정강뼈거친면(tibial tuberosity)

무릎관절(Knee joint)

바깥쪽/안쪽 넙다리관절융기(femoral condyles)는 무릎뼈의 양 옆에서 만져지며 무릎을 구부렸을 때 관절융기의 곡선 모양의 관절면이 무릎 인대의 양 옆에서 만져진다(그림 8.22). 무릎관절의 안-바깥 연결선은 지면에 평행하며 넙다리뼈관절융기와 정강이뼈관절융기 사이에서 수평에 가까운 고랑으로 만져진다. 수평 피부주름은 무릎관절선에서 몸쪽으로 2cm이내 다리오금(popliteal fossa) 위에 있다

(그림 8.26 참고). 관절경 포트는 관절선 상에서 무릎인대의 바깥 혹은 안쪽에서 삽입한다.

반달연골(Menisci)은 섬유연골조직으로 안/바깥 정강뼈 관절융기를 감싸고 있다. 반달연골의 바깥 경계는 무릎관절선의 무릎뼈 양 옆의 앞쪽에서 만질 수 있다(그림 8.22). 반달연골이 외상, 비틀림, 노화로 인한 퇴행에 의해 찢어지면 무릎 통증, 움직일 때의 맞물리거나 걸리는 느낌, 관절선의 압통과 삼출이 발생할 수 있다.

임상에서의 활용

두덩정강근과 반힘줄근의 힘줄이 앞십자인대의 재건수술에 주로 사용된다.

무릎을 가로지르는 힘줄(Tendons crossing the knee)들은 무릎을 90° 굽힌 상태에서 저항해서 굽히면 식별할 수 있다(표 8.6, 그림 8.23, 8.24).

인대(Ligaments). 강한 인대들이 무릎관절의 안쪽과 바깥쪽을 지지한다(그림 8.23, 8.24).

- 바깥(종아리)곁인대[lateral(fibular) collateral ligament]는 둥근 끈모양으로 가쪽넙다리뼈 관절융기와 종아리뼈머리를 연결한다. 바깥곁인대는 무릎 안쪽에 바깥쪽으로 힘을 가했을 때(안쪽 굽힘) 종아리뼈 머리의 몸쪽에서 가장 잘 만져진다. 과도한 안쪽 굽힘은 인대에 손상을 줄 수 있다.

안쪽면	바깥면
반힘줄근(semitendinosus) 둥근 모양으로 보이고 만져지는 힘줄; 안쪽면의 가장 뒤바깥쪽에 위치	넙다리두갈래근(biceps femoris) 뒤바깥쪽에 있는 두드러진 힘줄
반막모양근(semimembranosus) 반힘줄근과 두덩정강근 사이의 고랑에서 만져진다; 넓고 편평한 힘줄	
두덩정강근(gracilis) 둥근 모양으로 보이고 만져지는 힘줄; 안쪽면의 가장 앞안쪽에 위치	엉덩정강근막띠(Iliotibial tract) 바깥관절융기를 넘어 부착 부위(거디 결절)까지 연결되는 단단하고 편평한 띠
넙다리빗근(sartorius) 두덩정강근의 앞에서 부드러운 덩이로 만져짐	

표 8.6 무릎 바깥쪽과 안쪽을 가로지르는 힘줄들, 무릎은 저항해 구부리고 엉덩이는 저항해 모았을 때 가장 잘 보이고 만져진다.

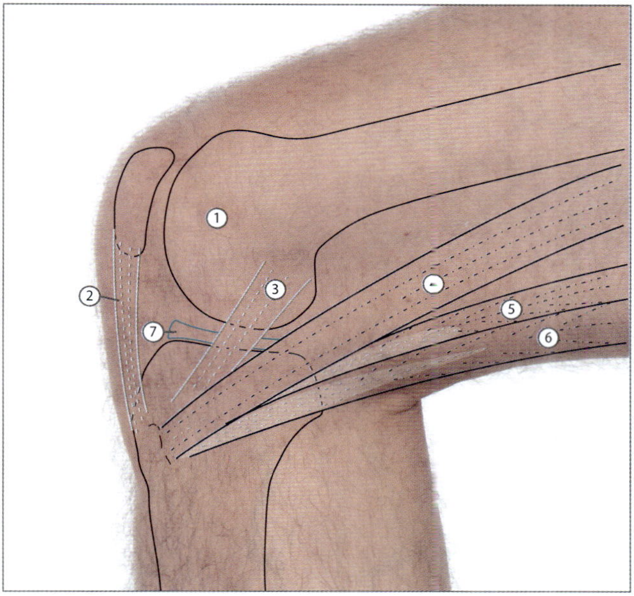

그림 8.23 오른쪽 무릎을 안쪽에서 본 모습.

① 안쪽 넙다리관절융기(Medial femoral condyle), ② 무릎인대(patellar ligament), ③ 안쪽(정강이) 곁인대(collateral ligament), ④ 넙다리빗근(sartorius), ⑤ 두덩정강근(gracilis)과 힘줄, ⑥ 반힘줄근(semitendinosus)과 힘줄, ⑦ 안쪽 반달연골(medial meniscus)

- **안쪽(정강이) 곁인대**(medial(tibial) collateral ligament)는 안쪽 넙다리관절융기, 몸쪽 정강이 뼈의 안쪽면, 안쪽 반달연골사이를 지나는 납작한 띠 모양이다. 안쪽을 향하는[바깥굽임(valgus)] 과도한 외력은 인대와 안쪽 반달연골 모두에 손상을 줄 수 있다.

> **임상에서의 활용**
>
> 발꿈치(아킬레스)힘줄 파열의 증상은 갑작스런 날카로운 통증, 발목을 움직이지 못함, 파열 부위의 둥근 덩이, 누르거나 만졌을 때의 통증 등이 있다. 발꿈치뒤윤활낭염은 발꿈치힘줄 앞의 압통으로 나타난다.

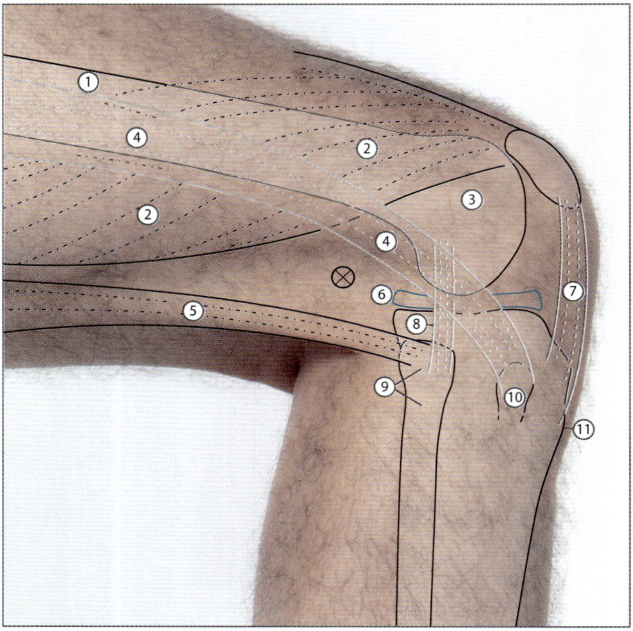

그림 8.24 오른쪽 무릎을 바깥쪽에서 본 모습

① 넙다리뼈몸통(femoral shaft), ② 가쪽넓은근(vastus lateralis), ③ 가쪽넙다리뼈관절융기(lateral femoral condyle), ④ 엉덩정강근막띠(인대)(iliotibial tract(band)), ⑤ 넙다리두갈래근(biceps femoris), ⑥ 바깥쪽 반달연골(lateral meniscus), ⑦ 무릎인대(patellar ligament), ⑧ 바깥(종아리)곁인대(collateral ligament), ⑨ 종아리뼈 머리와 목(fibular head and neck), ⑩ 엉덩정강근막띠(거디)결절(iliotibial tract(Gerdy's) tubercle), ⑪ 정강이뼈거친면(tibial tuberosity), ⊗ 정강이신경과 온종아리신경 차단술을 할 때의 바늘 삽입 위치

근육, 힘줄, 구획(Muscles, tendons and regions)

뒤구획(Posterior compartment)

장딴지근(gastrocnemius)과 가자미근(soleus)은 크고 표면에 있는 근육들로 발을 저항해 발바닥쪽굽힘(plantarflexed)을 했을 때 잘 보인다(그림 8.25). 두 근육은 아래쪽에서 발꿈치뼈의 뒷면에 부착되어 있는 넙은 힘줄인 발꿈치(아킬레스)힘줄에서 모인다. 발꿈치힘줄을 두드려 S1~S2 신경을 검사할 수 있으며, 반사 운동

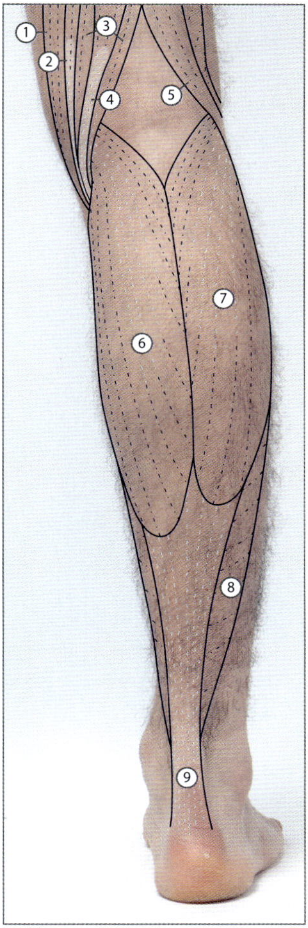

그림 8.25 무릎의 뒷면과 아래다리 뒤쪽구획의 표면근육들.

① 넙다리빗근(Sartorius)
② 두덩정강근 힘줄(gracilis tendon)
③ 반막모양근(semimembranosus)
④ 반힘줄모양근(semitendinosus)
⑤ 넙다리구갈래근(biceps femoris)
⑥ 장딴지근(gastrocnemius)(안쪽머리)
⑦ 장딴지근(바깥쪽 머리)
⑧ 가자미근(soleus
⑨ 발꿈치(아킬레스)힘줄(calcaneal(Achilles') tendon)

이 감소한 경우 말총증후군(cauda equina syndrome) 혹은 L5~S1 추간판탈출증을 의심해 볼 수 있다.

- 장딴지근(gastrocnemius)은 아래다리 뒷면의 가장 표면에 있는 근육이다. 장딴지근육의 안/바깥머리는 각각 안/가쪽넙다리뼈관절융기에 붙어 있으

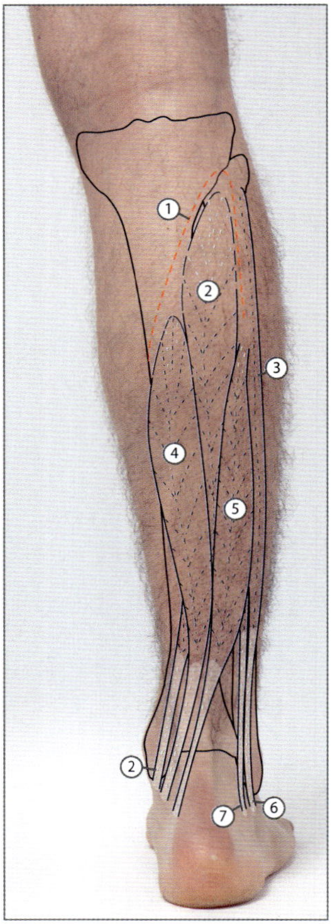

그림 8.26 아래다리 뒤구역의 깊은 근육들

① 가자미근선(Soleal arch)
② 뒤정강근(tibialis posterior)
③ 아래다리 바깥구역(lateral leg compartment)
④ 긴발가락굽힘근(flexor digitorum longus)
⑤ 긴엄지굽힘근(flexor hallucis longus)
⑥ 긴종아리근(fibularis longus)
⑦ 짧은종아리근(fibularis brevis)

며, 근육의 두 개의 힘살은 아래쪽으로는 종아리 중간 정도 높이까지 이어진다.

- **가자미근**(soleus)은 장딴지근의 밑에 있지만 안쪽과 바깥쪽의 튀어나온 부분이 겉에서 보이기도 한다. 가자미근은 종아리뼈 머리의 뒷면에, 종아리뼈 몸통 뒷면의 몸쪽 1/3, 정강이뼈의 가자미근선에 부착되어 있다(그림 8.26).

깊은 뒤구획 근육(deep posterior compartment muscles)들은 안쪽복사뼈의 뒤를 지나 발바닥으로 연결되며(그림 8.26), 발을 안쪽으로 번지면 그 힘줄들을 식별하는데 도움이 된다.

- 뒤정강근(tibialis posterior)은 종아리뼈의 위 2/3, 정강이뼈, 뼈사이막에서부터 아래안쪽(inferomedially)으로 향해 간다. 안쪽복사뼈 바로 뒤를 지나는 힘줄은 발을 발바닥쪽으로 완전히 굽혔을 때 만져지기도 한다.
- 긴발가락굽힘근(flexor digitorum longus)은 정강이뼈 몸통 뒷면의 가운데 1/3에서부터 아래로 향하며 그 힘줄은 발목에서 뒤정강근의 뒤바깥쪽으로 지나간다. 정강동맥의 맥박이 힘줄의 뒤가쪽에서 촉진 된다.
- 긴엄지굽힘근(flexor hallucis longus)은 종아리뼈의 중간 1/3에서부터 아래가쪽을 향해 가며 그 힘줄은 발목에서 긴발가락굽힘근의 뒤가쪽(posterolateral)으로 지나간다.

다리오금(Popliteal fossa)

다리오금은 무릎 뒤에 있는 마름모꼴의 구역으로(그림 8.27), 무릎을 저항하여 굽혔을 때 잘 보이고, 다음을 그 경계로 한다:

- 위바깥쪽으로는 넙다리두갈래근(biceps femoris)
- 위안쪽으로는 반힘줄근(semitendinosus)과 반막모양근(semimembranosus)
- 아래가쪽으로는 장딴지근(gastrocnemius)의 가쪽갈래
- 아래안쪽으로는 장딴지근의 안쪽갈래

오금은 지방으로 채워져 있으면 다리의 깊은 근막과 먼쪽 넙다리뼈와 무릎의 뒷면 사이까지를 말한다. 오금에 있는 구조물들은 표 8.7에 정리되어 있다.

정강이신경과 온종아리신경은 오금에서 마취할 수 있다. 바깥접근법은 넙다리두갈래근머리과 가쪽넓은근사이의 고랑을 무릎을 편 상태에서 무릎뼈 바닥 높이에 그은 수평선이 가로지르는 지점에서 이루어진다(그림 8.24). 뒤쪽에서 접근할 때에는 다리오금의 위꼭대기에서 바늘을 진입시킨다.

윤활막낭(synovial cysts)의 물혹은 다리오금에 박등이 느껴지지 않는 부푼 형태로 보이며 터질 경우 부종이나 통증을 유발할 수 있다. 베이커낭은 무릎관절안과 연결되어 있으며 관절선의 아래 주로 나타나는 반면, 반막모양근의 오금낭이나 안쪽장딴지근 윤활막낭은 관절선의 안쪽 위에 나타난다.

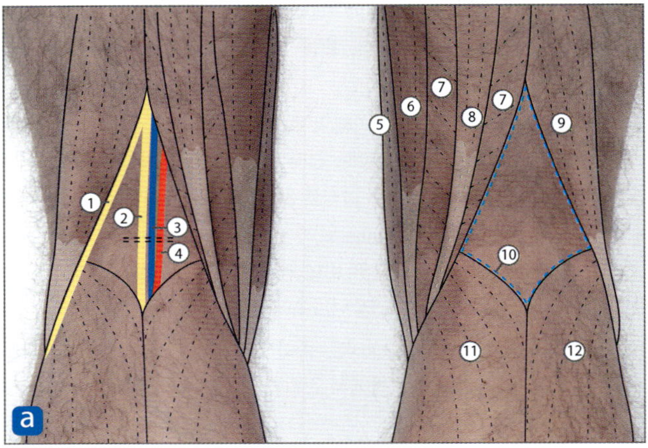

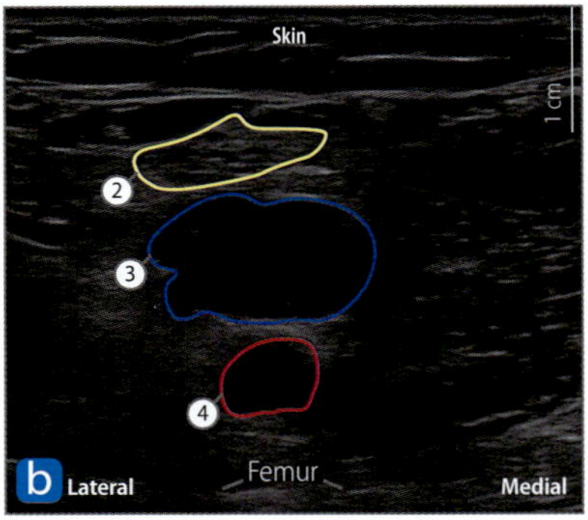

그림 8.27 좌우 무릎의 다리오금 (뒤에서 본 모습).

① 온종아리신경(Common fibular nerve) ② 정강이신경(tibial n.), ③ 오금정맥(popliteal v.), ④ 오금동맥(popliteal a.) ⑤ 넙다리빗근(sartorius), ⑥ 두덩정강근(gracilis), ⑦ 반막모양근(semimembranosus), ⑧ 반힘줄모양근(semitendinosus) ⑨ 넙다리두갈래근(biceps femoris) ⑩ 다리오금(popliteal fossa)의 경계(파란색), ⑪ 장딴지근육의 안쪽머리 ⑫ 장딴지근육의 바깥머리; 점선은 초음파 사진(b)에서의 탐촉자의 위치

앞구획(Anterior compartment)

앞구획의 근육들은 아래다리 앞바깥쪽의 몸쪽 2/3의 튀어나온 덩이를 이루며 특히 발과 발가락을 발등 쪽으로 굽혔을 때(dorsiflexion) 더 도드라진다(그림 8.28, 8.38). 운동선수의 경우, 안쪽정강뼈 피로증후군(정강이 부목), 만성운동성 구획증후군, 정강뼈 피로골절 등으로 의해 이 부분에 통증이 발생할 수 있다.

앞정강근(tibialis anterior)은 정강이 바깥쪽의 위 절반에서부터 아래 안쪽으로

구조물	표면해부학적 위치
오금동맥 (Popliteal a.)	대략 안/바깥 넙다리뼈관절융기 사이의 중간점에서 오금 바닥을 따라 아래/아래가쪽(inferolaterally)으로 간다. 오금동맥 동맥류는 오금에 박동이 느껴지는 종창을 형성한다. 관절융기 위 골절에 의해 찢어질 수 있다.
오금정맥 (Popliteal v.)	오금동맥의 곁, 바깥쪽에서 오금을 주행해 아래로 간다.
정강신경 (Tibial n.)	오금정맥의 곁, 바깥쪽에서 오금을 지나 아래로 간다, 정강신경이 손상되면 걸을 때 발바닥쪽 굽힘이 되지 않아 바닥을 밀어내지 못한다.
온종아리신경 (Common fibular n.)	넙다리두갈래근의 아래 경계를 따라 종아리뼈 목의 바깥쪽까지 아래가쪽으로 주행한다, 이곳을 다치면 발 처짐이 발생한다

표 8.7 다리오금(popliteal fossa)의 구조물들(그림 8.27 참고).

향한다. 앞정강근의 돌출된 힘줄은 먼 쪽 정강뼈의 앞 경계, 발목, 발안쪽을 가로질러 1번 발허리뼈와 안쪽쐐기뼈에 연결되며, 이 주행은 눈으로 확인하거나 촉진할 수 있다.

긴엄지폄근(extensor hallucis longus)은 종아리뼈의 중간에서 아래안쪽으로 가 발목을 넘어 엄지발가락에 붙는다. 발등동맥은 발등의 긴엄지편근 힘줄의 바깥쪽에 있다.

긴발가락폄근(extensor digitorum longus)은 앞종아리뼈의 몸쪽 3/4과 정강뼈관절융기의 가쪽에서부터 아래로 향한다. 긴발가락폄근의 힘줄은 발목의 앞쪽과 발등에서 4갈래로 갈라져 2~5번 발가락으로 향하는 것이 만져진다.

제3종아리근(fibularis tertius)은 종아리뼈의 먼쪽 앞면에서 5번 발허리뼈의 바닥까지 이어진다. 얇은 힘줄은 발을 가쪽번짐(eversion) 했을 때 가쪽 복사뼈의 바로 앞에서 가장 잘 만져진다.

가쪽 구획(Lateral compartment)

긴종아리근은 종아리뼈의 몸쪽 절반에서부터 아래로 가쪽 복사뼈의 뒤까지 이어진다(그림 8.29). 발을 저항해서 발바닥쪽굽힘하거나 가쪽번짐을 했을 때 긴종

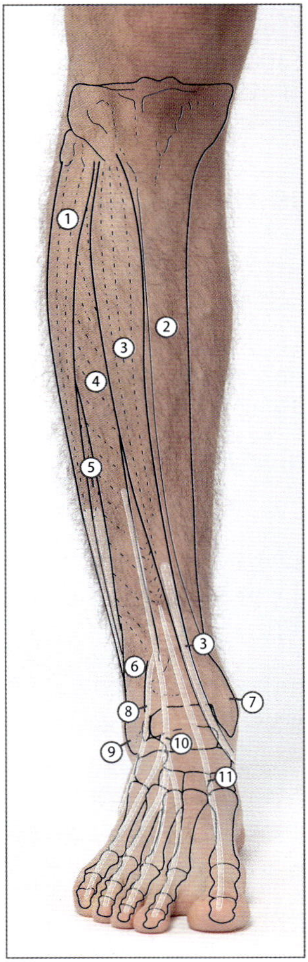

그림 8.28 아래다리 앞쪽구획과 가쪽구획의 근육

① 긴종아리근(fibularis longus)
② 정강이뼈의 안쪽 면(medial tibial border)
③ 앞정강근(tibialis anterior)과 그 힘줄
④ 긴발가락폄근(extensor digitorum longus)
⑤ 짧은종아리근(fibularis brevis)
⑥ 먼쪽 종아리뼈(distal fibula)
⑦ 안쪽복사뼈(medial malleolus)
⑧ 제3종아리근의 힘줄(tendon of fibularis tertius)
⑨ 가쪽 종아리뼈(lateral malleolus)
⑩ 네 갈래의 힘줄로 갈라지는 긴발가락폄근 (extensor digitorum longus)
⑪ 긴엄지폄근(extensor hallucis longus)의 힘줄

아리근의 힘줄이 가쪽복사뼈의 뒤에서 보이고 만져지며, 힘살이 가쪽 종아리를 따라 패이거나 튀어나온 형태로 관찰된다. 정강이뼈나 종아리뼈 수술의 뒤가쪽 접근은, 긴종아리근과 가자미근 사이를 절개해 시행된다.

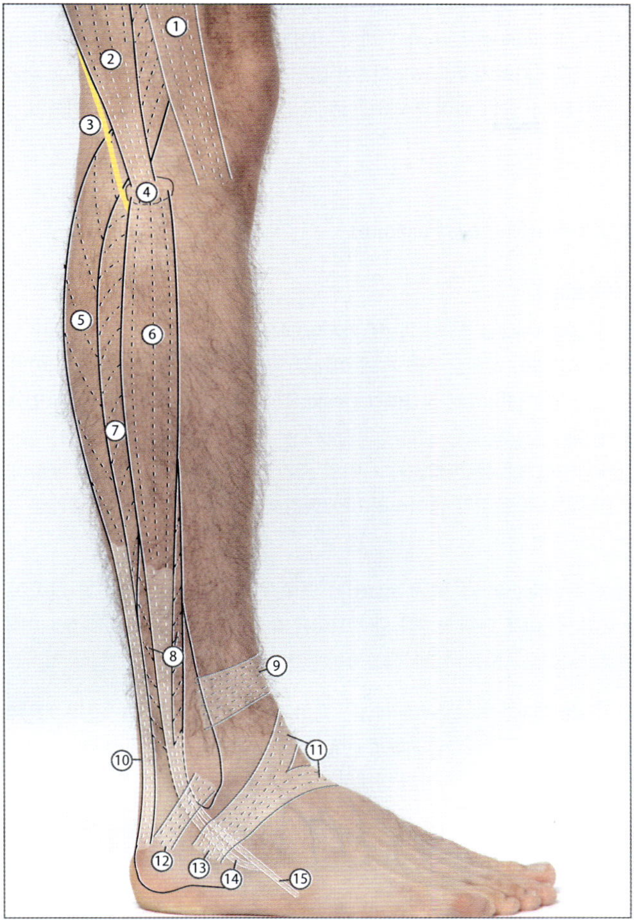

그림 8.29 아래다리 가쪽 구획의 근육

① 엉덩정강근막띠(인대)(iliotibial tract), ② 넙다리두갈래근(biceps femoris), ③ 온종아리신경(common fibular n.), ④ 종아리뼈 머리(fibular head), ⑤ 장딴지근(gastrocnemius), ⑥ 긴종아리근(fibularis longus), ⑦ 가자미근(soleus), ⑧ 짧은종아리근(fibularis brevis), ⑨ 위폄근지지띠(superior extensor retinaculum), ⑩ 발꿈치힘줄, ⑪ 아래폄근지지띠(inferior extensor retinaculum), ⑫ 위종아리지지띠(superior fibular retinaculum), ⑬ 아래종아리지지띠(inferior fibular retinaculum), ⑭ 긴종아리근(fibularis longus) 힘줄, ⑮ 짧은종아리근(fibularis brevis) 힘줄

짧은종아리근(fibularis brevis)은 종아리뼈 가쪽의 가운데 절반에서부터 아래로는 가쪽복사(lateral malleolus) 뒤까지 이어진다. 힘줄은 발을 가쪽번짐(eversion)했을 때 가쪽복사뼈의 뒤에서부터 5번 발허리뼈거친면(metatarsal tuberosity) 사이에서 만져진다. 발이 외력에 의해 심하게 안쪽번짐(inversion)되면 힘줄이 찢어질 수 있다.

신경혈관구조(Neurovasculature)

동맥(Arteries)

오금동맥(popliteal artery)과 그 가지(popliteal branches)들 오금동맥은 넙다리뼈에 가까이 붙어 다리오금을 통해 아래로 향하기 때문에 오금에서 맥박을 촉지할 수 있고 먼쪽넙다리뼈 골절(distal femoral fracture)에 의해 파열될 수 있다(그림 8.27, 8.30). 오금동맥은 넙다리 뒷면에서는 모음근구멍과(그림 8.11, 275쪽 참고) 안쪽/가쪽넙다리뼈관절융기 사이의 중간점을 잇는 선을 따라 주행하다가 가자미근의 밑으로 들어가 종아리뼈머리/정강뼈거친면 높이에서 두 갈래로 갈라진다.

뒤정강동맥(posterior tibial artery)은 안쪽/가쪽넙다리뼈관절융기 사이의 중간지점에서부터 아래 다리의 뒤구획(가자미근의 앞)을 통해 아래로 주행해 안쪽복사뼈와 발꿈치힘줄 사이의 1/3지점에 이르러 발목굴에 진입한다(그림 8.30).

앞정강동맥(anterior tibial artery)은 종아리뼈머리가 만져지는 곳과 정강뼈거친면 사이의 중간지점에서 앞구획에 진입해, 긴엄지폄근의 가쪽에 위치한 안쪽/가쪽복사뼈 사이의 중간지점까지 아래로 주행한다(그림 8.31, 8.42).

종아리동맥(fibular artery)은 무릎관절에서 8~10cm 아래에서 뒤정강동맥으로부터 갈라져 나와 종아리뼈 바로 안쪽의 뒤구획을 통해 아래로 향해 가쪽복사뼈의 뒤까지 주행한다(그림 8.30).

신경

정강신경(tibial nerve)(L4~S3)은 다리오금의 중심선을 따라 아래로 가 뒤정강동맥과 함께 아래 다리 뒷면을 주행한다(그림 8.27, 8.30).

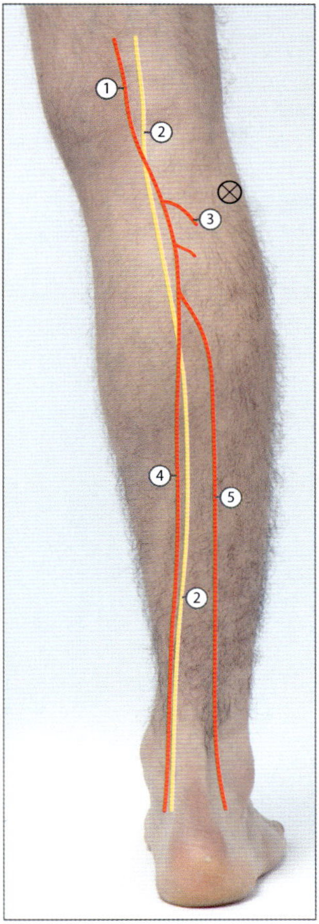

그림 8.30 아래다리 뒤쪽구획의 신경혈관구조.

① 오금동맥(Popliteal artery)
② 정강신경(tibial nerve)
③ 앞쪽구획을 지나가는 앞정강동맥(anterior tibial artery)(그림 8.31 참고)
④ 뒤정강동맥(posterior tibial artery)
⑤ 종아리동맥(fibular artery)
⊗ 종아리뼈머리(fibular head)

온종아리신경(common fibular nerve)(L4~S2)은 넙다리두갈래근의 힘줄과 함께 아래가쪽(inferolaterally)으로 주행하다 종아리뼈머리의 가쪽을 감싸며 휘는데, 이 지점에서 단단한 띠 모양으로 만져지기도 하며 압박이나 다른 부상에 의해 손상되기 쉬운 곳이기도 하다(그림 8.27, 8.29, 8.31). 그 다음 온종아리신경은 긴종아리근의 밑으로 가 두 갈래로 갈라진다.

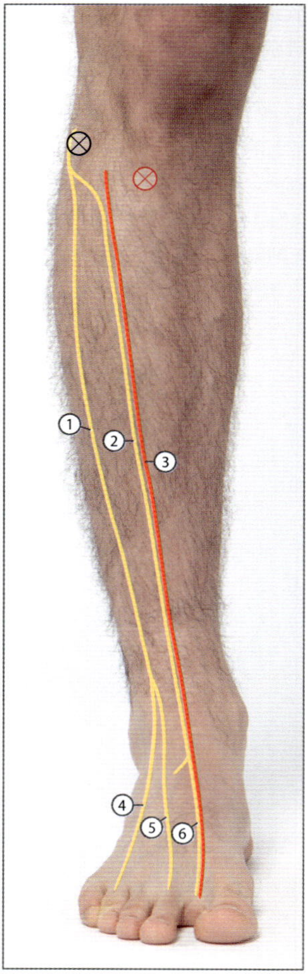

그림 8.31 아래 다리의 안쪽구획과 가쪽 구획의 신경혈관구조

① (가쪽 구획 안에 있는) 얕은종아리신경(Superficial fibular nerve)
② (안쪽구획 안에 있는) 깊은종아리신경(deep fibular nerve)
③ 앞정강동맥(anterior tibial artery)
④ 중간발등피부신경(intermediate dorsal cutaneous nerve)
⑤ 안쪽발등피부신경(medial dorsal cutaneous nerve)
⑥ 깊은종아리신경(deep fibular nerve)와 발등동맥의 안쪽 가지(dorsalis pedis artery)
⊗ 종아리뼈 머리(fibular head)
⊗ 정강이뼈 거친면(tibial tuberosity)

- **얕은종아리신경**(superficial fibular nerve)은 긴종아리근(fibularis longus)의 밑에서 아래로 주행하다가 종아리뼈의 앞가쪽의 위에서부터 2/3지점에서 근육 겉으로 나와 발등으로 가는 신경인 안쪽발등피부신경(medial dorsal cutaneous nerve)과 중간발등피부신경(intermediate dorsal cutaneous nerve)으로 갈라진다(그림 8.42)

- **깊은종아리신경**(deep fibular nerve)은 앞정강이동맥(anterior tibial artery)과 함께 발등까지 아래로 주행하며 그 안쪽 가지는 ˉ, 2번 발가락 사이의 갈퀴막공간(web space)을 통과한다.

표면정맥(Superficial veins)과 피부신경(cutaneous nerves)

두렁정맥(saphenous veins)은 발의 발등정맥활(dorsal venous arch)에서 시작해 복사뼈 가까이를 지나가는 데 응급상황에서 이 부분을 절개하기도 한다(정맥절개술)(표 8.8, 그림 8.32, 8.33). 피부신경은 먼쪽에서는 정맥 가까이에 위치하므로 복사뼈 부근에서 주사 마취할 수 있고 관상동맥우회술을 위한 정맥 적출 중에 손상될 수 있다.

무릎아래신경(Infrapatellar nerves)은 무릎뼈의 꼭대기 높이에서 두렁신경으로부터 갈라져 나와 무릎뼈와 무릎인대 주위를 곡선을 이루며 지나간다(그림 8.32). 무릎아래신경은 무릎관절경이나 앞안쪽에서 접근하는 수술 시에 손상될 위험이 있으며 그런 경우 무릎 가쪽의 감각소실이나 통증이 유발될 수 있다.

정맥	시작점과 표면상의 위치	관련된 신경
짧은(작은) 두렁정맥 [Short(small) saphenous]	가쪽복사뼈의 위를 지나 종아리 뒷면의 중앙을 따라 다리오금까지 올라간다.	종아리 뒤와 발 가쪽의 장딴지 피부신경(Sural cutaneous nerve)
긴(큰) 두렁정맥 [Long(great) saphenous]	안쪽복사뼈의 앞을 지나 정강이뼈 안쪽을 따라 위로 가다가 무릎뼈의 안쪽경계 뒤 7~10cm 지점에서 안쪽 넙다리관절융기를 넘어간다. 그 다음 넙다리의 앞안쪽으로 올라가 두렁구멍(saphenous opening)과 두렁넙다리접합부(saphenofemoral junction)에 이른다(표 8.4, 그림 8.16 참고)	종아리 안쪽과 발등 안쪽의 두렁신경(Saphenous nerve), 안쪽 허벅지의 폐쇄신경(obturator nerve)/넙다리신경(femoral nerve)의 피부가지

표 8.8 두렁(표면) 정맥과 피부신경

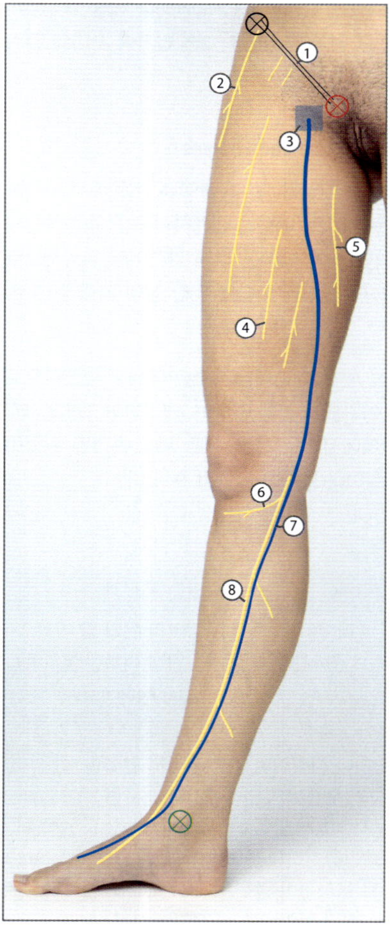

그림 8.32 다리의 긴(큰)두렁정맥과 피부신경

① 살굴인대(Inguinal ligament)
② 가쪽넙다리피부신경(lateral cutaneous nerve)
③ 두덩결절(pubic tubercle)에서 아래로 0~3cm 가쪽으로 1~4cm에 위치한 3x3cm 구역(파란색 음영)에 있는 두렁구멍(saphenous opening)을 통해 두렁넙다리접합부(saphenofemoral junction)를 지나는 긴두렁정맥
④ 앞피부신경(anterior cutaneous nerves)(넙다리가지)
⑤ 폐쇄신경(obturator nerve)의 피부가지
⑥ 무릎아래신경(infrapatellar nerve)
⑦ 긴두렁정맥(long saphenous vein)
⑧ 두렁신경(saphenous nerve)
⊗ 위앞엉덩뼈가시(anterior superior iliac spine)
⊗ 두덩결절(pubic tubercle)
⊗ 안쪽 복사뼈(medial malleolus)

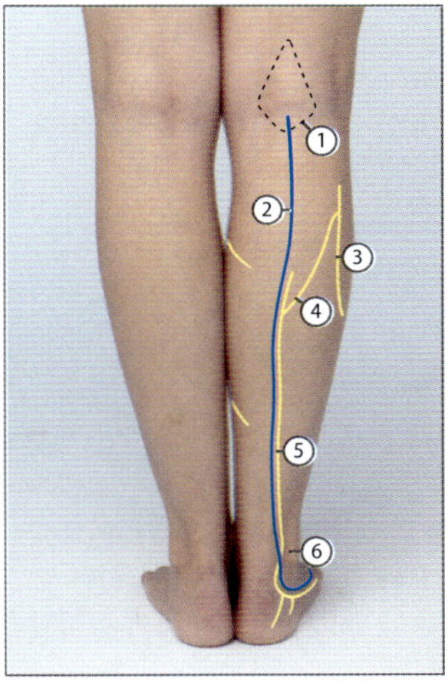

그림 8.33 짧은(작은) 두렁 정맥과 피부신경.

① 다리오금(Popliteal fossa boundary)의 경계(검은 점선)
② 짧은두렁정맥(short saphenous vein)
③ 가쪽장딴지피부신경(lateral sural cutaneous nerve)
④ 장딴지교통신경(sural communicating nerve)
⑤ 장딴지신경(sural nerve)
⑥ 가쪽복사뼈(lateral malleolus)

8.3 발목과 발(Ankle and foot)

뼈, 관절, 인대(Bones, joints and ligaments)

발의 뼈(ligaments bones of the foot)

발에 있는 뼈와 관절 구조물의 상당수가 발등이나 발 옆쪽에서 만져진다(표 8.9, 그림 8.34, 8.35). 발목과 발에는 골절이 잘 발생하며 움직이면 악화되는 통증, 무게를 지탱하지 못함, 부종, 국소적인 멍, 모양 변형 등을 동반한다.

발허리뼈, 발가락뼈, 발가락관절(Metatarsals, phalanges and joints)

> **임상에서의 활용**
>
> 발꿈치로 넘어지거나 낙상해 발꿈치 뼈가 골절된 경우, 반드시 척추 손상이 없는지도 확인해야 한다.

길죽한 발허리뼈의 몸통은 끝에서 넓어져 발허리뼈머리가 되며, 발허리뼈머리는 발가락뼈의 몸쪽과 발허리발가락관절(metatarsophalangeal joint)을 이룬다. 발허리발가락관절선은 발등에서 발 만져지므로 발등 쪽에서 관절 주사나 흡인 같은 시술이 가능하다. 발가락과 발가락뼈사이관절도 잘 만져지며 관절선은 관절의 가장 폭이 넓은 곳의 몸 쪽에 있다. 1번 발허리발가락

구조물	표면해부학적 위치
발꿈치뼈 거친면과 돌기(그림 8.39 참고)	거친면이 발꿈치의 가장 튀어나온 뼈이다. 돌기는(발바닥면의)양 가장자리에 있으며 발바닥근막염일 때 통증이 유발되는 부위이다.
종아리 도르래 (Fibula trochlea)	가쪽복사뼈 앞아래 2cm 이내. 종아리근힘줄이 닿는 지점이다.
목말받침돌기 끄리 (Sustentaculum tali)	안쪽복사뼈 아래 2cm이내에 뼈선반(Bony prominence)이 있다. 아래로긴엄지굽힘근이 지난다.
발배뼈 거친면	목말받침돌기의 앞 2~3cm 이내 지점에서 튀어나온 뼈가 보이고 만져진다.
목말뼈 머리 (Head of talus)	발등의 긴엄지폄근힘줄의 가쪽, 종아리뼈의 먼쪽에 둥근모양으로 튀어나와있다. 발을 안쪽 번짐하면 잘 보인다. 이 곳에 압통이 있으면 목말뼈 목의 골절일 수 있다.
5번 발허리뼈의 거친면	발 가쪽에 있는 뒤가쪽을 가리키고 있는 튀어나온 뼈덩이. 발목에 외력으로 혹은 과하게 안쪽번짐했을 때 찢김골절이 발생하는 부위
가로 발배뼈 관절 (Transverse tarsal joint)	관절선이 관상면상에 평행하며, 목말뼈 머리의 앞에 있다.
발목발허리(리스프랑) 관절선(Tarsometatarsal)	발등의 발배뼈 거친면 앞 2~3cm 지점에서 5번 발허리뼈 바닥의 거친면을 지나는 뼈 등성이. 큰 충격에 의한 외상시 탈구가 발행할 수 있다.

표 8.9 발목뼈와 발의 관절(그림 8.34, 8.35 참고

관절에서 바깥굽음(valgus) 변형(엄지발가락 가쪽 휨)은 흔한 질환으로 변형된 관절 위의 활액낭 염증인 엄지건막류가 동반될 수 있다.

발목의 뼈(Bones of the ankle)

발목은 정강이뼈의 먼쪽, 안쪽/가쪽복사뼈, 목말뼈로 이루어져 있다. 가쪽복사뼈의 아래 끝은 정상적으로는 안쪽복사뼈보다 더 아래, 뒤에 위치해야 한다. 이 정렬이 흐트러져 있으면 병적상태임을 의미한다. 목말뼈 머리와 목의 몸쪽을

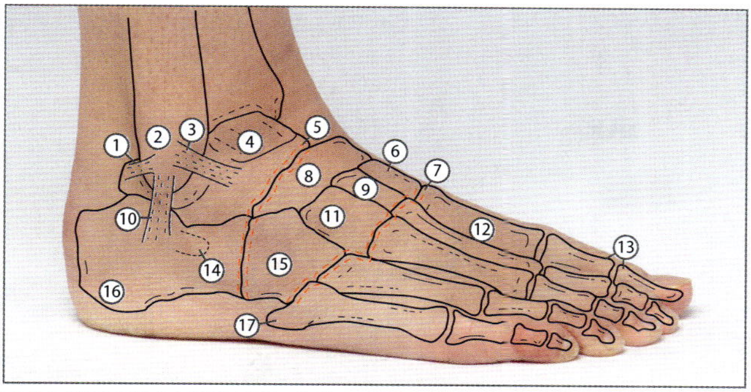

그림 8.34 가쪽에서 본 발의 뼈와 인대

① 뒤목말종아리인대(posterior talofibular l.), ② 가쪽복사뼈(lateral malleolus), ③ 앞목말종아리인대(anterior talofibular l.), ④ 목말뼈 도르레(trochlea of talus), ⑤ 목말뼈머리와 가로목말뼈관절선(transverse tarsal joint line)(주황색), ⑥ 안쪽쐐기뼈(medial cuneiform), ⑦ 발목발허리관절선(tarsometatarsal joint line)(주황색), ⑧ 발배뼈(navicular), ⑨ 중간쐐기뼈(intermediate cuneiform), ⑩ 발꿈치종아리인대(calcaneofibular l.), ⑪ 가쪽쐐기뼈(lateral cuneiform), ⑫ 1번 발허리뼈(1st metatarsal) 몸통, ⑬ 1번 발가락뼈(phalanges of digi)(몸쪽, 먼쪽), ⑭ 종아리뼈 도르래(fibular trochlea), ⑮ 입방뼈(cuboid), ⑯ 발꿈치뼈 거친면(calcaneal tuberosity), ⑰ 5번 발허리뼈의 거친면, 참고: 1, 3, 10번 인대를 통틀어 발목의 가쪽곁인대라고 한다.

만지면 발목관절선과 먼쪽 정강이뼈를 찾을 수 있다. 안쪽복사뼈와 앞정강근 사이의 부드럽고 쏙들어간 부위를 통해 발목관절에 주사를 놓거나 흡인할 수 있다(그림 8.38 참고).

인대(Ligaments)

발꿈치발배(용수철)인대[Calcaneonavicular(spring) ligament]는 목말받침돌기(sustentaculum tali)와 발배뼈 거친면 사이를 지나며, 발목을 가쪽번짐(foot eversion)했을 때 그 위치에서 단단한 띠모양으로 만져진다. 인대가 파열되면 국소 통증, 붓기, 편평발 변형이 생길 수 있다.

발목인대(ankle ligaments) 발목의 안쪽과 바깥쪽의 인대들은 그 부착점에 따라 명명되고 위치를 특정한다(그림 8.34, 8.35). 안쪽 인대들이 모여 세모인대를 이룬다. 발목인대에는 염좌 등의 부상이 잘 발생하며, 특히 앞목말종아리인대(anterior talofibular ligament)의 염좌는 복사뼈에 찢김골절을 일으킬수 있어 부종, 통

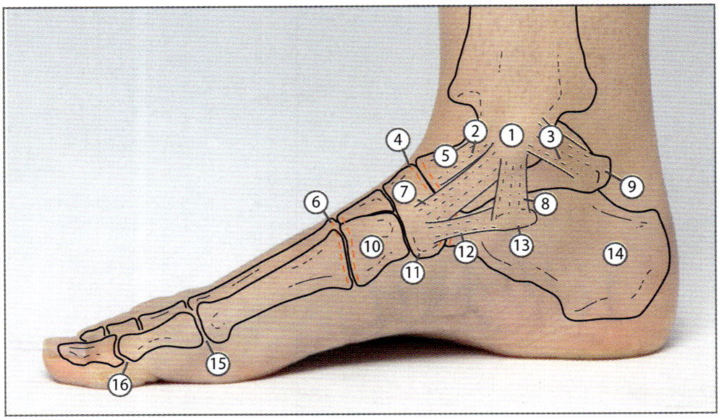

그림 8.35 오른발 안쪽면의 뼈와 인대

① 안쪽복사뼈(Medial malleolus), ② 앞정강이목말뼈인대(anterior tibiotalar l.), ③ 뒤정강이목말뼈인대(posterior tibiotalar l.), ④ 가로목발뼈관절선(transverse tarsal joint line)(주황색), ⑤ 목말뼈머리, ⑥ 발목발허리관절선(tarsometatarsal joint line)(주황색), ⑦ 정강이발배뼈인대(tibionavicular l.), ⑧ 정강이발꿈치인대(tibiocalcaneal l.), ⑨ 목말뼈의 뒤돌기(posterior process of talus), ⑩ 안쪽쐐기뼈(medial cuneiform), ⑪ 발배뼈거친면(navicular tuberosity), ⑫ 발바닥 발꿈치발배인대(plantar calcaneonavicular l.)(용수철), ⑬ 목말받침돌기(sustentaculum tali), ⑭ 발꿈치뼈(calcaneus), ⑮ 1번 발가락의 발허리발가락 관절(metatarsophalangeal joint), ⑯ 1번 발가락의 발가락뼈사이 관절(interphalangeal joint), 참고: 2, 3, 7, 8번 인대를 통틀어 안쪽곁(세모)인대라고 한다.

증, 체중을 지탱하지 못하는 증상으로 이어지기도 한다.

근육과 힘줄들(Muscles and tendons)

발목의 지지띠(Retinacula of the ankle)

발목의 지지띠는 깊은 근막의 두꺼운 부분으로 이루어져 있다(그림 8.29, 8.36, 8.37). 지지띠가 찢어지면 통증, 활시위처럼 처지는 힘줄, 뼈 정렬의 흐트러짐을 보일 수 있다. 지지띠 밑을 지나는 힘줄은 윤활집으로 싸여있으며 대부분이 먼쪽 다리에서 발까지 연결되어 있어 감염이 퍼져나가는 경로가 되거나 윤활막염이나 힘줄윤활막염이 있을 때 염증으로 인해 움직이거나 만졌을 때의 통증이 발생하기도 한다.

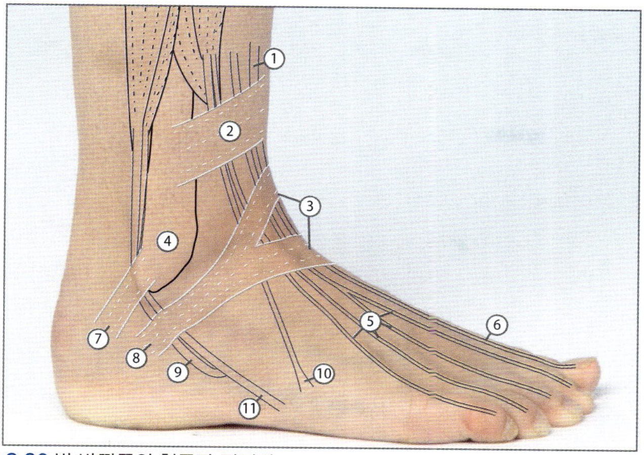

그림 8.36 발 바깥쪽의 힘줄과 지지띠

① 앞정강근(Tibialis anterior), ② 위폄근지지띠(superior extensor retinaculum), ③ 아래폄근지지띠(inferior extensor retinaculum), ④ 가쪽복사뼈(lateral malleolus), ⑤ 긴발가락폄근(extensor digitorum longus), ⑥ 긴엄지폄근(extensor hallucis longus), ⑦ 위종아리지지띠(superior fibular retinaculum), ⑧ 아래종아리지지띠(inferior fibular retinaculum), ⑨ 긴종아리긴 힘줄(fibularis longus tendon), ⑩ 제3종아리근(fibularis tertius), ⑪ 5번 발허리뼈 거친면에 붙어 있는 짧은종아리근 힘줄(fibularis brevis tendon)

- **위폄근지지띠**(superior extensor retinaculum)는 건쪽 종아리뼈 몸통과 먼쪽 정강이뼈 사이에 있으며 복사뼈에서 몇cm 몸쪽에 위치한다.
- **아래폄근지지띠**(inferior extensor retinaculum)(Y자 모양)는 바깥쪽으로는 발꿈치뼈에 붙어 있고 안쪽에서 두 갈래로 갈라져 각각 안쪽복사뼈와 발배뼈 거친면에 붙는다.
- **굽힘근지지띠**(flexor retinaculum)는 안쪽복사뼈에서부터 뒤아래쪽으로 가 발꿈치뼈의 안쪽 면에 붙는다. 발목굴의 지붕을 이루며 정강신경이 압박 받을 수 있는 곳이기도 하다.
- **위종아리지지띠**(superior fibular retinaculum)는 바깥복사뼈에서 뒤아래쪽으로 가 발꿈치뼈에 부착되며, 아래종아리지지띠는 아래폄근지지띠와 발꿈치뼈 사이에 있다.

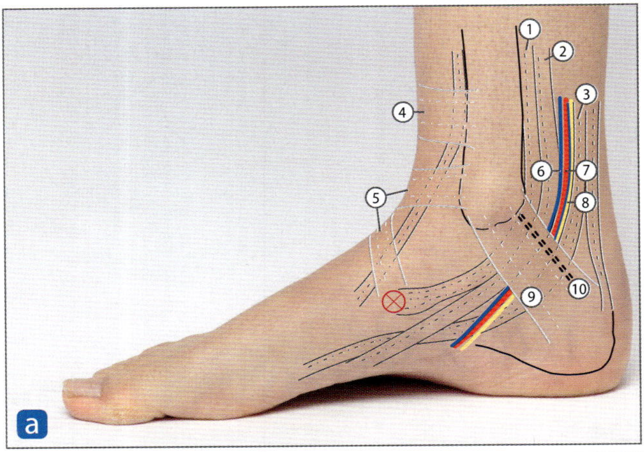

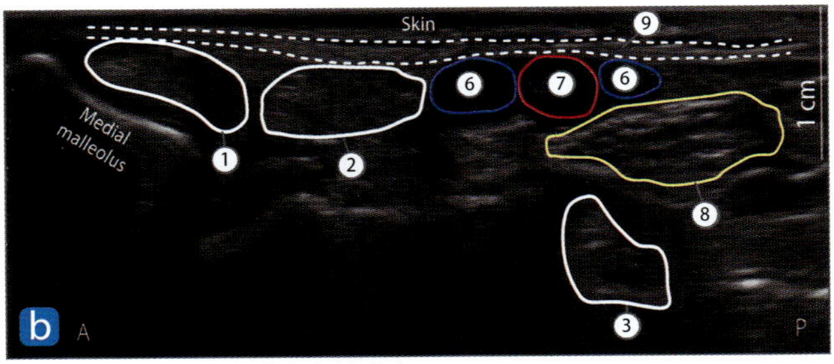

그림 8.37 오른발 안쪽면의 힘줄과 지지띠

① 뒤정강근(Tibialis posterior), ② 긴발가락굽힘근(flexor digitorum longus), ③ 긴엄지굽힘근(flexor hallucis longus), ④ 위폄근지지띠(superior extensor retinaculum), ⑤ 아래폄근지지띠(inferior extensor retinaculum), ⑥ 위정강정맥(posterior tibial v.)(주로 여러 개), ⑦ 뒤정강동맥(posterior tibial a.), ⑧ 정강신경(tibial nerve), ⑨ 발목굴을 덮고 있는 굽힘근지지띠(flexor retinaculum), ⑩ 초음파 사진(b)의 탐촉자의 위치(까만점선), ⊗발배뼈거친면. A: 앞, P: 뒤.

발목굴(Tarsal tunnel)

섬유조직과 뼈로 이루어진 발목굴은 안쪽복사뼈의 뒤아래쪽, 발꿈치뼈와 굽힘근지지띠 사이에 위치한다(그림 8.37). 발목굴 근처의 골절, 외상, 힘줄 결절종에의해 정강신경이 압박되면, 밤에 심해지는 발바닥 통증, 감각이상, 발바닥 근

구조물	표면해부학적 위치 및 임상적 의미
뒤정강근 (tibialis posterior)	안쪽복사뼈의 바로 뒤. 발목굴이나 발 안쪽에서 힘줄이 파열되면 발목안쪽과 발의 통증, 2° 평발이 발생한다.
긴발가락굽힘근(flexor digitorum longus)	뒤정강근의 뒤가쪽
뒤정강동맥과 신경들	긴발가락굽힘근의 뒤, 여기서 동맥의 맥박이 촉진된다.
정강신경(tibial nerve)	뒤정강동맥의 뒤. 발목굴의 틈쪽에서 마취할 수 있다.
긴엄지굽힘근(flexor hallucis longus)	발목굴 안에서 가장 뒤가쪽에 있는 힘줄. 이 곳에 힘줄염이 생기면 안쪽 복사뼈 뒤의 통증, 압통이 증상으로 나타날 수 있다.

표 8.10 발목굴(tarsal tunnel) 안의 구조물(표 8.37 참고)

육의 위축을 증상으로 하는 발목굴증후군(tarsal tunnel syndrome)이 발생할 수 있다. 발목굴 안의 구조물은 표 8.10에 정리되어있다.

발등과 발(Dorsal ankle and foot)

긴폄근힘줄(long extensor muscle tendons)들이 발등을 지나 발가락으로 향하는 주행을 확인할 수 있으며 특히 저항해서 발등쪽굽힘(dorsiflexion)을 했을 때 잘 보인다(그림 8.38). 앞가쪽 접근법으로 발목 수술을 할 때 긴발가락폄근과 종아리뼈 사이로 접근한다. 앞정강근은 발의 안쪽면을 따라 1번 발허리뼈(metatarsal)와 안쪽쐐기뼈(medial cuneiform)의 바닥으로 향한다.

짧은발가락폄근(extensor digitorum brevis)과 짧은엄지폄근(extensor hallucis brevis)은 근육들이 기시하는 발꿈치뼈의 가쪽에서 부드러운 덩이 형태로 만져진다. 발가락을 저항해 발등쪽굽힘을 했을 때 몸쪽 발가락을 향해 아래안쪽으로 뻗어나가는 근육의 힘줄들이 보인다. 부상에 의해 폄근구획혈종(extensor compartment haematoma)이 발생할 수 있다.

발바닥(Plantar foot)

발바닥 널힘줄(plantar aponeurosis)은 질긴 피하조직으로 발꿈치돌기(그림 8.39)에서 발가락으로 이어져 있다. 반복적으로 강한 충격을 주는 움직임은 발바

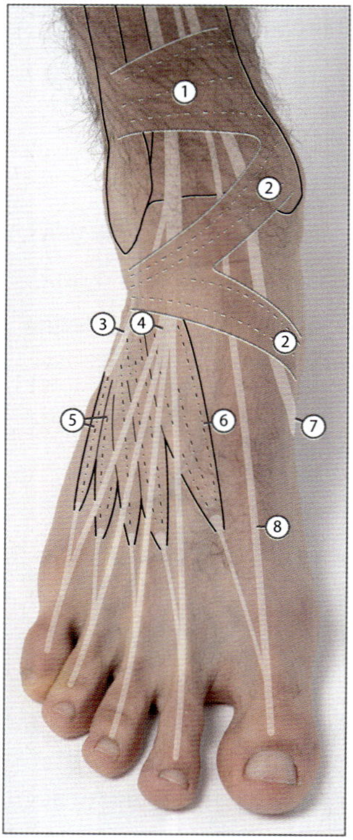

그림 8.38 오른쪽 발등의 폄근 힘줄과 지지띠.

① 위폄근지지띠(Superior extensor retinaculum)
② 아래폄근지지띠(inferior extensor retinaculum)
③ 제3종아리근(fibularis tertius)
④ 긴발가락폄근(extensor digitorum longus)
⑤ 짧은발가락폄근(extensor digitorum brevis)
⑥ 짧은엄지폄근(extensor hallucis brevis)
⑦ 앞정강근(tibialis anterior)
⑧ 긴엄지폄근(extensor hallucis longus)

닥근막염을 일으킬 수 있으며 발바닥과 발꿈치, 특히 안쪽발꿈치돌기의 통증이 주증상이다. 통증은 엄지발가락이나 발목을 수동적으로 발등쪽굽힘했을 때 심해지며 움직이면 완화된다.

내재근(Intrinsic muscles)과 **긴굽힘근힘줄**(long flexor tendons) 긴굽힘근힘줄은 안쪽 복사뼈의 아래가쪽(posterolateral)을 통해 발로 진입한다. 긴엄지굽힘근(flexor hallucis longus)은 엄지발가락으로 가며, 긴발가락굽힘근(flexor digitorum longus)은 2, 3번 발가락의 발허리뼈 바닥에서 네 개의 힘줄로 갈라져 2~5번 발가락에 가서 붙는다. 발바닥의 바깥면, 안쪽면에 있는 내재근은 겉에서 만져진다. 다른 내재근들은 지지띠 밑에 있기 때문에 근육의 부착 부위를 기준으로 그 위치를 가늠한다(표 8.11, 그림 8.39, 8.40).

근육	표면 해부학적 위치
엄지벌림근 (Abductor hallucis)	안쪽 발꿈치뼈돌기(media calcaneal process)와 몸쪽 엄지발가락뼈 사이의 통통한 근육 덩이를 이룬다.
새끼벌림근 (Abductor digiti minimi)	가쪽 발꿈치뼈돌기(lateral calcaneal processes)와 몸쪽 새끼발가락뼈 사이의 통통한 근육덩이를 이룬다.
짧은엄지굽힘근과 종자뼈 (Flexor hallucis brevis and sesamoid bones)	1번 발허리뼈에서 몸쪽 엄지발가락뼈를 따라 지나간다. 종자뼈(sesamoid bones)는 발허리뼈머리 위에서 만져지며 피로골절이나 과사용으로 인해 걷거나 만졌을 때 느껴지는 통증(종자뼈염)의 원인이 되기도 한다.
짧은발가락굽힘근 (Flexor digitorum brevis)	발꿈치뼈에서부터 발바닥의 중앙을 가로질러 2~5번 중간발가락뼈에 붙는다.

표 8.11 발바닥의 내재근(그림 8.39, 8.40 참고).

신경혈관구조(Neurovasculature)

발바닥동맥과 신경(Plantar arteries and nerves)

뒤정강동맥(posterior tibial artery)과 정강신경(tibial nerve)은 안쪽복사뼈와 아킬레스건을 잇는 선의 1/3지점 아래 1~2cm 이내에서 각각 안쪽/가쪽발바닥동맥과 안쪽/가쪽발바닥신경 두갈래로 갈라진다. 동맥과 신경은 비슷한 경로로 주행한다(그림 8.41).

- 가쪽발바닥가지(lateral plantar branches)는 5번 발허리뼈 거친면의 안쪽 2~3cm 이내를 지나 5번 발허리뼈의 중간을 향해 가며, 같은 경로로 신경이 지나가 가쪽발가락 1.5개의 양옆으로 발가락가지를 뻗는다. 동맥은 안쪽으로 휘어 5번~2번 발허리뼈 몸통(뼈자루)의 몸쪽을 가로지르며 각각의 발가락에 가지를 낸다.
- 안쪽발바닥가지(medial plantar branches)는 1번 발허리뼈 바닥으로 향한다. 신경은 안쪽 발가락 3.5개의 양옆으로 가지를 뻗는다. 신경주위섬유종(몰톤 신경종)이 3번째 갈퀴막 공간의 바닥쪽발가락신경(plantar digital nerve)을 자극해 타는 듯한 통증과 발가락의 저린 느낌을 유발할 수 있다. 동맥은 1번 발허리뼈의 안쪽면을 따라간다.

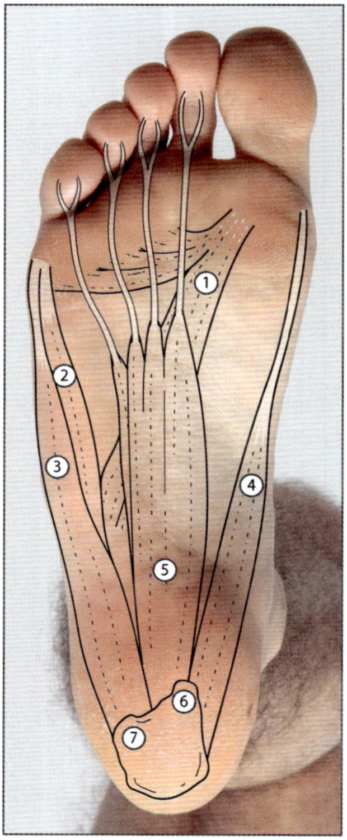

그림 8.39 발바닥의 내재근(얕은층 위주로)

① 엄지모음근(adductor hallucis)(속에 위치)
② 짧은새끼굽힘근(flexor digiti minimi brevis)
③ 짧은새끼벌림근(abductor digiti minimi)
④ 엄지벌림근(abductor hallucis)
⑤ 짧은발가락굽힘근(flexor digitorum brevis) (속에 위치)
⑥ 안쪽발꿈치돌기(medial calcaneal process)
⑦ 가쪽발꿈치돌기(lateral calcaneal process)

발등동맥과 신경(Dorsal arteries and nerves)

발등동맥(dorsalis pedis artery)과 깊은종아리신경(deep fibular nerve) 발등동맥은 안쪽/가쪽복사뼈 사이의 중간, 긴엄지폄근의 가쪽에서 발등으로 진입하며 여기서 맥박이 촉지된다. 동맥은 먼쪽으로 주행하다가 1~2번 발허리뼈 빠닥에 도달해 가쪽으로 휘어 발허리뼈 바닥을 가로지르며 활꼴동맥(arcuate artery)을 이룬다(그림 8.42). 깊은 종아리신경은 발등동맥과 나란히 주행한다. 신경의 안쪽가지는 첫번째 갈퀴사이막공간(web space)으로 이어져 그 곳의 신경을 지배한다. 신경의 바깥가지는 아래폄근 지지띠(inferior extensor retinaculum)의 먼쪽에서 나와 가쪽으로 주행하여 발등의 내재근(intrinsic)을 지배한다.

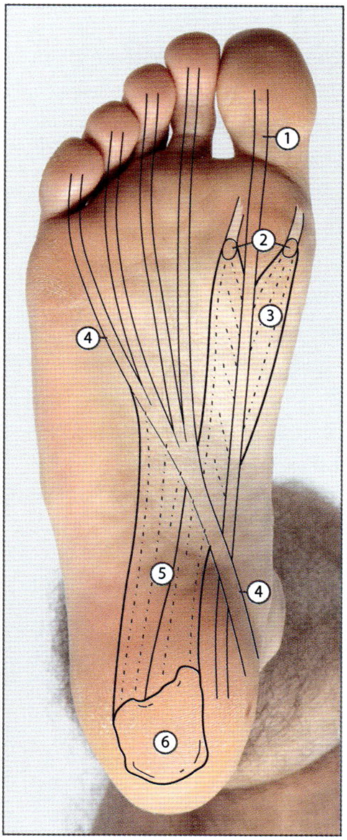

그림 8.40 발바닥의 내재근과 긴굽힘힘줄들(깊은 층)

① 긴엄지굽힘근의 힘줄(flexor hallucis longus)
② 짧은엄지굽힘근(flexor hallucis brevis)의 종자뼈(sesamoid)
③ 짧은엄지굽힘근(flexor hallucis brevis)
④ 긴발가락굽힙근의 힘줄(tendons of flexor digitorum longus)
⑤ 발바닥네모근(quadratus plantae)
⑥ 발꿈치뼈(calcaneus)

안쪽피부신경(medial cutaneous nerves)/**중간피부신경**(intermediate cutaneous nerves) 중간피부신경은 발가락을 발바닥쪽으로 굽혔을(plantarflexion) 때 먼쪽 종아리뼈와 4번 발가락 사이에서 가늘게 솟은 형태로 보이고 만져진다. 발을 발바닥쪽으로 굽혔다가 중립자세로 움직이면 중간피부신경이 5mm이상 가쪽으로 움직이며, 발이나 발목 수술을 할 때 건드리지 않도록 주의해야 한다.

안쪽피부신경은 2번 발가락 쪽으로 주행하며 잘 보이거나 만져지지 않는다.

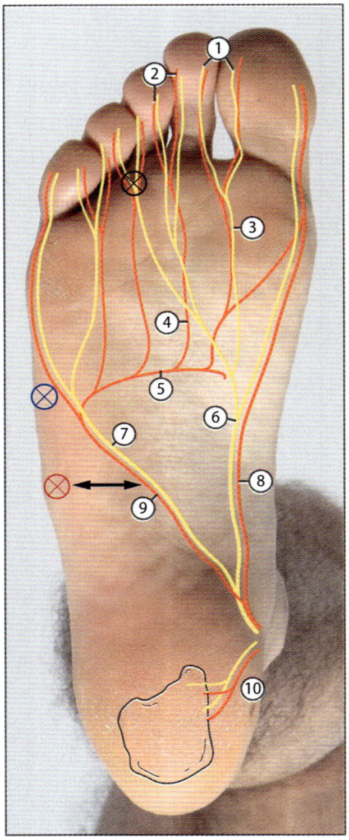

그림 8.41 발바닥의 신경혈관구조

① 발바닥발가락신경(plantar digital nerves)
② 발바닥발가락동맥(plantar digital arteries)
③ 온발바닥신경(common plantar nerve)
④ 온발바닥동맥(common plantar artery)
⑤ 깊은발바닥활꼴동맥(deep plantar arterial arch)
⑥ 안쪽발바닥신경(medial plantar nerve)
⑦ 가쪽발바닥신경(lateral plantar nerve)
⑧ 안쪽발바닥동맥(medial plantar artery)
⑨ 5번 발허리뼈 거친면(5th metatarsal tuberosity) 안쪽 2~3cm(까만화살표)을 지나는 가쪽발바닥 동맥
⑩ 안쪽발꿈치 동맥과 신경 (medial calcaneal artery and nerve)
⊗ 몰톤신경종(Morton's neuroma)(신경주위섬유종)
⊗ 통증 발생 부위
⊗ 5번 발허리뼈 돌출

발가락동맥(digital arteries)과 신경(digital nerves)

발등의 발허리동맥(dorsal metatarsal arteries)은 각각의 갈퀴사이막공간(web spaces)으로 들어가 발가락동맥으로 갈라져 발가락 감각신경과 함께 발가락의 양 옆을 주행한다. 발바닥의 발가락동맥도 비슷한 주행을 보인다. 그래서 발가락을 마취할 때도 손가락에서와 마차가지로 갈퀴사이막(반지)차단술을 시행한다(168쪽 참고).

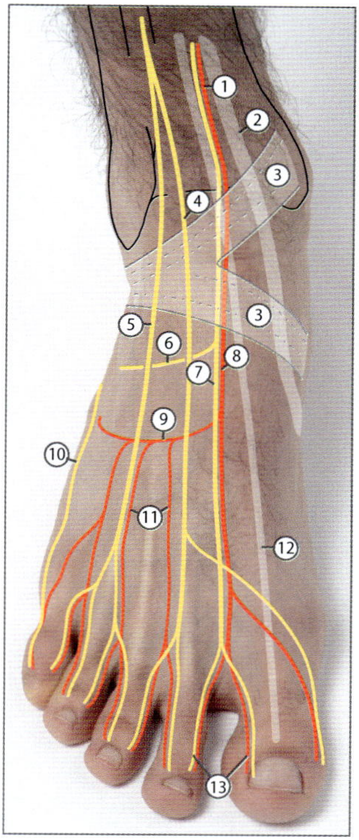

그림 8.42 발등의 신경혈관구조

① 앞정강동맥(Anterior tibial artery)
② 앞정강근 힘줄(tibialis anterior tendon)
③ 아래폄근지지띠(inferior extensor retinaculum)
④ 안쪽발등피부신경(medial dorsal cutaneous nerve)
⑤ 중간발등피부신경
(intermediate dorsal cutaneous nerve)
⑥ 깊은종아리신경의 가쪽가지
(lateral branch of deep fibular nerve)
⑦ 깊은종아리신경의 안쪽가지
(medial branch of deep fibular nerve)
⑧ 발등동맥(dorsalis pedis artery)
⑨ 활꼴동맥(arcuate artery)
⑩ 가쪽 발등피부신경(lateral dorsal cutaneous nerve)
⑪ 발등발허리동맥(dorsal metatarsal arteries)
⑫ 긴엄지폄근 힘줄(extensor hallucis longus tendon)
⑬ 발등발가락동맥과 신경
(dorsal digital arteries and nerves)

정맥(Veins)

305쪽과 표 8.8 그림 8.32, 8.33에 다루어져 있다.

신생아 표면해부학 (Neonatal surface anatomy)

chapter 9

신생아 표면해부학과 성장에 따른 변화에 대해서는 상대적으로 덜 알려져 있다. 신생아 표면해부학은 소아나 성인의 표면해부학과는 분명 다르며(표 9.1, 그림 9.1), 출생 시부터 성인이 될 때까지 키는 3배, 체중은 20배로 증가한다는 점을 생각하면 당연한 이치이다. 이번 장에서는 신생아 표면해부학의 최신 지견과 성인 표면해부학과의 차이에 대해 간략히 다루고자 한다.

성장과 신체비율(Growth and proportions)

신생아는 성장하면서 크기와 부피의 비율이 변화하며 성인의 크기와 비율에 이른다(그림 9.2). 예를 들어 성인과 비교하였을 때 신생아의 경우:

- 머리는 몸길이의 25%, 체표면적의 20%를 차지한다(성인은 각각 13%, 9%)
- 골반과 다리는 비율상 작고 짧다.
- 평균 체표면적은 0.25m^2 이다(성인은 1.73m^2)
- 체표면적: 몸무게의 비율은 성장과 함께 작아진다.

그래서 많은 구조물들의 표면해부학적 위치는 구조믈의 성장과 위치 기준점의 성장에 따라 변화한다.

피하 조직(지방) Subcutaneous tissue(fat)

일반적인 신생아는 지방조직이 많은 부위가 있기 떄문에 해부학적 외형이 단순화되어 보인다. 예를 들어, 발바닥은 지방으로 인해 편평발로 보이며 볼은 지방으로인해 볼록하다. 목 뒤, 어깨뼈 사이, 콩팥 뒤 공간 역시 갈색지방(brown fat)이 집중되어 있다.

구분	신생아 표면해부학의 주요 차이점
가슴과 순환계	• 갈비뼈는 더 수평에 가깝다. • 가로막은 편평하다. • 가슴벽의 모양은 원뿔대 모양이다. • 배꼽 정맥과 동맥이 더 크다.* • 심장이 크며,* 중심에 더 가까운 왼쪽에 위치한다. • 가슴샘이 크다; 오른엽이 X-ray에서 잘 보인다. • 위대정맥(superior vena cava)이 두번째 갈비연골 높이에 있다. • 왼쪽 팔머리정맥(brachiocephalic vein)이 더 위에 위치한다. • 아래대정맥(Inferior vena cava)이 더 위(L4)에서 시작된다.
호흡계	• 목이 짧고, 후두가 위에 위치한다. • 반지방패막(Cricothyroid membrane)이 아주 작고 만져지지 않는다. • 성대문 밑(subglottis)이 기도에서 가장 좁은 부위이다. • 가슴벽이 단단하지 않고 변형되기 쉽다. • 기관이 짧고(4～5cm) 오른쪽으로 치우쳐있다.
배와 위장관계	• 배의 폭이 넓다.* • 샅굴이 짧다.(10～15mm) • 내장지방의 양이 적다. • 큰그물막이작다.(짧다)* • 식도 길이는 8～10 cm • 간이 크다* • 쓸개 바닥이 간에 파묻혀있다. • 골반 안이 작다. • 방광과 자궁이 골반이 아닌 배안에 있다. • 콩팥위샘(Suprarenal glands)이 크다.* • 난소가 엉덩뼈오목(iliac fossae)에 있다.
근골격계	• 머리가 크며,* 골반과 다리가 작다.* • 머리뼈에 숫구멍이 있다. • 얼굴뼈와 턱뼈가 덜 발달해있다. • 꼭지돌기가 없다. • 볼기 근육이 작다* • 귀관(Auditory tube)이 상대적으로 수평에 가깝다. • 엉치뼈의 약간이 뒤굽음을 제외하고는 척추의 굽이가 없다.
신경계	• 뇌가 크다.* • 척수가 더 아래에서 끝난다.(L2)
피부	• 피하지방이 다르다.(갈색지방) • 피부가 얇다. • 체표면적 : 몸무게 비율이 크다. • 머리가 체표면적의 20%이다.
*신체의 다른 부분에 비해 상대적으로. 예를들어, 몸의 크기에 비해 신생아의 뇌가 성인보다 크다.	

표 9.1 신생아와 성인의 해부학적, 표면 해부학의 주요 차이점

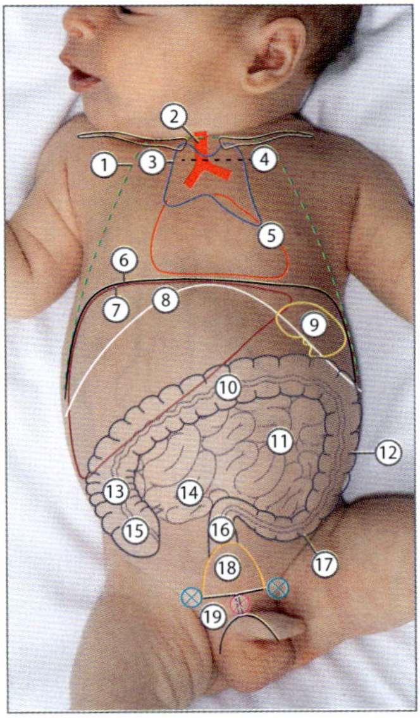

그림 9.1 신생아 장기의 위치와 상대적 위치.
① 원뿔대(Truncated cone) 모양의 가슴우리(thoracic cage)(초록색 선) ② 기관과 좌/우 주기관지, ③ 가슴샘(thymus), ④ 복장뼈몸통자루 관절(manubriosternal joint)과 복장뼈면의 높이, ⑤ 심장(heart), ⑥ 가로막(diaphragm), ⑦ 간(liver), ⑧ 갈비모서리(활)(costal margin(arch)), ⑨ 지라(spleen), ⑩ 가로잘록창자(transverse colon), ⑪ 작은창자(빈창자)(small intestine(jejunum)), ⑫ 내림잘록창자(descending colon), ⑬ 오름잘록창자(ascending colon), ⑭ 작은창자(돌창자)(small intestine(ileum)), ⑮ 막창자(caecum), ⑯ 곧창자(rectum), ⑰ 구불결장(sigmoid colon), ⑱ 방광(bladder), ⑲ 오른쪽 두덩뼈의 몸통(body of the), ⊗ 두덩결절(right pubic bone), ⊖ 두덩결합(pubic tubercle)

9.1 가슴(Thorax)

가슴벽(Thoracic wall)

신생아 가슴벽의 모양과 변형성, 갈비뼈의 정렬로 인해 가슴과 윗배의 장기에 대한 표면해부학이 성인과 다르다. 가슴벽은 원뿔대 모양이며 성인의 횡단면(가로면)이 성인보다 더 원에 가깝다(그림 9.1, 9.3~9.6). 성인은 가슴벽과 폐가 비슷한 순응도를 보이나, 신생아 가슴벽의 순응도는 폐보다 최대 5배이다. 그래서 신생아의 가슴벽은 쉽게 변형되고, 호흡곤란이 있는 신생아의 경우 가슴 장기의 표면해부학적 위치가 그 움직임에 따라 달라지는 특성이 있다.

신생아 가슴부위의 표면해부학은, 아래로 비스듬한 청소년과 성인의 갈비뼈보다 상대적으로 수평인 갈비뼈의 정렬에도 영향을 받는다. 수평에 가까운 갈비뼈는 가슴의 팽창에 기여하는 정도가 적어 신생아의 호흡은 대부분 가로막 호흡

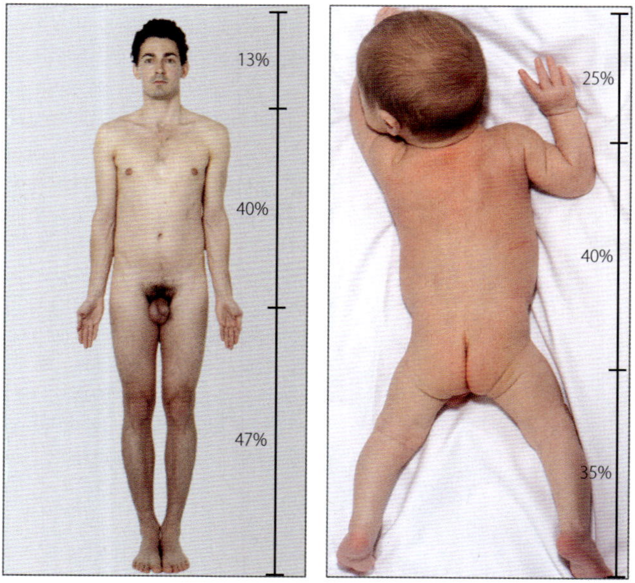

그림 9.2 성인과 신생아에서 머리, 가슴-배, 다리가 전체 키에서 차지하는 비율

에 의존하며, 가슴과 윗배 장기의 표면상의 위치가 달라진다. 2살 정도가 되면 갈비뼈와 가슴우리(thoracic cage)의 모양이 성인에 가까워진다.

가슴조직(Breast tissue)

출생시에 여아와 남아의 가슴조직이 비슷하게 발달해 있다. 모체 호르몬의 영향으로 가슴이 커 보이기도 하며 소량의 액체를 분비하기도 한다[마녀의 젖(Witch's milk)]. 겨드랑이에서 샅에 이르는 젖샘능선(젖선)을 따라 과다젖꼭지가 있는 경우도 있다(그림 3.12 참고).

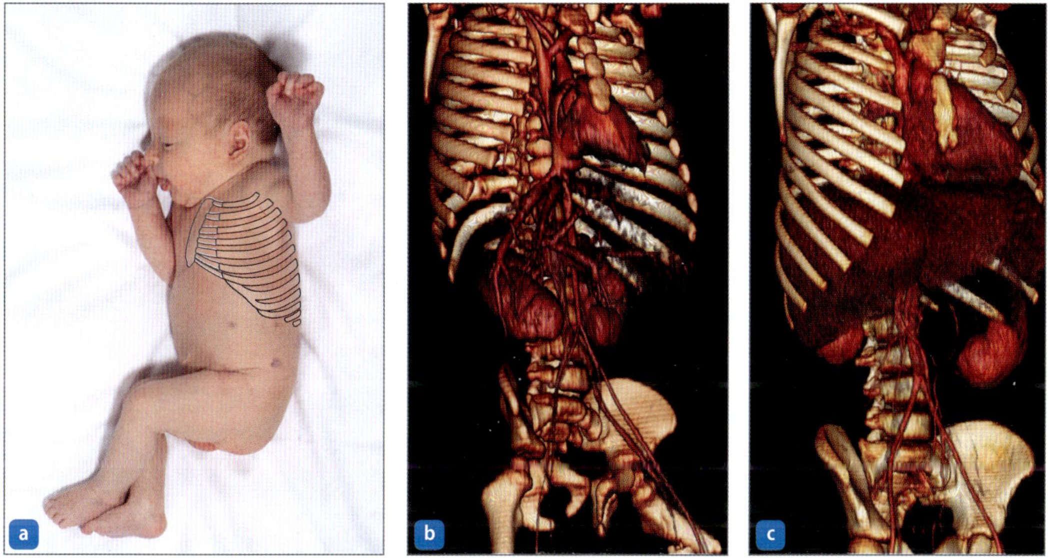

그림 9.3 신생아(a, b)와 10세 소아(c)의 갈비뼈 정렬과 가슴우리의 모양. 신생아의 가슴은 원뿔대 모양이며 10세와 비교하였을 때 갈바뼈가 더 수평에 가깝다. b, c는 조영증강 CT 3D 스캔.

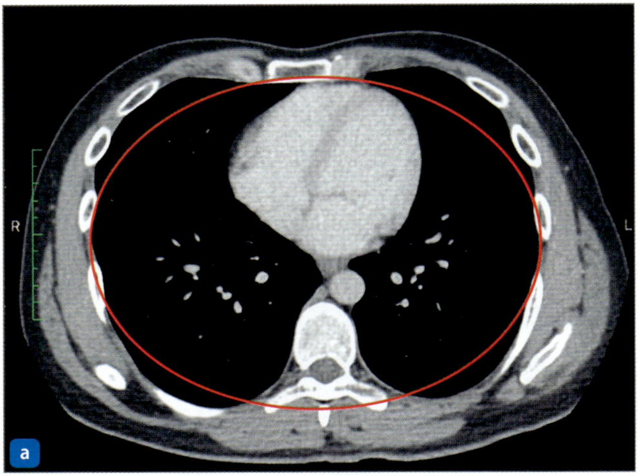

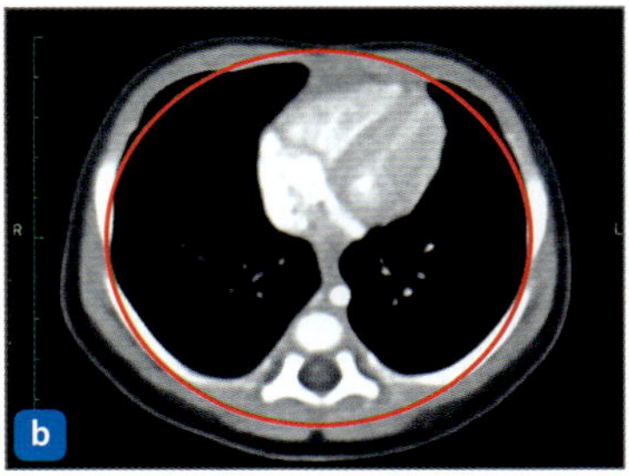

그림 9.4 성인(a)과 신생아(b)의 조영증강 가슴CT의 가로단면. 신생아의 가슴의 가로면이 더 원에 가깝다.

가로막(Diaphragm)

출생시에는 가로막이 편평하기 때문에(그림 9.1, 9.5) 가로막의 표면상 위치와 가슴과 배의 장기의 위치가 성인과 다르다. 성장하면서 둥근지붕 모양인 정상 성인의 가로막으로 변한다. 신생아에서 가로막이 수축하면 갈비뼈가 안쪽으로 잡아당겨지면서 배가 바깥쪽으로 움직인다(가슴–배 역설); 이 두 움직임이 장기의 표면해부학적 위치를 변화시킨다.

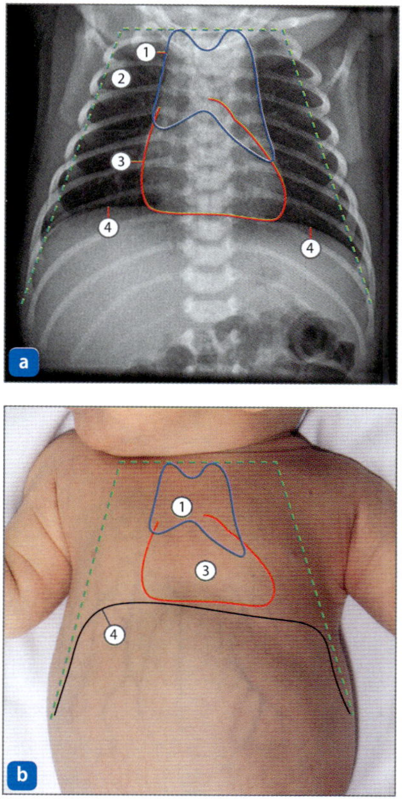

그림 9.5 신생아(a, b)와 10세 소아(c)의 갈비뼈 정렬과 가슴우리의 모양. 신생아의 가슴은 원뿔대 모양이며 10세와 비교하였을 때 갈비뼈가 더 수평에 가깝다.(b),(c)는 조영증강 CT 3D 스캔.

① 가슴샘(Thymus)
② 수평에 가까운 갈비뼈 사이의 역시 수평에 가까운 두번째 갈비 사이 공간
③ 심장(heart)
④ 상대적으로 편평한 가로막

가슴샘(Thymus)

가슴샘은 출생시에 상대적으로 크다(폭 2.5~5.0cm, 길이 4~6cm, 깊이 1.0~1.5cm). 가슴샘은 가슴 X-선에서 위중간 가슴의 복장뼈 주변에 현저한 음영 혹은 비투과성으로 보인다(그림 9.5a). 일부 신생아에서는 가슴샘 오른엽이 가슴샘돛징후(thymic sail sign)라고 불리는 오른쪽에 치우친 경계가 분명한 음영혹은 비투과성으로 보인다(그림 9.6). 가슴샘은 기관, 큰혈관(특히 왼쪽 팔머리정맥), 심장의 위앞면의 앞에 있다. 생후 1년동안 가슴샘의 혈관이 줄어들면서 림프조직이 지방으로 대체된다.

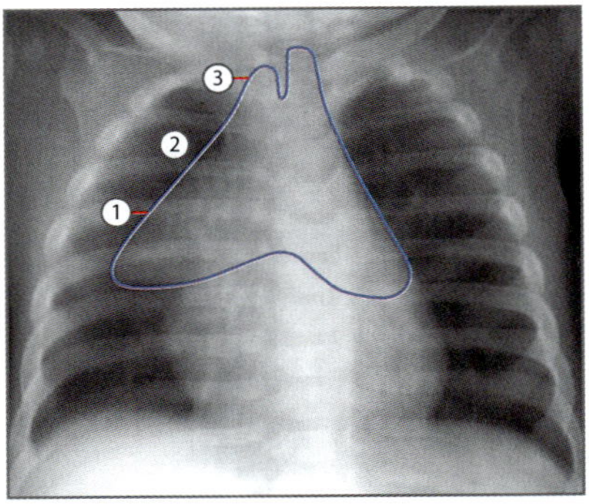

그림 9.6 돛징후(sail sign)를 보이는 신생아의 가슴샘

① 가슴샘의 오른엽

② 수평에 가까운 갈비뼈 사이의 역시 수평에 가까운 두번째 갈비사이 공간.

③ 목정맥(목아래)패임 위에 보이는 가슴샘의 윗부분 가끔 갑상샘 아래꼭지의 위까지 차지하는 경우도 있다.

호흡계(Respiratory system)

상기도(Upper airway)

신생아는 비율상 머리와 혀는 크고, 목은 짧으며, 얼굴과 턱뼈는 작다(그림 9.2, 9.16 참고). 성인 혀의 등쪽면 1/3은 입인두(oropharynx)에 있는 반면, 신생아의 경우 혀의 등쪽면이 모두 입안에 위치한다(그림 9.7).

신생아의 코인두(nasopharynx)는 뒤아래로 완만하게 휘어 입인두로 연결되며(그림 9.7), 성인은 연결부위가 90°를 이룬다. 신생아의 목뿔뼈(hyoid bone)와 후두연골(laryngeal cartilages)은 성인보다 위에 위치하기 때문에(그림 9.8) 후두덮개(epiglottis)의 위모서리 역시 물렁입천장(soft palate)까지 닿아있어 코인두와 후두가 직접 연결되어 있다. 이러한 정렬 덕분에 신생아는 후두덮개 가쪽의 조롱박오목(piriform fossa)을 통해 액체를 넘김으로서 젖을 먹는 동안 호흡할 수 있다. 후두가 높이 위치해 흡인의 위험성이 낮다.

임상에서의 활용

신생아는 코로 호흡하며 4개월 이내에 입호흡을 하기 시작한다. 이러한 이유로 신생아는 숨길(airway) 폐쇄에 취약하다.

목을 펴면 신생아의 목뿔뼈를 목 앞 중심선의 꼭대기(가장 위)에서 만질 수 있다. 목뿔뼈 아래로 방패연골(thyroid cartilage), 반지연골(cricoid cartilage), 순서로 만져진다. 반지방패막(cricothyroid membrane)은 작고 갑상샘과 반지연골이 덮고 있어 만져지지 않는다. 그래서 2세 이전에는 수술적인 반지방패연골절개술이 권장되지 않는다.

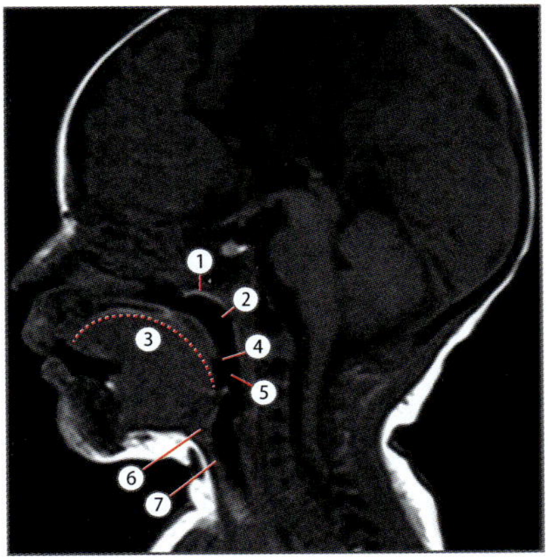

그림 9.7 신생아의 상기도 (MRI 겅중시상면).

① 코인두(nasopharynx)의 천장
② 코인두
③ 입안에 위치하는 혀의 등쪽면 (빨간색 점선)
④ 물렁입천장(soft palate)과 목젖(uvula)의 아래 경계
⑤ 후두덮개(epiglottis)의 윗경계
⑥ 목뿔뼈(hyoid bone)
⑦ 방패연골의 위치(thyroid cartilage)

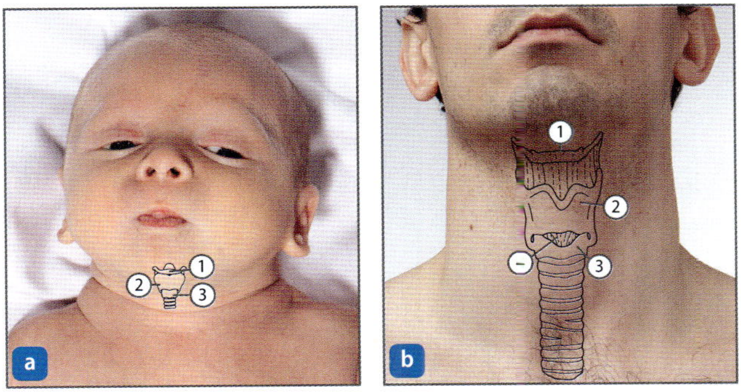

그림 9.8 목뿔뼈와 후두연골의 모양과 위치(a)신생아(b)성인.

① 목뿔뼈(hyoid bone)의 몸통, ② 방패연골(thyroid cartilage) ③ 반지연골(cricoid cartilage), ④ 반지방패막(cricothyroid membrane)(신생아의 경우 갑상샘과 반지연골이 반지방패막을 덮고 있기 때문에 보이지 않는다).

후두(Larynx)

신생아의 후두는 높고 앞에 위치해(그림 9.7, 9.8) 곧은날 후두보개(straight-bladed laryngoscope)로 간단한 기관삽관이 가능하다. 신생아 상기도의 가장 좁은 부위는 후두밑으로 지름이 3.5mm 이하이다. 이 부위는 성대의 아래 반지연골 높이에 위치한다. 성장하면서 후두가 아래로 내려가 후두덮개가 물렁입천장과 더 이상 붙어있지 않게된다. 성별에 따른 후두의 모양과 크기 차이는 3세 이전부터 나타나며 5~12세 사이에 성인의 후두처럼 변하기 시작한다.

기관과 기관지(Trachea and bronchial tree)

신생아의 기관은 C6 척추 높이에서 시작해 복장뼈면 아래 10~15mm 정도인 T3~T4(성인은 T6) 높이에서 주기관지로 갈라진다(그림 9.9). 만삭아의 경우 기관의 길이는 4~5cm이며 조산아의 겨우 2~3cm까지 짧을 수 있다. 기관내관(endotracheal tube)의 끝은 빗장뼈의 사이, 기관분지부 혹은 T1 위 1~2cm에 위치시켜야 한다.

신생아의 기관은 정상적으로는, 특히 흡기 시에 중심선보다 오른쪽으로 치우쳐 있으며, 이는 성인보다 유연하고 쉽게 변형되는 기관, 높게 위치한 대동맥활(aortic arch)과 큰 가슴샘(larger thymus) 때문이다.

> **임상에서의 활용**
>
> 신생아의 오른쪽 주기관지는 왼쪽주기관지보다 넓고 가파르며 기관분지부는 중심선의 오른쪽에 있는 경우가 많다. 그래서 이물질 흡인한 경우 오른쪽 기관지로 넘어갈 확률이 더 높다.

심혈관계(Cardiovascular system)

신생아 심혈관계 표면해부학에대한 연구는 많지 않은 편이다.

심장(Heart)

신생아의 심장은 성인과 비교하였을 때, 가슴, 허파의 크기에 비해 크기 때문에 가슴 영상에서 넓은 면적을 차지하고 있는 것이 보인다(그림 9.5a, 9.6). 심장의 음영은 가슴 중심에 가깝에 보이며(성인은 더 왼쪽에 위치) 심장의 꼭지점은 중심선에서 왼쪽으로 4cm 거리에 있다.

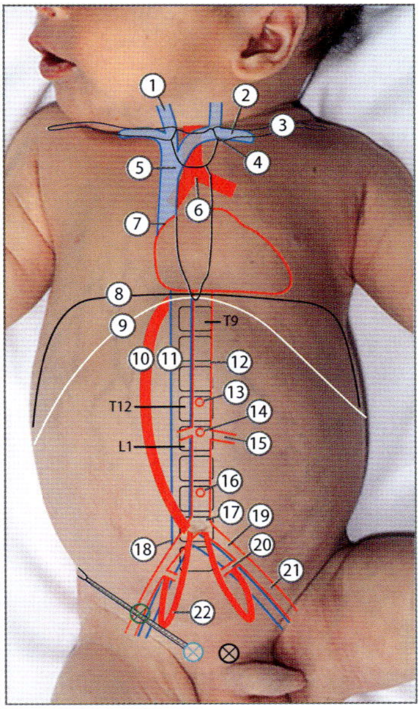

그림 9.9 신생아의 가슴과 배의 동맥과 정맥.

① 속목정맥(Internal jugular v.) ② 빗장밑정맥(subclavian v.), ③ 빗장뼈(clavicle), ④ 복장빗장관절(sternoclavicular joint) 뒤에서 시작하는 팔머리정맥, ⑤ 두번째 갈비연골 뒤에서 시작하는 위대정맥(superior vena cava), ⑥ 기관지분지점(tracheal bifurcation)(주로 T3~T4 높이, 복장뼈면 아래 10~15mm 이내), ⑦ 오른심방과 위대정맥의 접합부: 4번 오른쪽 갈비연골 뒤, ⑧ 가로막(diaphragm), ⑨ 갈비모서리(활)(costal margin), ⑩ 배꼽정맥(umbilical v.), ⑪ 아래대정맥(inferior vena cava), ⑫ 배대동맥(abdominal aorta), ⑬ 복강동맥(T12)(coeliac trunk), ⑭ 위창자간막동맥(L1)(superior mesenteric a.), ⑮ 왼콩팥동맥(L1)(left renal a.), ⑯ 아래창자간막동맥(L3)(inferior mesenteric artery), ⑰ 대동맥 갈림(aortic bifurcation)(위쪽 L4) ⑱ 아래대정맥 시작 위치(L4)(inferior vena cava formation(L4)), ⑲ 왼온엉덩동맥(left common iliac artery), ⑳ 왼속엉덩동맥(left internal iliac artery), ㉑ 왼 바깥엉덩동맥(left external iliac a.) ㉒ 오른배꼽동맥(right umbilical a.), ⊗ 샅굴인대의 중간점(midpoint of the inguinal ligament), ⊗ 두덩결절(pubic tubercle), ⊗ 두덩결합(pubic symphysis)

동맥(Arteries)

신생아의 주요 동맥 몇개는 성인과 같은 위치에 있으나 몇 개는 다른 위치에 있으며 성장하면서 성인과 같은 위치로 옮겨진다(그림 9.9).

배대동맥(abdominal aorta)은 L4 윗경계(위 L3~아래 L4 범위)(성인은 L4의 아래경계) 높이에서 중심선 바로 왼쪽에서 갈라진다.

복강동맥(coeliac trunk), **위창자간막동맥**(superior mesenteric), **아래창자간막동맥**(inferior mesenteric arteries)는 각각 T12, L1, L3 높이에서 대동맥으로부터 갈라져 나오며, 신생아, 소아, 성인에서 동일하다.

콩팥동맥(renal arteries)은 신생아의 경우 더 높은 위치에서 갈라져 나온다고 알려져 있었다. 하지만 현재는 영상 검사 결과에 의해 신생아, 소아, 성인 모두 대부분 L1 높이에서 갈라져 나온다고 밝혀졌다.

넙다리동맥(femoral artery)은 샅굴인대(inguinal ligament)의 중간점(위앞엉덩뼈가시(anterior superior iliac spine)와 두덩결절(pubic tubercle)의 중간 지점)에서 만져진다. 성장하면서 안쪽으로 이동해 성인초기에 중간샅굴점(위앞엉덩뼈가시와 두덩결합의 중간점) 근처에서 온다(그림 9.10, 8.18 참고).

배꼽동맥(umbilical arteries)은 배꼽에서부터 배앞벽의 내벽을 따라 아래가쪽으로 가다가 뒤로 굽어들어가 같은 쪽의 속엉덩동맥(internal iliac artery)과 만난다. 동맥을 통한 접근이 필요한 시술 시 배꼽동맥에 삽관한다. 삽관이 다른 가지들(예를 들어 복강동맥)이 아니라 대동맥 안의 적절한 위치에 제대로 이루어지도록 카테터 끝이 L3의 아래 혹은 더 권장되는 위치로 T9의 위에 오도록 한다.

정맥(Veins)

몇몇 정맥은 성장과 함께 위치가 이동하지만 그렇지 않은 정맥도 있다(그림 9.9). 신생아의 피부는 얇지만 말초정맥이 보이는지 여부는 그곳의 피하조직의 두께에 달려있다. 말초 정맥 삽관 위치는 주로 팔다리와 머리덮개의 가쪽이며(표 9.2, 그림 9.12, 9.13. 그림 9.15은 참고), 성인과 위치가 비슷하다

오른/왼 팔머리정맥(right and left brachiocephalic veins)의 형성 위치는 신생아, 소아, 성인에서 모두 복장빗장 관절(sternoclavicular joints)의 뒤이다.

위/아래대정맥(superior and inferior venae cavae)은 신생아의 오른쪽 두번째 갈비연골(costal cartilage) 뒤에서 형성되며 복장뼈각으로 위치를 가늠할 수 있다. 이 위치는 성장하면서 점차 위로 이동해 3세 이전에 오른쪽 첫번째 갈비연골 뒤까지 온다.

아래대정맥은 일반적으로 L4 척추뼈 몸통(L3~L4 추간판~ L5 아래절반 범위) 높이의 중심선 오른쪽에서 형성된다.

위대정맥(superior vena cava)과 오른심방(right atrium)의 접합부는 신생아의 오른쪽 4번째 갈비연골 뒤에 있으며(그림 9.11), 성장하면서 위로 이동해 소아기에는 3번째 갈비연골 혹은 3번째 갈비사이 공간의 뒤에 위치하게 된다. 성인이 되어서는 다시 오른쪽 4번째 갈비사이 연골의 높이에 위치하게 된다.

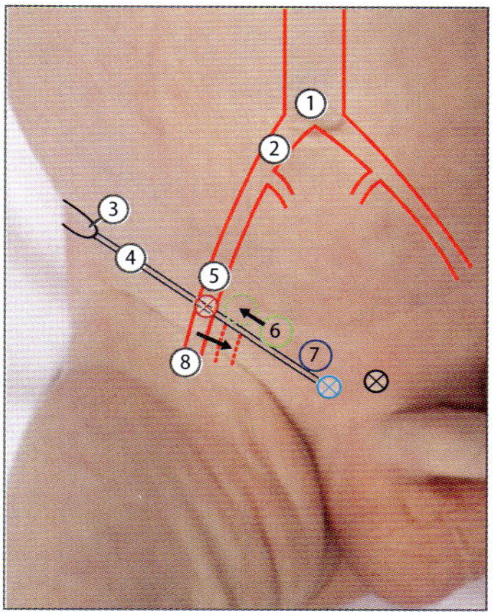

그림 9.10 신생아의 사타구니와 넙다리삼각. 성장하면서 넙다리동맥과 샅굴구멍의 위치가 이동하는 것을 보여준다.

① 대동맥갈래(aortic bifurcation)(L4 위절반)
② 오른온엉덩동맥(right common iliac a.)
③ 위앞엉덩뼈가시(anterior superior iliac spine)
④ 샅굴인대(inguinal ligament)
⑤ 오른바깥엉덩동맥(right external iliac a.)
⑥ 신생아의 깊은샅굴구멍(deep inguinal ring)의 위치(초록색 원); 성장하면서 위가쪽으로 이동하여(화살표) 성인에서의 위치가 된다(초록색 점선 원)
⑦ 겉샅굴구멍(superficial inguinal ring), ⑧ 오른넙다리동맥(right femoral a.); 성장하면서 안쪽으로 이동해(화살표) 성인에서의 위치인 ⊗ 샅굴인대의 중간점에 이른다(빨간색 점선 원), ⊗ 두덩결절, ⊗ 두덩결합.

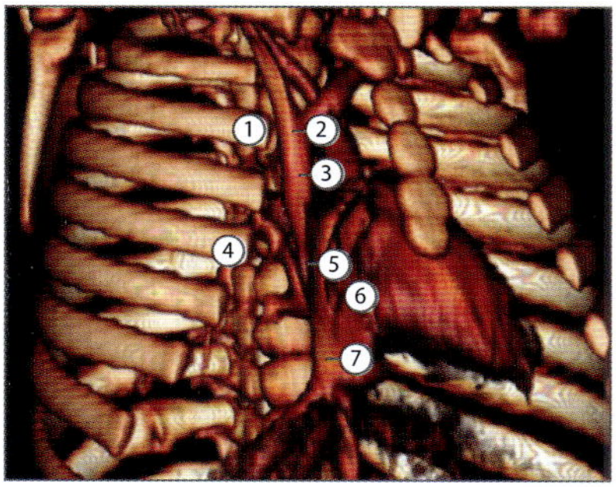

그림 9.11 신생아에서의 위대정맥의 시작위치와 오른심방 연결부위(조영증강 CT 스캔).

① 2번갈비뼈(Rib 2)
② 2번째 갈비연골의 뒤에서 시작되는 위대정맥(superior vena cava)
③ 위대정맥(superior vena cava)
④ 4번갈비뼈(rib 4)
⑤ 오른심방(right atrium)과 상대정맥의 연결부위
⑥ 오른심방(right atrium)
⑦ 아래대정맥(inferior vena cava)

정맥	위치
손등/발등 정맥활 Dorsal arches	손등과 발등의 얕은 피부 밑에서 연결망을 이루는 정맥
노쪽피부정맥(Cephalic)	손목의 가쪽과 해부학적 코담배상자의 위를 지남
손목바닥정맥(Volar wrist)	먼쪽 노뼈와 자뼈의 앞/손목에 있는 작고 연약한 정맥
팔오금정맥(Cubital fossa)	팔오금의 가쪽(노쪽피부정맥), 안쪽(자쪽피부정맥) 중심선(팔오금중간정맥)에 위치
큰(긴)두덩정맥 Great(long) saphenous	안쪽 복사뼈의 바로 앞 혹은 무릎의 안쪽면의 뒷부분을 따라 감
얕은관자정맥 Superficial temporal	귓바퀴 윗부분의 바로 앞, 광대활의 위

표 9.2 주요 신생아 정맥삽관 부위(그림 9.12, 9.13, 9.15 참고).

> **임상에서의 활용**
>
> 신생아의 왼쪽 팔머리정맥(brachiocephalic vein)은 주로 목정맥 패임 위(복장위)에 있다(성인에서의 위치보다 높다)(그림 9.9). 그래서 기관절개 중에 손상되기 쉬우며 특히 목을 편 상태에서 그렇다.

배꼽정맥(umbilical vein)은 배꼽에서부터 간을 향해 위 오른쪽으로 간다(그림 9.9). 배꼽을 통해 삽관할수 있는데 차례대로 배꼽정맥, 왼쪽 간문맥, 정맥관을 지나 아래대정맥으로 간다. 도관의 끝은 가로막 높이 근처의 아래대정맥 내에 위치해야 한다.

넙다리 정맥(femoral vein)은 넙다리동맥의 바로 안쪽에 있으며 성장하면서 동맥과 함께 더 안쪽으로 이동한다(332쪽 참고).

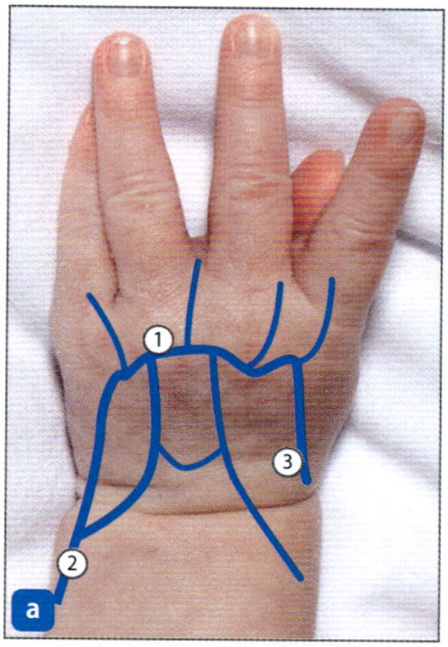

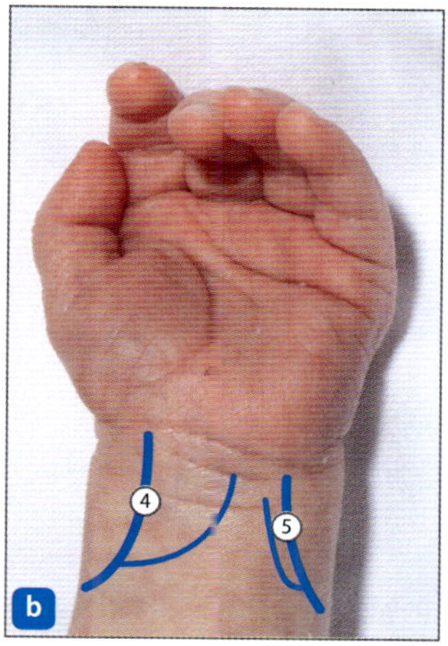

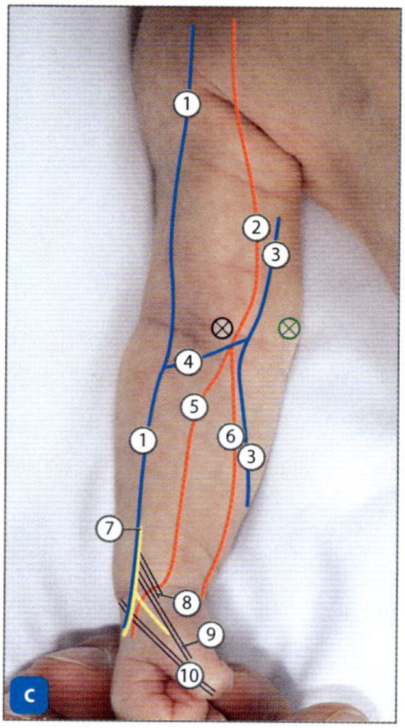

그림 9.12 신생아 팔의 표면 정맥들 손과 손목의 (a)등(뒷면)(b) 바닥(앞면).

① 손등의 정맥활(dorsal venous arch)
② 자쪽피부정맥(basilic v.)
③ 노쪽피부정맥(cephalic v.)
④ 손바닥정맥(volar veins)(노쪽)(radial side)
⑤ 손바닥정맥(자쪽)(ulna side)

(c) 해부학적 코담배상자(anatomical snuffbox)와 팔오금(cubital fossa)

① 노쪽피부정맥(cephalic v.)
② 위팔동맥(brachial a.)
③ 자쪽피부정맥(basilic v.)
④ 팔오금중간정맥(median cubital v.)
⑤ 노동맥(radial a.)
⑫ 자동맥(ulnar a.)
⑥ 노신경의 얕은가지(superficial branch of radial n.)
⑧ 긴엄지벌림근 힘줄(abductor pollicis longus t.)
⑨ 짧은엄지폄근 힘줄(extensor pollicis brevis t.)
⑩ 긴엄지폄근 힘줄(extensor pollicis longus t.)
⊗ 안쪽 위관절융기(medial epicondyle t.)
⊗ 위팔두갈래근 힘줄(biceps brachii)

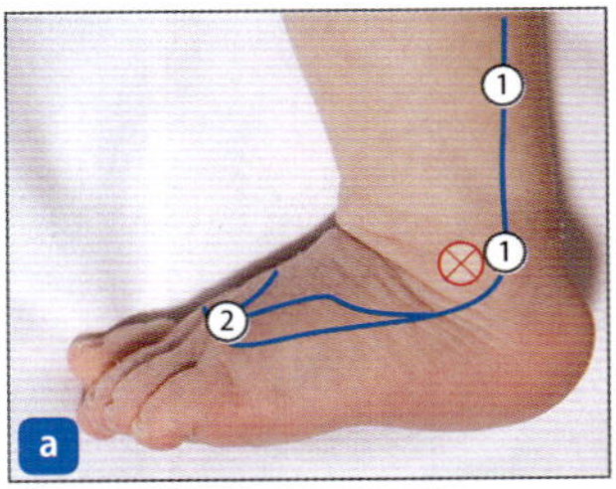

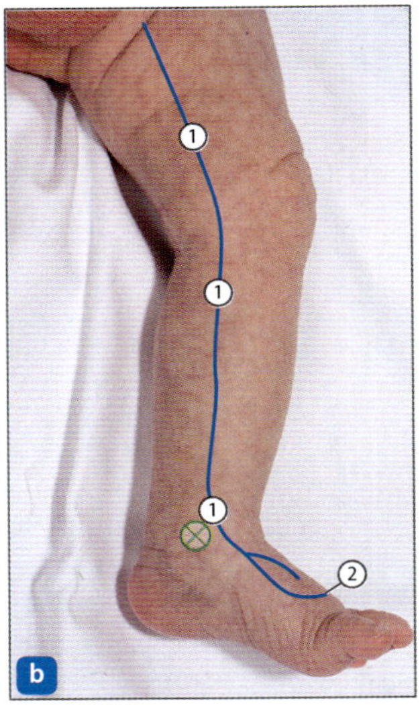

그림 9.13 신생아 다리의 표면정맥들.
(a) 발과 발목의 가쪽 등
① 짧은(작은) 두렁정맥(short(small) saphenous v.)
② 발등의 정맥활(dorsal venous arch)
⊗ 가쪽복사뼈(lateral malleolus)

(b) 발 안쪽면 종아리 넙다리.
① 긴(큰) 두렁정맥(long(great) saphenous v.)
② 발등정맥활(dorsal venous arch)
⊗ 안쪽복사뼈(medial malleolus)

9.2 배(Abdomen)

배안(Abdominal cavity)과 배벽(abdominal wall)

신생아의 배부위는 성인에 비해 상대적으로 폭이 넓고 볼록하며, 이는 신생아의 가로막이 납작하고, 골반안은 작고, 갈비모서리와 엉덩뼈가시 사이의 간격이 비율적으로 크기 때문이다. 이러한 특성들이 배 부위 구조물들의 표면상의 위치에 영향을 미친다.

배벽(Abdominal wall)

신생아 배 윗부분의 왼/오른 배곧은근(rectus abdominis)은 상대적으로 서로 멀어져 있다. 이를 배곧은근갈림(divarication) 혹은 분리(diastasis)라고 하는데 몸통이 성장하면서 근육이 서로 가까워진다.

샅굴(Inguinal canal)

신생아 샅굴의 길이는 짧으며(10∼15mm), 골반뼈의 길이가 성장하면서 함께 길어진다. 깊은 샅굴 구멍은 신생아 때는 위앞엉덩뼈가시와 두덩결절은 이은선의 위에서부터 74% 지점에 있다가 위바깥쪽으로 이동해 19세 무렵 60%지점까지 온다(그림 9.10). 배 수술시에는 배꼽위 가로 절개가 권장된다.

배의 장기(Viscera of the abdomen)

신생아 복부 장기의 상당수는 그 위치가 성인에서의 위치와 다르며 상대적인 크기 또한 성인에서와 다른 경우가 있다(그림 9.1, 9.14).

식도(Oesophagus)

반지연골(cricoid cartilage)에서 가로막까지 8~10cm 이내 길이이다. 위/아래 식도조임근(oesophageal sphincters)의 길이는 1cm 이하이며 각각 반지연골과 가로막 높이에 위치한다.

위(Stomach)

신생아의 위 앞벽은 일부 간의 왼엽으로 덮여 있다. 위의 용량은 출생시 30~ 35mL 이며 생후 4주에 100mL까지 증가하며 표면 위치가 빠르게 변한다.

> **임상에서의 활용**
>
> 신생아의 상부소화기관 중 가장 좁은 부위의 반지연골(cricoid cartilage) 뒤에 있는 상부식도와 반지인두이행부(cricopharyngeus blends)이며 코위관(nasogastric tube)을 삽입할 때 식도 천공이 일어날 수 있는 곳이다.

작은 창자(Small intestine)

신생아의 작은 창자는 배안의 모양으로 인해 성인에 비해 수평에 가깝다. 작은 창자의 길이는 샘빈창자굽이(duodenojejunal flexure)에서 돌막창자 연결부(ileo-caecal junction)까지 160cm이내이다.

큰 창자(Large intestine)

막창자(caecum), 오른잘록창자(ascending colon)와 내림잘록창자(descending colon)는 모두 성인에비해 상대적으로 짧으며, 가로잘록창자(transverse colon), 구불창자(sigmoid colon), 곧창자(rectum)는 상대적으로 길다. 만삭 출생아의 돌막창자연결부위부터 곧창자 위까지의 평균 길이는 33cm 이내이며 10세에는 95cm 이내까지 자란다. 항문관(anal canal)에는 잘 발달한 항문기둥(anal columns)과 두드러진 항문굴(anal sinuses)이 있다.

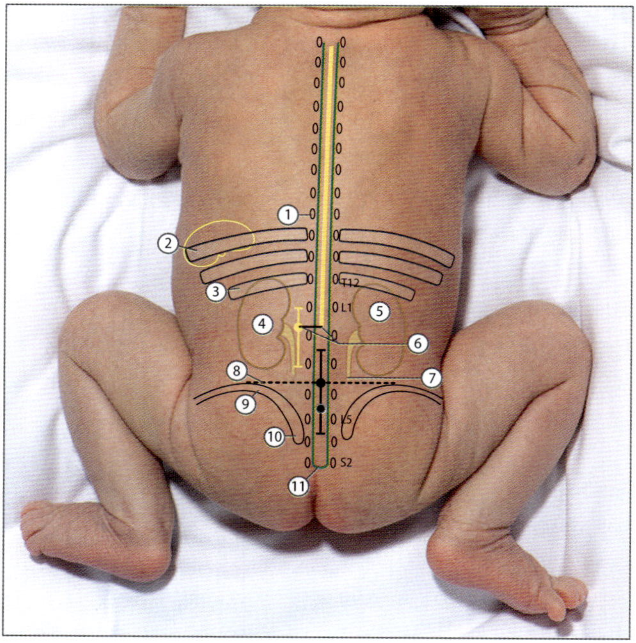

그림 9.14 뒤에서 본 신생아 콩팥의 위치와 척수가 끝나는 위치, 척추뼈의 신경활을 들어내 척추관이 보이도록했다.

① T9 척추뼈 고리(pedicle)의 단면, ② 왼쪽10번 갈비뼈와 일치하는 지라(spleen)(노란색)의 장축 ③ 12번 갈비뼈, ④ 왼쪽 갈비뼈, ⑤ 오른쪽 콩팥(양쪽 콩팥 모두 L2에 콩팥문(hilum), T12에 위꼭대기, L3에 아래끝이 온다.), ⑥ 척수가 끝나는 위치. 주로 L1~L2 가시사이공간 혹은 L2 척추뼈 몸통(L1~L3 척추뼈 몸통 범위 노란색 막대로 표시), ⑦ 오른쪽 요관(right ureter) ⑧ 촉진상의 능선위면(supracristal plane)의 위치, 주로 L3~L4 가시사이공간(이 사진의 신생아의 경우. 검은색 동그라미) 혹은 L4~L5 가시사이공간(회색 테두리의 검은색 동그라미) [L2~L3가시사이공간 ~ L5~S1 가시사이공간 범위(검은색 막대)], ⑨ 엉덩뼈가시(iliac crest)의 가장 높은 점 ⑩ 위뒤엉덩뼈가시(posterior superior iliac spine), ⑪ 경질막주머니(dural sac)와 거미막밑공간(subarachnoid space)

참고: 척수가 끝나는 위치(노란색 막대)와 촉진상의 능선위면(까만색 막대)은 겹칠 가능성이 있다.

창자간막과 그물망(Mesenteries and omenta)

그물막은 얇은 막으로 되어 있고 배꼽아래까지 내려와 있는 경우는 드물다. 신생아는 창자간막과 내장 주변의 지방이 적어 장기의 표면상 위치에도 영향을 미친다.

> **임상에서의 활용**
>
> 신생아는 윤상주름과 잘록창자 팽대(colonic haustra)의 개수가 적기 때문에 X선 사진으로 작은창자와 큰창자를 구분하는 것이 쉽지 않다. 상대적 위치(중심쪽인지 먼쪽인지), 표면해부학, 창자단면의 직경등이 위치를 가늠하는데 도움이 될 수 있지만 조영증강 X선 촬영이 필요한 경우가 대부분이다.

간과 쓸개(Liver and gallbladder)

간은 상대적으로 크고 신생아 체중의 4% 이내를 차지한다(성인에서는 2%). 간은 윗배의 대부분을 차지하고 있으며 생후 1년간 두배이상 커진다. 왼엽은 위의 앞까지와 지라까지 뻗어있기도 하며 그 아래 경계는 갈비모서리 아래 몇 cm까지 내려와 있다. 쓸개의 바닥은 주로 간속에 파묻혀있고 간의 아래경계 밑으로 내려오지 않기 때문에 표면에서는 위치는 가늠하기 어렵다.

지라(Spleen)

지라는 왼쪽 갈비밑부위에 있으며 주로 10번 혹은 9번 갈비뼈와 동일 선상에 있다(성인의 경우 11번 갈비뼈). 지라의 아래 경계는 앞쪽으로 중간겨드랑선 2cm 이내까지 뻗어있으며 왼쪽 갈비모서리 밑으로 만져지는 경우가 흔하다. 90% 이하의 신생아에서 자라문이 이자꼬리와 닿아 있으며 성장하면서 두 장기는 멀어진다.

비뇨생식계(Genitourinary system)

신생아의 좌/ 우 콩팥은 갈비뼈, 척추뼈 몸통, 중심선을 기준으로 위치를 파악할 수 있다(표 9.3, 그림 9.14). 왼쪽 콩팥문은 주로 오른쪽 콩팥문보다 약간 높이 있다. 양쪽 콩팥의 길이는 4~5cm이다(성인은 11cm 이하). 1세 이하 영아의 콩팥길이는 4.98 + 0.155 × (개월 수) 공식으로 예측할 수 있다.

> **임상에서의 활용**
>
> 비뇨생식계 이상은 선천기형 중 가장 흔하므로 정상 신생아의 비뇨생식 해부학에 대한 이해가 더욱 중요하다.

콩팥위샘(suprarenal glands)은 콩팥의 위꼭대기에 있다. 출생시에는 상대적으로 크기가 크다가 신생아기 동안에 줄어든다.

	왼쪽	오른쪽
콩팥의 위꼭대기	T12	
콩팥문(renal hilum)의 중간점	L2	
콩팥의 아래끝	L3	
콩팥문과 중심선 사이 거리(mm)	44 ± 5	39 ± 5
12번 갈비뼈에만 걸침(%)	63	77
11번, 12번 갈비뼈 모두에 걸침(%)	33	10

표 9.3 척추뼈 몸통, 중심선, 갈비뼈를 기준으로 하는 신생아의 콩팥 위치(그림 9.14참고).

9.3 골반과 샅(Pelvis and perineum)

골반과 샅 공간(Pelvic and peritoneal cavities)

성인과 비교하여 신생아의 골반 안(작은골반)은:

- 비율적으로 작고
- 엉치뼈의 굴곡이 완만하며
- 가로단면(axial section)의 모양이 원에 가깝고
- 더 수직 방향을 향하고 있다.

신생아는 허리뼈의 앞굽음(lumbar lordosis)이 없고 척추옆의 공간이 넓지 않기 때문에 배막안의 앞뒤 깊이가 얕다. 방광, 난소, 자궁의 일부가 배안에 있으며 곧직장이 골반안의 대부분을 차지한다.

방광(Bladder)

방광은 출생시에 크기가 크고 배안까지 올라와 있으며 비어 있을 때 그 꼭대기가 두덩뼈(pubis)와 배꼽의 중간지점에 위치하며 차있을 때는 더 배꼽쪽까지 온다(그림 9.1 참고). 그래서 두덩흡인(suprapubic aspiration)과 손으로 눌로 소변을 배출시키는 것이 신생아에서는 비교적 쉽다. 방광은 6세 이전에 골반안에 위치하게 된다.

생식기와 생식관(Genitalia and reproductive tract)

고환(Testicles)

고환은 수정 후 24주(태아)에는 깊은 샅굴의 옆에 있다가 수정 후 25~35주 사이에 완전히 음낭까지 내려온다. 출생시에, 특히 오른쪽 고환은 얕은 샅굴구멍 가까이인 음낭의 윗부분에 있거나 완전히 내려오지 않는 경우가 있다.

음경과 음낭(Penis and scrotum)

둘 다 몸크기에 비해 큰 편이다(그림 9.1 참고). 음낭은 바닥이 넓고 비교적 벽이 두껍다. 출생 전부터 음경꺼풀이 귀두에서 분리되기 시작해 출생시에는 일부만 당겨져 있다.

> **임상에서의 활용**
>
> 고환의 하강이 임신 후기에 일어나기 때문에 고환이 다 내려오지 않은 상태(잠복고환)는 조산아에서 더 흔하다. 만삭아의 경우에도 출생시 남아의 4%가 잠복고환이다(생후 3개월에는 이 비율이 1.5%로 줄어든다)

난소(Ovaries)

출생시에는 비교적 크며 좌우 엉덩오목(iliac fossae)의 아랫부분에 있다. 소아기에 골반이 자라고 골반안이 깊어지면서 골반안(작은 골반) 안의 난소오목 안으로 내려온다.

자궁(Uterus)

출생시 길이는 3~5cm 정도이며 자궁목이 전체 자궁길이의 2/3이상을 차지한다. 음핵과 음순은 비교적 큰 편이다. 질의 길이는 3cm이하로 비교적 벽이 두꺼우며 그 안에 뚜렷한 처녀막이 있다. 모체 호르몬의 영향이 사라지면서 자궁과 질의 크기가 줄어들어 상대적인 위치도 바뀐다.

9.4 머리와 얼굴(Head and face)

머리덮개뼈(Cranial vault)

분만 중에 이마뼈와 마루뼈의 경계는 서로 미끄러져 들어가 겹쳐서 솟은 부분이 생기며, 며칠간 보이고 만져질 수 있다. 숫구멍은 머리덮개뼈들이 만나는 곳에 형성된다(그림 9.15). 다음의 가장 큰 숫구멍 두개는 겉에서 만져지며 부드럽게 들어간다:

- **앞숫구멍**(Anterior fontanelle): 이마봉합(metopic sutures)과 시상봉합(sagittal sutures) 사이(정수리점), 위시상정맥굴(superior sagittal sinus) 위에 있으며 출생시 크기는 편차가 있고(평균 지름 2~3cm) 생후 6개월까지 커지다가 18~24개월 사이에 닫힌다. 피부로 덮여 있는 부분에서 맥박이 보이는 경우가 많다
- **뒤숫구멍**(Posterior fontanelle): 시상봉합(시옷점) 사이에 있으며 출생시 크기는 편차가 있다(평균 지름 0.5~1.0cm).

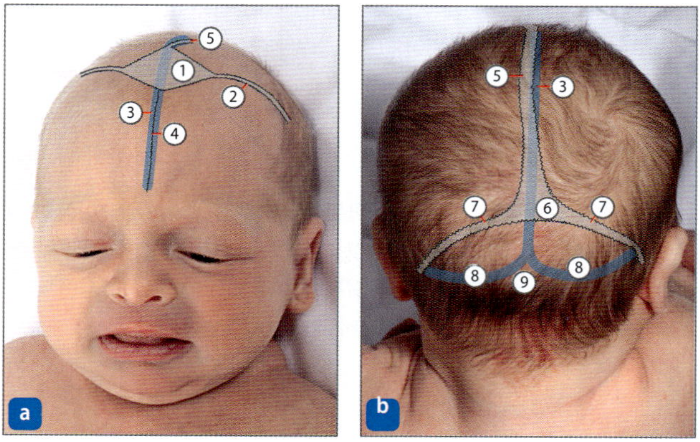

그림 9.15 신생아 머리뼈에서의 숫구멍, 봉합, 경질막정맥굴의 위치(a) 위앞에서 본 모습(b) 위뒤에서 본 모습.

① 앞숫구멍(Anterior fontanelle), ② 관상봉합(coronal suture), ③ 위시상정맥굴(superior sagittal sinus), ④ 이마봉합(metopic suture), ⑤ 시상봉합(sagittal suture), ⑥ 뒤숫구멍(posterior fontanelle), ⑦ 시옷봉합(lambdoid suture), ⑧ 가로정맥굴(transverse sinus), ⑨ 바깥뒤통수뼈융기(external occipital protruberance)

숫구멍이 닫히는 시기도 편차가 있으나 대부분의 경우 뒤숫구멍은 2개월, 앞숫구멍은 2세 정도에 닫힌다.

뇌(Brain)

만삭아의 뇌의 무게는 신생아 전체 몸무게의 10%를 차지한다(성인의 경우 2%). 뇌는 생애 첫해에 성인 뇌 부피의 75% 수준으로 급격히 성장한다. 출생시 이랑과 고랑의 배열, 표면상의 위치는 성인과 비슷하며 중심고랑은 성인에서의 위치보다 약간 앞에 위치한다(그림 2.10 참고).

얼굴뼈와 턱뼈(Facial skeleton and mandible)

얼굴뼈(얼굴머리뼈)는 어른과 비교하여 비율적으로 작고 짧다(그림 9.16). 출생 후의 얼굴뼈와 턱뼈의 성장은 머리 덮개뼈(뇌머리뼈)의 성장 정도와 비례하지 않는다. 출생시에는 양쪽 아래턱뼈의 절반이 중심선에서 섬유 결합으로 연결되어 있다가 소아기 초기에 유합된다. 아래턱가지(mandibular rami)와 아래턱뼈 몸통이 이루는 각도는 성인보다 더 둔각이다. 아래턱뼈는 치아가 돋아나고 씹는 근육이 발달하면서 모양이 변한다.

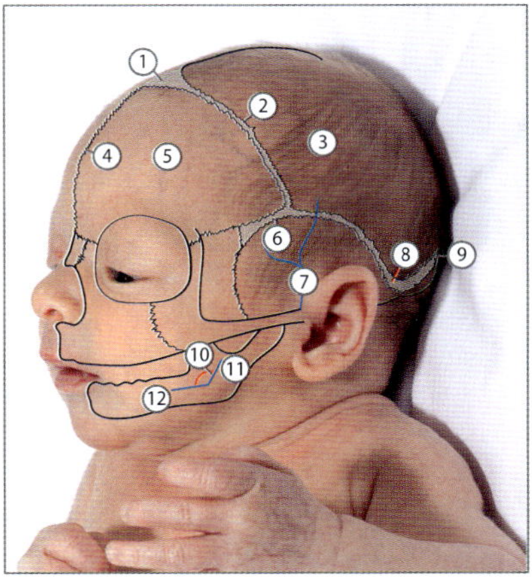

그림 9.16 신생아 머리뼈를 왼쪽 앞바깥쪽에서 본 모습.

① 앞숫구멍(anterior fontanelle), ② 관상봉합(coronal suture), ③ 마루뼈(parietal bone), ④ 이마봉합(metopic suture), ⑤ 이마뼈(frontal bone), ⑥ 앞가쪽숫구멍(anterior sphenoidal fontanelle), ⑦ 얕은관자정맥(superficial temporal vein), ⑧ 관자꼭지봉합(parietomastoid suture), ⑨ 시옷봉합(lambdoid suture), ⑩ 아래턱뼈가지(mandibular ramus)와 아래턱뼈몸통 사이의 둔각 ⑪ 아래턱뼈가지(mandibular ramus) ⑫ 아래턱뼈몸통(mandibular body)

귀와 꼭지돌기(Ear and mastoid process)

출생시 바깥귀길의 뼈부분이 완전히 발달해 있지 않으며 꼭지돌기는 아직 없다.

코곁굴(Paranasal sinuses)

출생시에도 위턱굴(maxillary sinuses)과 벌집굴(ethmoid sinuses)은 있긴 하지만 크기가 작고, 나비굴(sphenoid sinus)은 거의 형성되어 있지 않으며, 이마굴(frontal sinuses)은 아예 없다. 이 코곁굴(sinuses)들은 각기 다른 시기에 크기가 커지며(공기로 채워지며) 이 과정은 일생에 걸쳐 일어난다.

> **임상에서의 활용**
>
> 신생아는 꼭지돌기가 거의 발달하지 않았기 때문에 겸자출산 중에 붓꼭지구멍(stylomastoid foramen)에서 나오는 얼굴 신경이 손상될 위험이 있다.

코눈물관(Nasolacrimal duct)

신생아의 코눈물관은 성인과 위치는 비슷하나 비교적 짧고 폭이 넓이다(그림 2.25 참고). 관 형성이 불완전하여 막혀 있으면 눈물, 분비물, 간혹 염증까지 생길 수 있다.

9.5 척추(Vertebral column)

척추의 정렬(Vertebral column curvatures)

신생아는 엉치의 뒤굽음(sacral kyphosis)을 제외하고는 고정된 척추의 정렬이 없다(그림 9.17). 출생 후에 가장 먼저 발생하는 척추 정렬은 등뼈의 뒤굽음(thoracic kyphosis)이며 신생아가 머리를 가누기 시작하고, 앉고, 서고, 걷게 되면서 허리뼈와 목뼈의 굴곡(앞굽음)이 발달해 보행시에 몸통의 무게 중심을 잡아준다. 성장하면서 엉치뼈 끝부분이 내려가 더 돌출된다.

척수(Spinal cord)

척수가 끝나는 부분(척수원뿔)은 L1~L2 가시사이 공간이다(그림 9.14)(성인은 L1의 아래끝). 일부 신생아에서 척수원뿔이 L3 만큼 낮게, L1만큼 높게 위치하기도 한다.

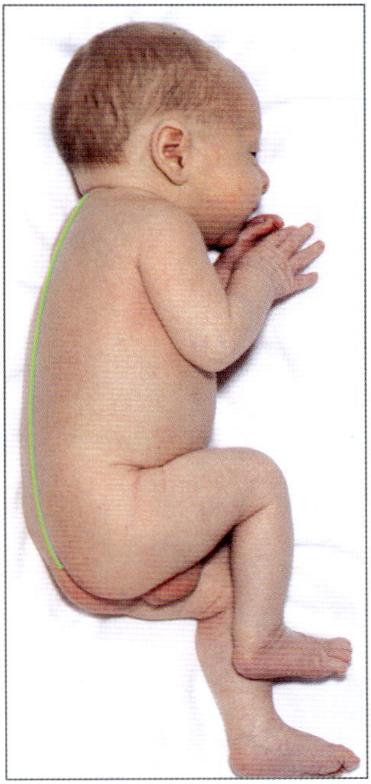

그림 9.17 오른쪽 뒤바깥쪽에서 본 신생아의 척추정렬. 전체적으로, 특히 엉치부위에 완만한 뒤굽음이 보인다.

엉덩뼈가시의 가장 높은 지점을 이은 능선위면은 신생아는 일반적으로 L3~L4 혹은 L4~L5 가시사이 공간(L2~L3에서 L5~S1 가시사이공간 범위), 성인은 L4 가시돌기와 L4~L5 가시돌기 사이 공간에서 촉진된다. 척추를 굽히면 능선위면의 위치는 이보다 아래로 움직일 수 있다(188쪽 참고). 그래서 신생아 척추천자를 할 때는 절대 능선위면보다 높은 곳에서 시술하면 안 된다.

9.6 팔다리(Limbs)

신생아의 팔은 잘 발달해 있으며 다리와 비교했을 때 긴 편이다(그림 9.2). 다리의 근육은 상대적으로 덜 발달해 있으며 볼기 근육의 크기는 작다. 넙다리는 벌리고(abducted), 굽히고, 가쪽으로 돌리고 있는 경향이 있으며 무릎은 굽히고 발

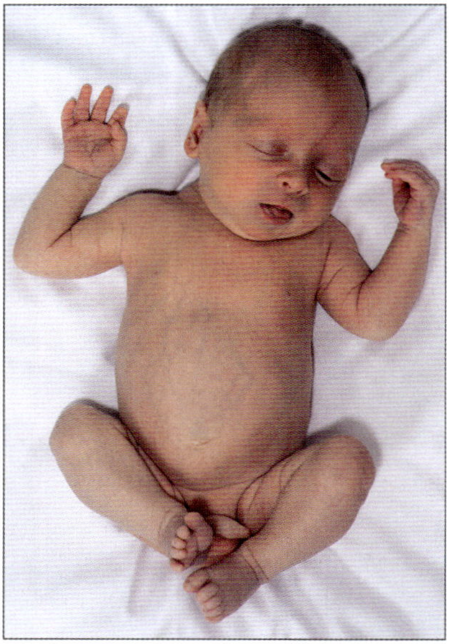

그림 9.18 정상 신생아의 안정상태의 다리모양.

등은 발등쪽굽힘(dorsiflexed), 안쪽번짐(inverted)을 하고 있다(그림 9.18). 신생아의 넙다리뼈 목은 짧고 넙다리뼈 몸통은 곧다.

찾아보기

나

다

라

마

바

사

아

자

차

카

타

파

하